வீட்டுக்கு
ஒரு
மருத்துவர்

வீட்டுக்கு
ஒரு
மருத்துவர்

அக்கு ஹீலர் அ. உமர் பாரூக்

எதிர்
வெளியீடு

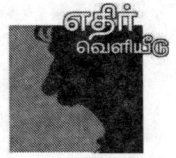

வீட்டுக்கு ஒரு மருத்துவர்
அக்கு ஹுலர் அ. உமர் பாரூக்

முதல் பதிப்பு: 2010
எதிர் வெளியீடு இரண்டாம் பதிப்பு: ஜூன் 2018
மூன்றாம் பதிப்பு: செப்டம்பர் 2021
நான்காம் பதிப்பு: ஜூலை 2023

எதிர் வெளியீடு,
96, நியூ ஸ்கீம் ரோடு, பொள்ளாச்சி - 642002
தொலைபேசி: 04259 - 226012, 99425 11302

விலை: ரூ. 320

Veetuku Oru Maruthuvar
Acu Healer A. Umar Farook

Copyright © Acu Healer A. Umar Farook

First Edition: 2010
Ethir Veliyeedu Second Edition: June 2018
Third Edition: September 2021
Fourth Edition: July 2023

Published by
Ethir Veliyeedu, 96, New Scheme Road, Pollachi - 2
email: ethirveliyedu@gmail.com
www.ethirveliyeedu.com

ISBN : 978-93-87333-03-1
Cover Design: Santhosh Narayanan
Printed at Jothy Enterprises, Chennai.

All rights reserved. No part of this book may be reprinted or reproduced or utilised in any form or by any electronic, mechanical or other means, now known or hereafter invented, including photocopying and recording, or in any information storage or retrieval system, without permission in writing from the Publisher.

இந்நூல்...
'இந்திய அக்குபங்சரின் தந்தை'
டாக்டர். ஃபஸ்லூர் ரஹ்மான்
(ஆசிரியர், ஹெல்த்டைம்)

'அக்குபங்சர் புத்தெழுச்சிக் காலத்தின் தலைமை'
அக்கு ஹீலர். போஸ் கே. முகமது மீரா
(இயக்குநர், கம்பம் அகாடமி ஆஃப் அக்குபங்சர்)
ஆகியோரின் வழிகாட்டுதலுக்கு
சமர்ப்பணம்!

உள்ளே...

○ அணிந்துரை | 9

பகுதி - 1

உடலின் மொழி | 13
(உடல் பற்றிய அறிவு)

பகுதி - 2

உணவோடு உரையாடு | 101
(உணவு பற்றிய தெளிவு)

பகுதி - 3

உடல்நலம் உங்கள் கையில் | 151
(சிகிச்சையின் எளிமை)

பகுதி - 4

மருத்துவர்களாக மாறிய நோயாளிகள் | 223
(சில கடிதங்கள்)

அணிந்துரை

"இயற்கை வேளாண் விஞ்ஞானி"
முனைவர். கோ. நம்மாழ்வார்

"உறு பசியும் ஓவாப்பிணியும் செறுபகையும்
சேராது இயல்வது நாடு"
	— குறள் 734.

மக்கள் எங்கு பசியும் பட்டினியும், நோய் நொடியும் இல்லாது இருக்கிறார்களோ அதுவே நல்ல நாடு என்று திருக்குறள் கூறுகிறது.

இன்றைய நாட்டு நிலைமை என்ன?

அறுபது கோடிக்கும் மேற்பட்ட மக்கள் பெரும்பாலும் பெண்களும், குழந்தைகளும் வறுமையால் வாடுகிறார்கள். இவர்கள் பசித்த வயிற்றோடு படுக்கைக்குப் போகிறார்கள். போதிய உணவு இல்லாமையாலும், உண்ணும் உணவில் நஞ்சு கலந்திருப்பதாலும், இருப்பவர்- இல்லாதவர், இளையவர் - முதியோர் வேறுபாடு இன்றி நோய்வாய்ப்படுகிறார்கள்.

திருக்குறள் 95 ஆவது அதிகாரம் மருந்து பற்றிப் பேசுகிறது. ஆனால் இரண்டாவது குறள் "மருந்து என வேண்டாவாம்" என்று சொல்கிறது. ஆமாம். நம் உணவு உரிய முறையில் செரித்து வெளியேறினால் மருந்துக்கும், மருத்துவருக்கும் தேவை இருக்கப்போவதில்லை. ஆனால், நடைமுறையில் இருப்பது என்ன? உணவுப்பயிர்களில் தெளிக்கப்படும் நஞ்சு, உணவு என்ற போர்வையில் விற்கப்படும் நஞ்சு மற்றும் மருந்து என்ற பெயரில் விற்கப்படும் நஞ்சு இவை அனைத்தும் நமது உடலில் தங்கி தீராத நோய்களுக்கு மக்களை ஆளாக்குகின்றன.

நமது நாட்டு செல்வங்களை எல்லாம் கொள்ளை கொண்டு செல்ல வந்த வெள்ளையர்கள் வெளியேறிவிட்டார்கள். அவர்களது கொள்ளை இன்னமும் தொடர்கிறது. அந்நியர்களது வணிக மருத்துவம் நம் நாட்டு அரசாங்கங்களின் செல்லப்பிள்ளையாகிப் போனது. பள பள விளம்பரங்கள், அலோபதி மருத்துவம் என்ற எரியும் நெருப்பில் விட்டில் பூச்சியாய் மக்கள் கவரப்பட்டு பொசுங்கிப்போகிறார்கள்.

புற்றுநோயும், மது மோகமும் அதிகரித்தவண்ணம் உள்ளது என்று புள்ளிவிவரம் சொல்லுகிறது. புற்றுநோயின் ஆரம்பக் கட்டத்திலேயே வந்துவிட்டால் குணப்படுத்திவிடலாம். ஆனால், நோய் முற்றிய பின்பே வருகிறார்கள் என்று மூத்த மருத்துவர்கள் தங்கள் ஏலாமையை மூடிமறைக்கிறார்கள். மற்றுமொரு தகவல், புற்றுநோயால் இறப்பவர்களை விடவும், புற்றுநோய்க்கு அளிக்கப்படும் சிகிச்சையால் இறப்பவர்களே அதிகம் என்று சொல்கிறது.

மக்களால் தேர்ந்தெடுக்கப்பட்ட ஒரு அரசு ஆட்சிபுரியும் போது இப்படி ஒரு அவலம் இருப்பது வெட்கக்கேடானது. "தீதும் நன்றும் பிறர்தர வாரா" என்று நம் முன்னோர்கள் சொல்லிச்சென்றுள்ளார்கள். ஆதலால் "வீட்டுக்கு ஒரு மருத்துவர் தேவை" என்று முற்போக்கு எழுத்தாளர் உமர் பாரூக் கருதுவது எவ்வளவு பொருத்தமானது.

"மருந்தே உணவு; உணவே மருந்து" இதுதானே சுயமரியாதை உள்ள தமிழன் கண்ட வழி. "அண்டத்தில் உள்ளது எல்லாம் பிண்டத்தில் உள்ளது" என்பதுதானே தத்துவம். விசும்பிற்கும் நம் உடலிற்கும் என்ன தொடர்பு? மூடிக்கிடப்பதைத் திறந்து விடுவதே மருத்துவம் என்பதைப் புரியவைக்கிறது "வீட்டுக்கு ஒரு மருத்துவர்" நூல்.

பல நூறு ஆண்டுகளாக சுயமரியாதையை இழந்த தமிழ்ச்சமுதாயம் தனது உடல் கூறும் மொழியைக்கூட மறந்துபோனது. அதுபற்றித் தெளிவுபடுத்துகிறது "உடலின் மொழி." உண்ணும் உணவை வகைப்படுத்துகிறது "உணவோடு உரையாடு." நோயுற்றவருக்கு சிகிச்சை அளிப்பது பற்றிப் பேசுகிறது "உடல்நலம் உங்கள் கையில்."

"வீட்டுக்கு ஒரு மருத்துவர்" முதல் பதிப்பு வெளியானபோதே நான் இப்படிக் குறிப்பிட்டேன். "வீட்டுக்கு ஒரு மருத்துவர்" என்று இருப்பதை விட "ஒவ்வொருவரும் மருத்துவரே" என்று இருப்பதே மிகப்பொருத்தம் என்று. இன்றும் எனது கருத்தில் மாற்றம் இல்லை.

தமிழ் எழுதப்படிக்கத் தெரிந்த எவரும், பிறர் படிக்க கேட்கத் தெரிந்த எவரும் மருத்துவராக மாறுவதற்கு உரிய வழிகாட்டிகளாக இந்நூல்கள் அமைந்துள்ளன. நடைபயில முயலும் குழந்தையின் கைபிடித்து நடை பயிற்றுவிக்கும் தாய் போல் படிப்பவரை கை பிடித்து முன்னெடுத்துச் செல்லும் உமர் பாரூக்கின் மொழிநடை அவரது தெளிந்த ஞானத்தின் வெளிப்பாடு.

"வீட்டுக்கு ஒரு மருத்துவர்", "உடலின் மொழி", "உணவோடு உரையாடு", "உடல்நலம் உங்கள் கையில்" என்று இந்நூல்கள் பல பல பதிப்புகள் வெளிவருவது தமிழர்களிடம் இந்நூல்களுக்கு உள்ள வரவேற்பை உணர்த்துகிறது. மேலும் பல பதிப்புகள் வெளிவர வேண்டுமென்பது என் விருப்பம்.

என்றும் அன்புடன்,
கோ. நம்மாழ்வார்
மார்ச், 2011

பகுதி - 1
உடலின் மொழி
உடல் பற்றிய அறிவு

1

மொழியறிதல்

ஒவ்வொருவருக்கும் ஒரு மொழியிருக்கிறது. நம் தேவைகளை வெளிப்படுத்த நாம் உணர்ந்ததைப் பகிர்ந்துகொள்ள... என்று, பிறரோடு நமக்குள்ள தொடர்பை மொழியின் மூலமே நாம் ஏற்படுத்திக் கொள்கிறோம்.

மனிதர்களின் அத்தியாவசியமான தொடர்பு சாதனமாக மொழி விளங்குகிறது. தன் தாய் மொழியையும் கடந்து பக்கத்து மாநில மொழிகள், தேசிய, உலக மொழி... என நம் தேவைகள் பெருகிக்கொண்டே போகின்றன.

மனித மொழிகளைத் தாண்டி, நாம் வளர்க்கிற செல்லப்பிராணிகளின் மொழிகளையும் அவற்றின் நடவடிக்கைகள் மூலம் அறிந்துகொள்கிறோம். ஒரு நாயினுடைய குரைப்பை வைத்துக்கொண்டே அதன் பல தேவைகளை நாம் கற்றுக்கொள்கிறோம். இன்னும் ஆடு, மாடு, கோழி, பூனை, கிளி... எனத் தொடரும் நம் வீட்டுப் பிராணிகளின் மொழிகளை அவற்றின் செய்கைகள் மூலம் நம்மால் அறிய முடிகிறது.

ஒரு விவசாயி, பறவைகளின் குரலையும் மண்வாசனையையும் கண்டு மழையின் வருகையை தன் நுண்உணர்வால் அறிந்துகொள்கிறார். கேரளத்தில் கனிக்கொன்ன மரத்தின் வசந்தத்தை வைத்து அவ்வருடத்தின் மழை அளவைக் கணிக்கிறார்கள் மக்கள்.

... இப்படி, தன் புறத்தேவைகளுக்காக புதியவற்றை கற்றுக்கொண்டேயிருக்கிறான் மனிதன். இயற்கையின் ஒவ்வொரு படைப்பிற்கும் ஒரு மொழி இருக்கிறது. அதன் இயல்போடு ஒன்றி வாழும் மனிதர்கள் அவற்றை அறிந்துகொள்கிறார்கள்.

- உங்களுக்கு ஏற்படப்போகும் ஒரு பெரிய நோயை, சில வருடங்களுக்கு முன்பே ஒருவர் உங்களிடம் சொன்னால் என்ன செய்வீர்கள்?

- நீங்கள் சாப்பிடுகிற உணவு உங்கள் ஆரோக்கியத்திற்குத் தீங்கை ஏற்படுத்தும் என்பதைச் சாப்பிடும்போதே அவர் கூறினால் என்ன செய்வீர்கள்?

- நீங்கள் செய்துகொண்டிருக்கும் செயல் உங்கள் உடல் நலத்திற்குக் கேடானது என்று முன்கூட்டியே அவர் எச்சரித்தால் எப்படி இருக்கும்?

... இப்படி சதா சர்வகாலமும் உங்கள் நலனில் அக்கறை கொண்டு வரப்போகிற உடல் ரீதியான ஆபத்துகளை முன்பே அறிவித்து எச்சரிக்கை செய்யும் ஒரு நபர் உங்களுடன் இருந்தால்...

அவருடைய பேச்சை நாம் கேட்போமா?

மறுப்போமா?

அப்படி ஒருவர் நம் ஒவ்வொருவரோடும் இருக்கிறார். அவர்தான் உடல். அவர் கூறுவதை நாம் புரிந்துகொள்வதுதான் உடலின் மொழி!

நம் பொருளாதாரத் தேவைகளைத் தரும் என்பதற்காக கம்ப்யூட்டர் மொழிகளைக் கற்க நாம் தயாராக இருக்கிறோம்.

ஆயுள் முழுவதும் நம் உடல் நலனைத் தீர்மானிக்கிற நம் உடலின் மொழியை நாம் அறிய முற்படுவதில்லை.

நம் தேடல்கள் அனைத்தும் புற வயப்பட்டவையாக இருக்கின்றன. நம்மைத் தவிர உலகிலுள்ள அனைத்தைப் பற்றியும் அறிய முயல்கிறோம். ஆனால், நாம் அடிப்படையாக அறிந்திருக்க வேண்டிய உடலறிவியலை முற்றாகப் புறக்கணிக்கின்றோம்.

பிறந்த நிமிடம் முதல் இப்போதுவரை நம்முடன் பிணைந்திருக்கும் நம் உடலுடன் நாம் பேசுகிறோமா?

அல்லது நம் உடல் நம்முடன் பேசுவதை உணர்கிறோமா?

உடலின் மொழியை நாம் அறிவதன் மூலம் வளமான வாழ்க்கையை அமைத்துக்கொள்ள முடியும். நோய்களும் மருந்துகளுமற்ற வாழ்க்கையே வளமானதாகும்.

வாருங்கள்...

உலக மொழிகளை விட உயர்ந்த

உடலின் மொழி கற்போம்!

2

நலமே பலம்

நலம் என்பது ஆரோக்கியம், நோயற்ற வாழ்வு. உங்கள் உடலுடைய முழுமையான நலம்தான் அதன் பலமாகவும் அமைகிறது.

நம் உடலின் கட்டுமஸ்தான புறத்தோற்றமும், உடற்கட்டும் மட்டுமே ஆரோக்கியத்தை நிர்ணயிக்காது. உடலின் உள் இயக்கமே உடல் நலத்தைத் தீர்மானிக்கிறது. இன்னும், உடல் நலம் என்பது இயற்கை. நிரந்தரமானது. உடற்கட்டு என்பது பொய்த்தோற்றம். தற்காலிகமானது.

உடல் நலம் என்பது உருவ அடிப்படையிலானது இல்லை என்பதை நாம் உணரத் தொடங்குவதே உடலின் மொழியாகும். தோற்றத்தை வைத்துத் தன்மையை முடிவு செய்வது நவீன விஞ்ஞானம். அறிந்து உணர்ந்ததை ஏற்றுக்கொள்வது மரபுவழி அறிவியல்.

நாம் விஞ்ஞான மனநிலைக்குத் தள்ளப்பட்டுள்ளோம். இயற்கையோடு இயைந்த அறிவியல் பாதைக்குத் திரும்புவதே முழு நலனைத் தரும்.

நம் உடலின் மொழி இயற்கையோடு தொடர்புடையது. இயற்கை என்றால் என்ன? 'அது தற்செயல் நிகழ்ச்சிகளின் தொகுப்பு' என்பது நமக்குச் சொல்லிக்கொடுத்துத் திணிக்கப்பட்ட பாடம்.

இயற்கை தற்செயலானது அல்ல.

அது ஒழுங்கமைவோடு இயங்கும் இயக்கம். இயற்கையின் ஒத்திசைவான இயக்கத்தை நம் முன்னோர்களில் பலர் அறிந்திருந்தனர். அவற்றைத் தம் ஆரோக்கிய வாழ்விற்குப் பயன்படுத்தினர். ஆகவே அவர்கள் புதிய பொருட்களைக் கண்டுபிடிக்கும் விஞ்ஞானிகளாக இல்லை. இயற்கையின் ரகசியங்களை உணர்ந்த அறிவியலாளர்களாக இருந்தனர்.

'இயற்கை தவறு செய்யாது' என்பதை உணர்ந்து, தெளிவதுதான்

அடிப்படைப் பாடம். நாம் இயற்கை என்ற பிரமாண்டத்தின் வழியே உடலை அறிந்துகொள்வது கடிமானது. நமக்குப் பரிச்சயமான உடலின் மூலம் இயற்கையை அறிய முற்படுவது எளிமையானது.

எனவே அடிப்படைப் பாடத்திற்கு மீண்டும் திரும்புவோம். 'இயற்கை தவறு செய்யாது' என்பதை 'உடல் தவறு செய்யாது' என்றே துவங்குவோம்.

எந்த உடல்நலக் கோளாறும் இல்லாத ஒருவர் தூசு அதிகமாக உள்ள ஒரு பஞ்சாலைக்கோ, தொழிற்சாலைக்கோ செல்கிறார்.

அவருடைய மூக்கு தூசி கலந்த காற்றை சுவாசிக்கிறது. உடனே ஒரு பலத்த தும்மல் வெளிப்படுகிறது.

இந்தத் தும்மலுக்கு விஞ்ஞான ரீதியாக (Allergy) 'ஒவ்வாமை' என்று பெயர்வைத்து விடுவது சுலபம்தான். ஆனால், 'ஏன் தும்மல் ஏற்பட்டது?'

தூசியை மூக்கு உள்ளே அனுமதித்து இருக்குமானால், அது நுரையீரலுக்குச் செல்லும். பல வகையான நாட்பட்ட நுரையீரல் கோளாறுகளை அது ஏற்படுத்தியிருக்கும். தூசியை உள்ளே அனுப்புவது நல்லதா? அல்லது அதை வெளியே தள்ளுவது நல்லதா?

உடல் எப்போதுமே தனக்குத் தீங்கு விளைவிப்பதை உள்ளே அனுமதிக்காது. அதுதான் உடலினுடைய இயற்கை. உடலிற்குத் தீங்கு விளைவிக்கப் போகும் தூசியைத் தானே கண்டறிந்து, அதனைத் தும்மல் மூலம் வெளியே தள்ளும். இயற்கையை நாம் விளங்கிக் கொள்வது இல்லை.

தன்னைத் தானே பாதுகாத்துக் கொள்ளும், தன்னையே குணப்படுத்திக் கொள்ளும் அற்புதமான கட்டமைப்பை உடல் கொண்டிருக்கிறது.

உடலின் செயல்கள் அனைத்துமே நம் நன்மையை மையமாகக் கொண்டிருக்கின்றன.

3

எதிர்ப்பே உயிர்ப்பு

ஒரு உடலிற்குத் தன்னைத்தானே தற்காத்துக் கொள்ளும், தன்னையே சரிசெய்து கொள்ளும் ஆற்றல் எப்போது கிடைத்தது?

பிறந்த குழந்தை தன் பசியை, தாகத்தை ஒரு அழுகை மூலம் நமக்கு உணர்த்துகிறது. உடலின் தேவையை அறிவிக்கும் செயலே உடலின் மொழியாக மாறுகிறது.

பிறந்து ஒன்றிரண்டு நாட்களே ஆன குழந்தைக்குத் தாய்ப்பால் அல்லது தண்ணீரைப் புகட்டுகிறோம். தன் பசி அல்லது தாகம் தணிந்து அழுகையை நிறுத்தி இயல்புக்குத் திரும்புகிறது குழந்தை. தாய்ப்பால் இல்லாத நிலையில் சில குழந்தைகளுக்குப் பசும்பால் தரப்படுகிறது. அப்படி நாம் தரும் பசும்பால் கெட்டுப் போனதாக இருக்கிறது என்று வைத்துக்கொள்ளலாம். நாம் பால் கெட்டுப் போனது என்பதை அறியாத நிலையில் அதனை குழந்தைக்குக் கொடுக்கிறோம்.

இப்போது குழந்தையின் உடல் என்ன செய்ய வேண்டும்?

தனக்குத் தீங்கு விளைவிக்கும் எதையுமே உடல் தனக்குள்ளே அனுமதிக்கக்கூடாது அல்லவா?

இப்போது குழந்தையைக் கவனியுங்கள்.

பாலைக் குடித்த சிறிது நேரத்தில் குழந்தைக்கு வாந்தி உண்டாகிறது. நாம் கொடுத்த கெட்டுப்போன பாலை அக்குழந்தையின் உடல் முற்றிலுமாக நிராகரித்து முழுமையாக வெளியேற்றிவிடுகிறது.

பிறந்து ஒன்றிரண்டு நாட்களே ஆன குழந்தையின் உடலுக்குத் தன்னைத்தானே தற்காத்துக்கொள்ளும் ஆற்றல் இருக்கிறதா? இல்லையா? அதை யாரும் வெளியிலிருந்து உடலிற்கு கற்றுத் தர வேண்டியுள்ளதா?

யாரும் எதையும் உடலிற்குக் கற்றுத்தர வேண்டியதில்லை. ஒரு குழந்தையிடம் நாம் கற்றுக்கொள்ள வேண்டியவைகள்தான் நிறைய இருக்கின்றன.

ஒரு உடல் கருவிலிருந்து வெளிவரும்போதே தன் ஆரோக்கியத்தைப் பற்றிய பூரண ஞானத்தோடு பிறக்கிறது. இன்னும், எது தனக்குத் தீங்கு விளைவிக்கும், எதை எதிர்க்க வேண்டும் என்று இயற்கை அறிவோடு வாழ்கிறது.

தூசிக்கு எதிரான தும்மலானாலும் சரி, கெட்டுப்போன பாலிற்கு எதிரான வாந்தியாக இருந்தாலும் சரி, இரண்டுமே ஆரோக்கியத்தின் அறிகுறிகள்.

ஒரு உடல் முழு உயிர்ப்போடு இருப்பதை அதன் எதிர்ப்பு இயக்கம் மூலமே நாம் உணர முடியும். எதிர்ப்பு இல்லாத உடல் உயிரற்ற சவமாகும்.

இவ்வகையான எதிர்ப்புகளைத்தான் நாம் நோய் என்று புரிந்துகொள்கிறோம். ஆரோக்கியத்தை நோயாகப் புரிந்துகொள்வது மூடநம்பிக்கை அல்லவா? இப்படியான விஞ்ஞானப் பூர்வமான மூடநம்பிக்கைகள் நம் உடலின் இயல்பை உணரத் தடைகளாக இருக்கின்றன.

ஒரு தும்மல் மூக்கிற்கும், உடலிற்கும் சிற்சில தொந்தரவுகளை ஏற்படுத்துகிறது. ஆனால், இந்தச் சின்னக் கஷ்டங்கள் பெரிதா? தூசி ஏற்படுத்தும் நோய் பெரிதா? என்பதை உடல் முடிவு செய்கிறது. ஒரு விநாடி கூடத் தாமதிக்காமல் அமுல்படுத்துகிறது.

வாந்தி எடுப்பதால் ஏற்படும் வயிற்று வலியும், வாய், தொண்டை எரிச்சலும் கெட்டுப்போன பாலைவிடக் கொடியது இல்லை. எனவே உடல் தீர்மானிக்கிறது. அதை உடனே வெளியேற்றுகிறது.

உடல் தன் முடிவைத் தானே நிறைவேற்றுகிறது. இடம், பொருள், ஏவல் என்ற அறிவு சார்ந்த தடைகள் உடலுக்குக் கிடையாது.

ஏனெனில், உடலிற்குத் துணை செய்வதுதான், அறிவின் வேலை. அறிவிற்குக் கட்டுப்படுவது உடலின் வேலை அல்ல.

இயற்கையினுடைய ஒழுங்கமைவை உடலின் ஒவ்வொரு செயலிலும் உணர முடியும். நாம் அறிவைக் கொண்டு கற்றுக்கொடுக்கப்பட்டதன் வழியில் உடலிற்கு மாறு செய்வோமானால் உடல் அறிவையும் எதிர்க்கிறது.

கெட்டுப்போன உணவை நாம் உடலிற்குக் கொடுப்போமானால் அது வாந்தி மூலம் வெளியேற்றுகிறது. அப்படி வெளியேறும் வாந்தியை நம் அறிவைக் கொண்டு தடை செய்யவும் முடியுமல்லவா? ஒரு வாந்தி எதிர்ப்பு மாத்திரை மூலமோ, சுவையை மாற்றி மாற்றி சுவைத்து வாந்தியுணர்வை அடக்குவதன் மூலமோ கெட்டுப்போன அவ்வுணவை உள்ளே தள்ளலாம்.

அப்போதும், உடல் அறிவிற்குப் பணிவதில்லை. உணவுக்குழாய் மூலம் இரைப்பைக்குச் செல்லும் உணவை, அதிவேகமாக சிறுகுடல் வெளியேற்றுகிறது. இது பேதியாக வெளியேறுகிறது.

ஆக, உடல் தனக்குத் தீங்கு விளைவிப்பதை எந்நிலையிலும் ஏற்கத் தயாராக இல்லை. வெளியேற்றியே தீரும்.

சுலபமாய் வெளியேற வேண்டிய வாந்தியை அடக்குவதன் மூலம், இன்னும் சிரமங்களோடு பேதியாக வெளியேற்றுகிறது.

உடல் வெளித்தள்ளும் எதுவுமே உடலின் இயல்புக்கு மாறானது. தீங்கு விளைவிப்பது. அவற்றை வெளியேற அனுமதிப்பதுதான் ஆரோக்கியத்தின் வழி.

எனவேதான் கிராமங்களில் வாந்தி பேதி என்று இரண்டையும் ஒன்றாகவே கூறுவார்கள். வாந்தியை அடக்கி, பேதியைப் பெறலாம். இன்னும் பேதியையும் அடக்கி உடலின் ஒட்டுமொத்த ஆரோக்கியத்தையும் கெடுத்துக்கொள்ளலாம். உடல்நலக் கேடு என்பது உடலிற்குத் துணை செய்யாத அறிவால் வந்து சேருகிறது.

இப்படியான உடலின் இயக்கம் நமக்கு எதைக் கற்றுத் தருகிறது?

உடல் எப்போதும் தவறு செய்வதில்லை. உடலை அதன் போக்கில் அனுமதித்தால், எப்போதுமே உடல் நலக்கேடு இல்லை!

4

பசியைப் புசிப்போம்

சாப்பிடுவது என்பது நம் அனைவருக்குமே பிடித்த விசயம். எப்போதெல்லாம் சாப்பிடலாம்? என்ற கேள்விக்கு 'நேரத்திற்கு சாப்பிடலாம்' என்று பதிலும் வைத்திருக்கிறோம்.

நேரம் என்பது எது?

ஏற்கனவே நாம் பார்த்தோம். ஒரு விசயத்தை புறவயமாகப் பார்ப்பது நவீன விஞ்ஞானம். அகவயமாக அறிவது மரபுவழி அறிவியல்!

இந்த நேரம் என்ற சொல்லிற்கு உருவம் கொடுப்போமேயானால், அது கடிகாரமாக மாறுகிறது. இந்தக் கடிகாரம் காட்டுகிற நேரத்திற்கு சற்றும் தாமதிக்காமல் நாம் சாப்பிட்டு வருகிறோம்.

இது தவறான செயல்.

நேரம் என்பதை அகவயமாக அறிவோமானால் அது பசிக்கிற நேரத்தைக் குறிக்கிறது.

இவ்விரு விளக்கங்களில் எது அறிவியல்பூர்வமானது? என்பதை நாம் அறிந்துகொள்ள மீண்டும் உணவிற்கே வருவோம்.

உணவை நாம் ஏன் சாப்பிடுகிறோம்? உடலுடைய தேவைக்காக! அப்படியானால் உடல் தன் தேவையை பசி மூலம் உணர்த்தும் போது சாப்பிட வேண்டுமா? அல்லது கடிகார நேரத்திற்கு சாப்பிடலாமா?

"பசித்துப் புசி" என்பது அறிவியல் கோட்பாடு.

உடலின் தேவையை உணர்ந்து, அது கேட்கும்போது உணவளித்தால், அதனை ஆற்றலாக மாற்றி நமக்கு உதவுகிறது. நாம் கடிகார நேரத்திற்கு உணவளித்தால் உடல் தன் தேவையற்ற உணவைப் புறக்கணிக்கிறது. கழிவாக மாற்றி ஆற்றல் பெறாமல் வெளியேற்றுகிறது. பசி என்பது உடலின் அடிப்படை மொழி. தற்கால மனிதர்களில் பெரும்பாலோர்

பசி என்ற உணர்வைச் சந்தித்ததே இல்லை.

நாம் உணவைச் சாப்பிடும் முன்னால், பசியை நுகர வேண்டும். அப்படி, பசித்துப் புசிக்கும்போது உடலின் தேவை முழுமையாக நிறைவேறுகிறது. இப்போது, புதிதாக 'இயற்கை மருத்துவம்' என்ற பெயரில் தண்ணீரை அதிகாலையில் லிட்டர் லிட்டராக குடிக்கும் பழக்கம் வந்திருக்கிறது.

பசி என்ற உணர்வு எப்படி உணவைக் கேட்கிறதோ, அதே போன்று தாகம் என்ற உணர்வு தண்ணீர் கேட்கிறது.

தாகமில்லாத அதிகாலையில் ஒன்றரை லிட்டர் தண்ணீரைக் குடித்துப் பாருங்கள். முதன் முதலாக நீங்கள் முயற்சிக்கும்போது உடல் அதை நிராகரிக்கும். வாந்தியுணர்வைப் பெறுவீர்கள். வாந்தி என்பது உடலின் நிராகரிப்பு என்பதை நாம் ஏற்கனவே அறிந்திருக்கிறோமல்லவா?

தாகமின்றித் தண்ணீர் அருந்துவதும், பசியின்றி சாப்பிடுவதும் இயற்கை மீறல். இதனை நாம் நவீன விஞ்ஞானத்தைப் பின்பற்றி கட்டாயமாகச் செய்து வந்தால் என்ன ஆகும்?

1. பசிக்கும்போது நீங்கள் உணவை மறுத்து வந்தால், பசி உங்களைப் புறக்கணிக்கும். நீங்கள் பசி என்ற உணர்வை இழந்துவிடுவீர்கள்.

2. பசிக்காதபோது நீங்கள் உணவைத் திணித்தால், உணவைக் கண்டாலே வெறுப்பாக இருக்கும். உணவை பசி புறக்கணிக்கும். பசிக்கிறபோது சாப்பிட முடியாது.

3. தாகமில்லாதபோது நீங்கள் தண்ணீர் குடித்து வந்தால், தாகம் நீரைப் புறக்கணிக்கும். தண்ணீரை லிட்டர் லிட்டராகக் குடித்தாலும் உங்கள் தாகத்தைத் தணிக்க முடியாது.

4. தாகமிருக்கும்போது நீங்கள் நீரை மறுத்து வந்தால், தாகம் உங்களைப் புறக்கணிக்கும். தாகம் என்ற உணர்வை இழந்துவிடுவீர்கள்.

பசியையும் தாகத்தையும் தொடர்ந்து உணராமல் இருப்போமானால், செரிமானக் கோளாறு துவங்கி சர்க்கரை நோய் வரைக்கும் எல்லாவிதமான தொந்தரவுகளுக்கும் உடல் இடம் கொடுக்கும்.

பசி, தாகம், தூக்கம் போன்ற உணர்வுகள் இயற்கையான உடலின் தேவைகள். உடலின் தேவைகளை அறிந்து அதற்கு மாறு செய்யாமல் துணை நின்றால் ஆரோக்கியம் நிரந்தரமாகும்.

Sound Body; Sound Mind

- என்பார்கள் மேலை நாட்டு அறிவியலாளர்கள். ஆரோக்கியமான உடலிலிருந்தே ஆரோக்கியமான நற்சிந்தனைகள் பிறக்கும்.

ஆரோக்கியமற்ற உடல் எதிர்வினை எண்ணங்களையே ஏற்படுத்தும். கவலை, துக்கம், பயம், கோபம், வெறுமை, பெருமை... போன்ற உணர்ச்சிகள் மனித இயல்புகள் அல்ல. நோயுற்ற உடலால் தோற்றுவிக்கப்படும் நோயுற்ற எண்ணங்கள்.

உடல் வளர்த்து உயிர் வளர்ப்போம்!

5

விதிப்படி நடக்கும்!

விதி என்பதை - யாரோ ஒருவர், ஒவ்வொரு மனிதனின் தலையிலும் எழுதிவிடுவது என்று புரிந்துகொள்வது அபத்தமானது.

விதி என்ற சொல் இயற்கையின் ஒழுங்கமைவை, இயற்கை விதிகளைக் குறிக்கிறது.

விதி என்றால் கட்டுப்பாடு, வரையறை.

பிரபஞ்ச அமைப்பே உடலமைப்பு. உடலின் அமைப்பே பிரபஞ்சம் (Micro cosm is Macro cosm). ஒவ்வொரு உள்ளுறுப்பின் செயல்பாடும் ஒத்திசைந்த உடலின் இயற்கை விதிப்படியே நடக்கிறது.

உடலின் இயற்கையை - உள்ளுறுப்புகளின் இயக்கத்தை அறிந்துகொள்ள உடலை அறுத்துப் பார்க்கும் மருத்துவப் படிப்பு தேவையில்லை. சிந்தித்துணரும் அடிப்படை அறிவே அவசியமானது.

ஏட்டுச் சுரைக்காய் கறிக்கு உதவாததைப்போல, பள்ளிப் படிப்பு அறிவுக்கு அவசியமில்லை.

நாம் உண்கின்ற உணவைச் செரிக்க இரைப்பை மட்டுமே போதுமானதா? இல்லை. ஒட்டுமொத்த உடலும் செரிமானத்திற்கு உதவுகிறது. எப்படி?

1. வாயில் அரைக்கப்பட்டு உணவுக்குழாய் மூலம் இரைப்பையை அடைகிறது உணவு.

2. உணவின் சக்தியை வாயில் அரைக்கப்படுவது முதல் பிரித்தெடுக்கிறது மண்ணீரல்.

3. கல்லீரல், பித்தப்பை இவற்றிலிருந்து வெளிவரும் அமிலங்கள் செரிமானத்தில் பேருதவி புரிகிறது.

4. சிறுகுடலிற்கு வந்த உணவுக் கூழை, சக்தியைப் பிரித்தெடுத்து பெருங்குடலிற்குத் தள்ளுகிறது சிறுகுடல்.

5. தனக்குள் வந்த உணவுச் சக்கையை மீண்டும் சக்தி பிரித்து, நுரையீரலின் துணையோடு மலப்பைக்குத் தள்ளுகிறது பெருங்குடல்.

6. மண்ணீரல் மூலமாகவும், சிறுகுடல் மூலமாகவும் உறிஞ்சப்பட்ட சக்தியை ரத்தத்தின் மூலம் ஒவ்வொரு அணுவிற்குள்ளும் கொண்டு சேர்க்கிறது இதயம்.

7. சக்தி பிரித்தெடுப்பில் கிடைத்த கழிவுகளை மீண்டும் சுழற்சிக்கு உட்படுத்தி சக்தியை எடுத்துக்கொண்டு, எஞ்சியதை சிறுநீராகப் பிரித்து, சிறுநீர்ப்பை மூலம் வெளியேற்றுகிறது சிறுநீரகம்.

... இது செரிமான இயக்கத்தின் வெளிப்படையான பகுதி. இதன்படி, செரிமானம் என்பது ஒன்றிரண்டு உறுப்புகளின் தனித்த இயக்கமா? அல்லது ஒட்டுமொத்த உடலின் இணைந்த இயக்கமா?

உடலின் ஒவ்வொரு உள்ளுறுப்பும் தன் இயற்கை விதிப்படி, ஒருங்கிணைந்து உடலின் இயக்கத்திற்குத் துணைபுரிகிறது.

இயற்கையின் எந்த ஒரு இயக்கமும் விதியை மீறியது அல்ல. நம் வெளிப்புற அறிவால் அதனைக் கட்டுப்படுத்தவோ, மாற்றியமைக்கவோ முடியாது.

ஒவ்வொரு உறுப்பும் உடலியக்கத்தில் எப்படிப் பங்குபெறுகிறது என்பதை அறிய உடலின் அடிப்படை விதியை அறிந்தால் போதுமானது. தனித்தனி உறுப்பின் செயல்களை அறியவேண்டிய அவசியமில்லை.

6

ஒன்றும் ஒன்றும் இரண்டல்ல

உடல் என்பதை நாம் எப்படிப் புரிந்து கொள்ளலாம்?

உடல் உறுப்புகளால் ஆனது.

உறுப்புக்கள் உள் அவயங்களால் ஆனவை.

உள் அவயங்கள் தசைத் துண்டுகளால் ஆனவை.

... இப்படித் தொடரும் பிரிப்பில் கடைசியாய்க் கிடைக்கும் அலகு உயிரணு.

உயிரணுக்களால் ஆனது திசு. திசுக்களால் ஆனது உறுப்பு. உறுப்புகளால் ஆனது உடல்.

இயற்கை விதிகளை உணர்ந்துகொள்ள உடலை அறிந்துகொள்வது எப்படிப் போதுமானதோ, அதேபோன்று உடல் இயக்கத்தை அறிந்துகொள்ள அணுவின் இயக்கமே போதுமானது.

கண்ணிற்கே தெரியாத உயிரணுவை அருவம், உருவம், அருஉருவம்... என்று துவங்கி 9000 வகையான இயக்கங்களைக் கூறுகிறது நம் பாரம்பரிய மருத்துவங்கள். இவ்வளவு நுடபமும் ஆழ் சிந்தனையும் கூட உடலைப் புரிந்துகொள்ள அவசியமில்லை.

உயிரணுவின் அடிப்படை இயக்கம் ஒன்றே ஒன்றுதான். அதுதான் செரிமானம்.

இந்த செரிமானம் என்பது உண்ணுவதும், வெளித்தள்ளுவதும் இணைந்த இயக்கம்.

இதை வேறு வார்த்தைகளில் கூறுவதானால்-

1. உட்கிரகித்தல் (Assimilation)
2. வெளியேற்றுதல் (Dissimilation)

... எனக் கூறலாம்.

இது இரண்டு செயல்களாய் காணப்பட்டாலும், இரண்டும் ஒன்றுதான். உட்கிரகித்தலின் இறுதிப்பகுதி வெளியேற்றுதல். வெளியேற்றத்தின் துவக்கம் உட்கிரகித்தல். எல்லா உடலியக்கமும் இந்த அடிப்படையைக் கொண்டதுதான்.

சுவாசம் - என்பது உள்ளிழுத்தலும், வெளியிடுதலும்.

இமைத்தல் - என்பது மூடுவதும், திறப்பதும்.

இதயத்துடிப்பு - என்பது அனுமதிப்பதும், வெளியேற்றுவதும்.

... இவை எல்லாமே ஒரு இயக்கத்தின் இரு தன்மைகள். இவ்விரண்டு தன்மைகளும் இணைந்ததே ஓர் இயக்கம்!

மனிதர்கள் கடவுள்களைப் படைத்துக் கொள்வதற்குக்கூட, இவ்விரு தன்மைகளைத்தான் பயன்படுத்தியிருக்கிறார்கள். (படைத்தல், அழித்தல்).

ஓர் உயிரணு எதற்காக இந்த இயக்கத்தை மேற்கொள்கிறது?

உயிர் வாழ்வதற்காக!

உயிர்வாழ அவசியத் தேவைகள் எவை என்பதை இந்த உயிரணுக்கள் நமக்கு உணர்த்துகின்றன.

உயிர்வாழ ஆற்றல் (சக்தி) தேவை. இந்த ஆற்றலைப்பெற உணவும், உணவைப் பயன்படுத்த உட்கிரகித்தல் வெளிப்படுத்துதலும் தேவையாகின்றன.

உணவு என்பது ஆற்றலை உள்ளடக்கியுள்ளது. ஆனால், அந்த ஆற்றலைப் பெற நடைபெறும் சிதைத்தல் கழிவுகளையும் கொண்டிருக்கிறது. ஆற்றலைப் பெறுவது என்றால், கழிவுகளை வெளியேற்றுதல் என்ற தன்மையையும் சேர்த்துதான் குறிக்கிறது.

நெல்லிலிருந்து அரிசியைப் பிரித்தெடுக்க உமி என்ற மேற்தோலை நீக்க வேண்டியிருக்கிறது அல்லவா? அப்படி, கழிவுகளை நீக்கி ஆற்றலைப் பெற்று தன்னைக் காத்துக் கொள்கிறது உயிரணு. அல்லது உயிரணுக்களால் ஆன உடல்.

இப்போது மீண்டும் கேள்விக்கே திரும்புவோம். உயிர்வாழ அவசியத்தேவை பெறுதலும், நீக்குதலுமான ஒரே செயல் மட்டும்தான்.

இப்படியான உடல் இயக்கத்தில் ஆற்றலை உடல் எவ்வாறு பயன்படுத்துகிறது என்பதை விளங்கிக் கொண்டோமானால் நாம் உடலை அறிந்து கொண்டவர்களாவோம்.

7

படைத்தலும், காத்தலும்

உடலின் அடிப்படைப் பணி சக்தியைப் பெறுவது மட்டும்தான். சக்தியைப் பெறுதல் என்பது உணவை உண்ணுதல், கழிவை வெளியேற்றுதல் என்ற இரட்டைத் தன்மைகளாகத் தோற்றமளிக்கின்றன.

'அருந்தியது - அற்றது போற்றி உணின்' என்று முடிகிறது ஒரு திருக்குறள்.

அருந்தியதும் அற்றதும்தான் ஆற்றலைப் பெற்றுத்தருகிறது. இந்த சக்தியின் பயன்பாடு என்ன? இதை நம் உடல் எந்தெந்த வகைகளில் பயன்படுத்திக் கொள்கிறது?

உணவின் வழியாகவும், மூக்கு மற்றும் தோல் சுவாசங்களின் மூலமாகவும் பெறப்படும் சக்தியை மூன்று விதங்களில் உடல் பயன்படுத்திக் கொள்கிறது.

1. இயக்க சக்தி
2. செரிமான சக்தி   — சமமான ஆற்றல் பகிர்வு
3. பராமரிப்பு சக்தி

1. இயக்க சக்தி:

நம் இயக்கத்திற்குத் தேவையான சக்தி, உள் உறுப்புகளின் தன்னிச்சையான இயக்கத்திற்கும், நம் தேவைக்கேற்ப நாம் இயக்கும் கைகள், கால்கள், கண்கள், வாய் போன்றவற்றின் புற இயக்கத்திற்கும் இயக்க சக்தி செலவாகிறது.

கண்களால் பார்ப்பது, காதல் கேட்பது, மூக்கால் நுகர்வது, கைகளால் செய்வது, கால்களால் நடப்பது... என நம் ஒவ்வொரு செயலுக்கும் இயக்க சக்தியே அடிப்படையாக அமைகிறது.

2. செரிமான சக்தி:

நாம் உண்ணும் உணவு, சுவாசிக்கும் காற்று இவற்றை செரித்து சக்தியைப் பிரித்தெடுக்க செரிமான சக்தி அவசியமானது. இச் செரிமானம் ஒழுங்காக நடைபெறவில்லை என்றால் மொத்த உடலுக்குத் தேவையான சக்தி கிடைப்பதில் தடை ஏற்படும். சக்தியின் பிற பணிகளான இயக்க, எதிர்ப்பு சக்திகளும் செரிமான சக்தியையே நம்பியுள்ளன.

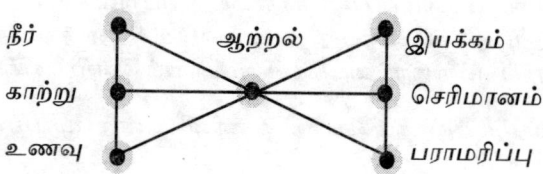

3. பராமரிப்பு சக்தி:

இது உடலைப் பராமரிக்கும் சக்தி.

1. இயக்க சக்தியும், செரிமான சக்தியும், உடலில் அன்றாட கழிவுகளைத் தோற்றுவிக்கின்றன. இவற்றை உடலிற்குத் துன்பம் தராத வகையில் வெளியேற்றுவதற்கு நோய் எதிர்ப்பு சக்தி உதவுகிறது.

2. தினசரி இயக்கத்தால் சோர்வடையும் வெளி, உள் உறுப்புகளைப் புத்துணர்வு பெறவைத்து அவற்றைப் பராமரிக்கும் பணியை பராமரிப்பு சக்தி மேற்கொள்கிறது.

3. உடலிற்கு ஏற்படும் பாதிப்புகளை நீக்குவதற்கும், கழிவுகள் உடலில் தேங்கிவிட்டால், அவற்றை வெளியேற்றி, தேக்கத்தால் ஏற்படும் பாதிப்புக்களை சீர்செய்வதற்கும் பராமரிப்பு சக்தி பயன்படுகிறது.

இதுதான் ஆரோக்கியமான உடலின் ஆற்றல் பங்கீடாகும். இவை சமமான அளவில் நடைபெறுவதே உடல்நலம்!

இந்த இயல்பான இயக்கம் நடைபெறுவதற்கு உடல் யாருடைய உதவியையும் நாடுவது இல்லை.

நாம் பார்க்க, பேச, நடக்க யாராவது உதவி செய்ய வேண்டுமா? இல்லை. நம் இயக்கத்திற்கு யாருடைய துணையும் தேவையில்லை.

பசியை, தாகத்தை உடல் அறிவிக்கிறது. நீங்கள் உணவையும், நீரையும் தருகிறீர்கள். இதற்கும் யாருடைய உதவியும் உடலிற்குத் தேவையில்லை.

உணவை ஜீரணித்து சிறுநீரையும், மலத்தையும் நீக்குகிறது. காற்றைத் தானாகவே சுவாசித்து, அசுத்தக் காற்றை வெளியேற்றுகிறது.

இந்த இயல்பான நடவடிக்கைகளைப் போலத்தான் சீர்கேடு அடைந்துள்ள உள்ளுறுப்புகளை புதுப்பிப்பதும்! தன்னைத் தானே கட்டமைத்துக் கொள்ளும் ஆற்றல் உடலிற்கு எப்போதுமே உண்டு.

ஒரு மோட்டார் பைக்கை நாம் பெட்ரோல் என்ற உணவைக் கொடுத்துப் பயன்படுத்துகிறோம். பைக்கின் இயக்கத்தில் பெட்ரோல் எரிக்கப்பட்டு சக்தி பெறப்படுகிறது. கழிவுகளைப் புகையாக வெளித்தள்ளுகிறது. இதே வேலையைத் தொடர்ந்து செய்யும்போது புகைக்கரியின் அடைப்பும், வடிகட்டி (Filter) இயக்கமும், மெல்ல மெல்ல பாதிப்படைகிறது. இதை சர்வீஸ் மூலம் சரிசெய்துகொள்ள வேண்டியிருக்கிறது.

மோட்டார் பைக் என்பது மிகச் சாதாரணமான இயந்திரம். அதற்கே உணவை எரித்துக் கழிவை வெளித்தள்ளும் இயக்கம் இருக்கிறது. ஆனால் தேங்கிய கழிவை வெளியேற்றவோ அல்லது கேடடைந்த பகுதியைச் சீரமைக்கவோ அந்த இயந்திரத்திற்கு ஆற்றல் கிடையாது.

ஏனெனில், இயந்திரம் அடிப்படையில் உயிரற்றது.

நாம் மனித உடலை எப்போதுமே 'ஒரு அற்புதமான இயந்திரம்' என்றே கருதுகிறோம். அதன் உயிரை, ஆற்றலை உணரத் தவறுகிறோம்.

உடல் தவறான உணவைக் கண்டுபிடித்து வெளித்தள்ளுகிறது. தூய்மையற்ற காற்றைப் புறக்கணிக்கிறது. இன்னும், கழிவுகளை வெளியேற்றி அணுக்களைப் புதுப்பிக்கிறது.

ஒரு உடலின் பணி இவ்வளவுதானா? இல்லை. நாம் செய்யும் விதிமீறல்களால் ஏற்படும் கேடுகளை அகற்றி உடலிற்கு மீண்டும் புத்துணர்வு அளிக்கிறது.

ஒரு சிறிய கத்தியால் நம் விரலைக் கீறிக் கொள்கிறோம். ரத்தம்

பெருக்கெடுத்து உடலிலிருந்து அனைத்தும் வெளியேறிவிடுகிறதா?

இல்லை. ஒன்றிரண்டு நிமிடங்களில் ரத்த உறைவை ஏற்படுத்தித் தனக்குத் தேவையான ரத்தத்தை வெளியேறவிடாமல் தானே தடுத்துக்கொள்கிறது.

எப்போதுமே உடல் கழிவுகளை வெளியேற்றுமே தவிர, தேவையான ஓர் அணுவையும் வெளியேற்றாது. ஏற்கனவே நாம் பார்த்த தும்மலும், வாந்தியும், வயிற்றுப்போக்கும் எதை உணர்த்துகின்றன?

உடல் கழிவுகளை வெளியேற்றும் என்பதை! ரத்த உறைவின் மூலம் உடல் எதைத் தெரிவிக்கிறது?

உடல் கழிவுகளை மட்டுமே வெளியேற்றும் என்பதை! அப்படியானால் இன்று நாம் விதவிதமான நோய்களுக்கு ஆட்பட்டுத் துன்பம், அனுபவிக்கிறோமே? எதனால்? அவற்றுக்கு உடல் காரணமல்ல என்பதை ஏற்கனவே தெளிந்துள்ளோம்.

தேறான் தெளிவும் தெளிந்தான்கண் ஐயுறவும்

தீரா இடும்பைத் தரும்

- என்கிறது குறள்.

நாம் கற்றுத் தெளிந்த, உணர்ந்து தெளிந்த ஒன்றை சந்தேகிப்பது, தீராத கஷ்டங்களைத் தரும் என்பது இதன் பொருள். சந்தேகத்தின் பலனை நாம் அறுவடை செய்துகொண்டுள்ளோம்.

8

நோய் என்பது கற்பனை!

மனித உடல் எப்போதுமே தவறு செய்வதில்லை என்றால், இன்று உலக மக்களின் நோய்கள் எங்கிருந்து வந்தன?

அவை அனைத்தும் நம் விதிமீறல்களின் விளைவு! அப்படியானால் நாம் இந்த விதிகளை மீறுவதை நம் உடல் வெறுமனே பார்த்துக்கொண்டுதான் இருக்கிறதா? அல்லது எச்சரிக்கை செய்கிறதா?

மிகக் கடுமையான எச்சரிக்கைகளை நம் உடல் நமக்குத் தெரிவித்துக்கொண்டே இருக்கிறது. ஆனாலும், நாம் கண்டுகொள்வதில்லை.

ஆரோக்கியமான மனித உடலின் ஆற்றல்- இயக்கம், செரிப்பு, பராமரிப்பு... என மூன்று விதங்களில் செயல்படுவதை நாம் அறிந்தோம். இந்த ஆற்றல் பங்கீட்டில் நம் விதிமீறல்கள் மாற்றத்தை ஏற்படுத்துகின்றன.

பசி இருக்கும்போது உண்ண வேண்டிய உணவை, பசியற்ற நிலையில் தினமும் உண்டு வருகிறார் ஒருவர். இப்படி தினமும் செரிப்பு நடவடிக்கையைப் பற்றித் துளியளவும் கவலையின்றி அவரின் உடலுக்கு ஊறு விளைவிக்கும் நடவடிக்கைகளைத் தொடர்கிறார்.

அவரது உடல் தேங்கும் கழிவுகளை நீக்க நேரமின்றி, மீண்டும் மீண்டும் வயிற்றில் விழும் உணவுகளை வெளித்தள்ளும் வேலையை மட்டுமே செய்துவருகிறது. கழிவுகள் மிக அதிக அளவில் தேங்கி, உடலின் குறைந்தபட்ச பணிகளையே செய்யத் தடை ஏற்படுகிறது.

நம் உடலில் எந்தப் பகுதியில் வேண்டுமானாலும் கழிவுகள் தேங்கலாம். எந்த வகையான கழிவுகளாகவும் இருக்கலாம். காற்றுக்கழிவு, மலக்கழிவு, சளிக்கழிவு, நீர்க்கழிவு என எவ்வகைக் கழிவானாலும் சரி, அதை தேக்கமுற்ற பகுதியிலிருந்து வெளியேற்ற உடல் தீவிர நடவடிக்கைகளை மேற்கொள்கிறது.

ஒரு இடத்திலிருந்து கழிவை வெளியேற்ற சராசரி வெப்ப சக்தியைவிட, சற்று உயர்வான வெப்பம் தேவைப்படுகிறது. எங்கோ ஒரு உறுப்பில் தேங்கிய கழிவுகளை வெளியேற்ற உடல் முழுவதும் சீரான வெப்பநிலை உயர்வு தூண்டப்பட்டு காய்ச்சலாக வெளிப்படுகிறது.

இப்போது காய்ச்சல் என்பது நோயா? அல்லது கழிவுகளை வெளியேற்றும் நடவடிக்கையா?

கழிவுகளை வெளியேற்ற ஏற்பட்ட காய்ச்சல் நம் உடல் ஆற்றல் பகிர்வில் பெரும் மாற்றத்தை ஏற்படுத்துகிறது.

நம் உடலால் பெறப்பட்ட ஆற்றல்- இயக்கம், செரிமானம், பராமரிப்பு ஆகியவற்றுக்கு சமமாகப் பிரித்துப் பயன்படுத்தப்படுகிறது.

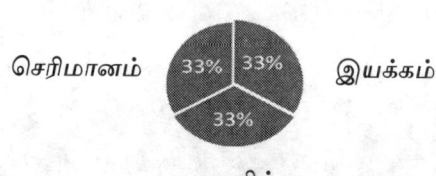

சாதாரணமான உடல் நிலையில் உணவு, காற்றின் மூலம் உடல் பெறும் ஆற்றல் 99 விழுக்காடு என வைத்துக்கொள்ளலாம்.

அதில் இயக்கத்திற்கு 33%, செரிமானத்திற்கு 33%, சீரமைப்பிற்கு 33% என ஆற்றல் பங்கீடு நிகழ்கிறது.

கழிவு வெளியேற்றம் பின்வரும் முறைகளில் நிகழ்கிறது.

நிலை 1: உடலில் தேங்கியுள்ள கழிவின் அளவு மற்றும் தன்மை 33% க்கு உட்பட்டதாக இருக்குமானால், அன்றாடம் உடலால் ஒதுக்கப்படும் பராமரிப்பு சக்தியே போதுமானது. தன் 33% சதவீதத்திற்கு உட்பட்ட கழிவுகளை நாம் எதையும் அறியாவண்ணம் சீரமைப்பு சக்தி உடலிலிருந்து அகற்றுகிறது.

நமக்கு எப்போதாவது ஏற்படும் தலைவலி, வயிற்றுவலி, லேசான சூடு இன்னும் ஏதோ செய்வது போன்ற உணர்வு, இவைகள் இவ்வகைக் கழிவு வெளியேற்றத்தின் அறிகுறிகள். இந்த தொந்தரவுகள் தானே தோன்றி தானே மறைகின்றன. நம் அனைவருக்கும் இவ்வுணர்வுகளின் அனுபவமிருக்கும். இது பராமரிப்பு சக்தியின் வரம்புக்குட்பட்ட

பராமரிப்பு வேலை என்பதால், இந்நிலையில் காய்ச்சல் தோன்றாது. அல்லது வெளிப்படாது.

நிலை 2: கழிவுகளின் அளவு மற்றும் தன்மை 50% ஆக இருக்குமானால், பராமரிப்பு சக்தி காய்ச்சலை வெளிப்படுத்துகிறது.

இப்போது காய்ச்சல் என்பது உடலின் ஆற்றல் பகிர்வுக்கு உடலாலேயே ஏற்படுத்தப்பட்ட அவசரத் தடையாகும்.

பராமரிப்பு சக்தி தன்னுடைய பங்கீடான 33% சதவீதத்தை செலவழித்த நிலையில், அடுத்த இயக்கமான செரிமானத்தைத் துணைக்கு அழைக்கிறது. செரிமான சக்தியின் ஆற்றல் பங்கீடான 33% சதமும் பராமரிப்பு சக்தியாக மாற்றம் பெறுகிறது.

உடலின் உள்ளே நிகழும் இந்த ஆற்றல் மாறுபாடு நமக்கும் உடலால் அறிவிக்கப்படுகிறது.

செரிமான இயக்கம் நோயெதிர்ப்பு இயக்கமாக உருமாறியுள்ள நிலையில் பசி முற்றிலுமாக குறைந்து போகும். செரிமானத்தின் முக்கியப் பகுதியான பசியும், தாகமும் குறைவதன் மூலம் ஜீரண மண்டலத்தில் செலவாக வேண்டிய சக்தியை பராமரிப்பு சக்தியாக மாற்றியமைக்க உடலால் முடிகிறது.

காய்ச்சல் அதிகமுள்ள நபருக்குப் பசியும், தாகமும் தானாகவே காணாமல் போகிறது. ஏனெனில் உடலின் அதிமுக்கிய இயக்கமான வெளித்தள்ளும் இயக்கம் (Elemination) நடைபெறும்போது, உட்கிரகிக்கும் இயக்கம் (Assimilation) நடைபெறாது. இது உடலின் இயல்பு.

மேற்கண்ட வெளிப்பாடுகளின் மூலம் உடல் நமக்கு ஆற்றல் பகிர்வு மாற்றத்தை உணர்த்துவது உண்மைதானே?

நிலை 3: பராமரிப்பு சக்தியின் சுயபங்கிடான 33% மும், செரிமான சக்தியின் 33% மும் இணைந்து கழிவுகளை வெளியேற்ற முயல்கிறது. இந்நிலையில் பசி தாகமற்ற உணர்வு வெளிப்படுவதை அறிந்தோம். இவ்விரண்டு சக்திகளை விட கழிவுகளின் அளவு மற்றும் தன்மை அதிகமானதாக இருந்தால் உடல் என்ன செய்யும்?

கடைசியாய் உடலில் எஞ்சியுள்ள இயக்க சக்தியின் ஒரு பகுதியை பராமரிப்பு சக்தியாக மாற்றுகிறது.

ஏன் ஒரு பகுதியை மட்டும் மாற்றுகிறது? ஏனென்றால், உடலின்

அனிச்சை இயக்கங்களான சுவாசம், இதயத்துடிப்பு, உள்ளுறுப்பு இயக்கங்கள் உயிரைப் பாதுகாப்பதற்கு அவசியமல்லவா?

எனவே இந்த அத்தியாவசிய இயக்கங்களுக்கான சக்தியை மட்டும் விட்டுவிட்டு, எஞ்சிய ஆற்றலை பராமரிப்பு சக்தியாக மாற்றுகிறது.

இயக்க சக்தியின் இம்மாறுதலால் உடலின் புற இயக்கங்கள் நின்றுபோகின்றன.

நம்மால் நடக்கவும் பேசவும், இயங்கவும் முடியாது. காய்ச்சலின் உச்சகட்டத்தில், இந்நிலையை நாம் உணரமுடியும். கழிவு வெளியேற்றப் போராட்டம் இன்னும் தொடருமானால், நோயாளி மயக்கநிலைக்குச் சென்றுவிடுவார். அல்லது கோமா எனப்படும் ஆழ்மயக்க நிலைக்குச் செல்வார்.

கழிவு வெளியேற்றம் படிப்படியாக நிகழும்போது இயக்க சக்தியும் பின்பு செரிமான சக்தியும் தன் இயல்பு நிலைக்குத் திரும்பிவிடும்.

கண் விழிக்கும் நோயாளிக்கு மெதுமெதுவாக புற இயக்கங்கள் நடைபெற உடலின் அனுமதி கிடைக்கும்.

முழுமையான இயக்கம், மீண்டபின்பு, முதலில் தாகமும் தொடர்ந்து பசியும் தோன்றி உடலின் முழுமையான வெற்றியை நமக்கு அறிவிக்கின்றன.

படிப்படியாக உடலின் உட்புறம் நிகழும் செயல்களை நாம் உணரும் வண்ணம் அறிவிப்பதே உடலின் தலையாய வேலையாகும்.

ஏனெனில், உடலின் முதல் எதிரி நாம் தானே?

9

விஞ்ஞானம் தரும் நோய்கள்

உடலினுள்ளே ஏற்படும் மாற்றங்களையே நாம் கஷ்டங்களாக உணர்கிறோம். கழிவு வெளியேற்ற இயக்கத்தை முழுமையாக நடைபெற அனுமதிப்பதே ஆரோக்கியத்திற்கான ஒரே வழி.

கழிவு வெளியேற்றத்திற்குப் பெயர் வைத்து நோய்கள் என்ற கற்பனையை நமக்கு நாமே ஏற்படுத்திக்கொண்டுள்ளோம்.

கழிவு வெளியேற்றத்தின் ஒவ்வொரு நிலையையும் நாம் உணர்ந்து இருந்தாலே போதும். உடல் தன் ஆரோக்கியத்தை தானே மீட்டெடுக்கும்.! அப்படி என்னதான் இடையூறுகளை நாம் செய்கிறோம்?

நாம் ஏற்கனவே அறிந்த, காய்ச்சலின் இரண்டாவது நிலைக்குத் திரும்புவோம்.

இப்போது செரிமான சக்தி உடலின் தேவை கருதி பராமரிப்பு சக்தியாக உருமாறுகிறது. இந்நிலையில் பசி, தாகம் போன்ற உணர்வுகள் இல்லை என்பதை உடல் நமக்கு அறிவிக்கிறது.

இப்போது நாம் என்ன செய்கிறோம்?

தாகமற்ற நிலையில் தண்ணீர் அருந்துகிறோம்.

பசியற்ற நிலையில் சாப்பிடவும் செய்கிறோம்!

காய்ச்சலின் போது தண்ணீர் குடித்தால் சீக்கிரம் வியர்த்துக் காய்ச்சல் நிற்கும் என்று நினைக்கிறோம். அதேபோல, வெறும் வயிறாய்க் கிடந்தால், உடலின் சக்தி (சத்து) குறையும் என்றும் கருதி நன்றாகச் சாப்பிடுகிறோம்.

உடலின் உள்ளே கழிவுகளோடு போராடும் பராமரிப்பு சக்தி, அவசர அவசரமாக அந்த வேலையைத் தற்காலிகமாக நிறுத்திவிட்டு வயிற்றில் விழுந்த உணவை செரிக்காத நிலையில் வெளியேற்ற முயல்கிறது.

இப்போது, காய்ச்சல் குறைந்தது போன்று தற்காலிகமாகத் தோன்றும். உணவை மலக்குடலிலும், நீரை தோலிற்கும் சிறுநீரகத்திற்கும் தள்ளிவிட்டுவிட்டு மீண்டும் பராமரிப்பு சக்தி உருவாகும்.

இப்போது காய்ச்சல் மீண்டும் தோன்றும். செரிமான சக்தி பராமரிப்பு சக்தியாக மாறும்போது நம்முடைய வாயில் கசப்புச் சுவையை ஏற்படுத்திவிட்டுப் போகும்.

இந்தக் கசப்பின் அர்த்தம் என்ன?

"சுவை தெரியாமல் இருந்தாலாவது இவன் சாப்பிடாமல் இருப்பானா பார்ப்போம்" என்பதுதான்.

இப்போது நாம் மீண்டும் என்ன செய்கிறோம்? புளித்து, நொதித்துப்போன பன் ரொட்டியையும், எப்போதும் செரிக்கவே முடியாத பாலையும் வாயின் வழியே கசந்தாலும்கூட உள்ளே தள்ளுகிறோம். மீண்டும் பராமரிப்பு செரிமானமாக மாறி, வாந்தியாக வெளித்தள்ளுகிறது.

"நான் வேறு வேலையாக இருக்கிறேன். வெளியே போ…" என்று உடல் கூறுகிறது.

'வெறும் வயிறு பலம் குறைக்கும்' என்று நம் அறிவு சகல உத்திகளையும் பயன்படுத்தி, வாந்தியுணர்வை அடக்கி உணவை உள்ளே தள்ள முயல்கிறது. உள்ளே போன உணவு என்னவாகும்?

நாம் முன்பக்கங்களில் பார்த்தபடி வாந்தி பேதியாக மாற்றப்பட்டு மலக்குடல் வழியே வெளியேற்றப்படும்.

இவ்வளவுதானா நம் அறிவின் முயற்சி? இல்லை. காய்ச்சலோடு, வாந்தி பேதி இருப்பதால் நேரடியாக ரத்த நாளம் (Veins) மூலம் குளுக்கோஸ் ஏற்றப்படுகிறது. அல்லது கொடூரமான ரசாயன மருந்துகள் கொடுக்கப்பட்டு வெளியேற வேண்டிய பேதியையும் வாந்தியையும் பத்திரமாக உள்ளேயே வைத்துக்கொள்ள ஏற்பாடு செய்யப்படுகிறது.

சாதாரண கழிவுகளின் தேக்கத்தையே வெளியேற்றப் போராடிக் கொண்டிருந்த பராமரிப்பு சக்தி புதிய ரசாயனங்களின் வருகையால் நிலைகுலைந்து போகிறது. கழிவுகளின் தேக்கத்தையும் அதனால் பின்னால் ஏற்படப்போகும் நோய்களையும் அப்படியே விட்டுவிட்டு செய்வதறியாமல் திகைக்கிறது. இப்போது காய்ச்சல் தானாகவே

காணாமல் போகும்!. உடல், தன்னுள்ளே வந்த ரசாயனக் கழிவுகளை வெளியேற்ற முயலாது. ஏனெனில், ரசாயனக் கலப்புள்ள ரத்தம் சிறுநீரகத்தால் (Kidney) சுத்திகரிக்கப்பட்டால் சிறுநீரகங்கள் செயலிழக்கும்!

எனவே, ரசாயனக் கழிவுகளை கல்லீரலின் துணையோடு உள்ளேயே அடைத்துவைக்கும். நாட்பட்ட கல்லீரல் நோய்கள் ஏற்படவும், மஞ்சள்காமாலை போன்ற நோய்கள் ஏற்படவும் இந்தக் கல்லீரலின் ரசாயனங்கள் மூலதனமாகப் பயன்படும்.

கழிவு வெளியேற்றம் இரண்டாம் நிலையில் அனுமதிக்கப்படாததே நம் பிற்கால நோய்களுக்குக் காரணமாக இருக்கிறது.

அப்படியானால் மூன்றாம் நிலையில்...?

10

சும்மா இருப்பதே சுகம்!

செரிமான சக்தி பராமரிப்பு சக்தியாக மாறிய நிலையில் நம் குறுக்கீட்டால் எத்தகைய குளறுபடிகளையும் தீங்குகளையும் ஏற்படுத்துகிறோம் என்பதை அறிந்தோம்.

நோயெதிர்ப்பின் உச்சகட்டமான மூன்றாம் நிலையில் நாம் என்ன செய்கிறோம்?

இப்போது, செரிமான சக்தியும், இயக்க சக்தியில் ஒரு பகுதியும் பராமரிப்பு சக்தியாக மாற்றம் பெறுகிறது. இப்போது என்ன நடக்கும்?

நம் அன்றாட இயக்கங்கள் பாதிப்படைந்து நடக்கவும், நிற்கவும் பார்க்கவும், பேசவும் இயலாமல் படுக்கையில் கிடக்கிறோம்.

உடலின் ஒட்டுமொத்த சக்தியும் நோயெதிர்ப்பில் மும்முரமாக இருக்கும்போது இந்நிலை ஏற்படத்தானே செய்யும்?

ஏற்கனவே செரிமான சக்தி இல்லாதபோது சாப்பிடத் தயாரான நாம் இப்போதும் சும்மா இருப்பதில்லை!

உடல் முழுவதும் சக்தியிழந்த நிலையில், அங்கங்கே வலியும், அசதியும் தோன்றுகிறது. ஓய்வெடுக்க வேண்டும் என்ற எண்ணம் வலுப்பெறுகிறது.

என்றாலும், நாம் வேலை செய்யவே முனைகிறோம். நடக்க முடியாதபோது நடக்க முயற்சிக்கிறோம், பார்க்கவே சோர்வு ஏற்படும்போது படிக்கவும், டி.வி. பார்க்கவும் விரும்புகிறோம். இன்னும், பேசமுடியாத நிலையிலும் அதிகமாகப் பேசுகிறோம்.

வலிந்து நாம் செய்யும் இயக்கங்கள் பெரிய அளவில் சக்தியை வீணடிக்கிறது. நம் ஒவ்வொரு செயலும் பராமரிப்பு சக்தியை பாதிக்கிறது.

நோயெதிர்ப்பு இயக்கம் நின்றுபோய் இயக்க சக்தி மீண்டும் தலை தூக்குகிறது. இப்போது நாம் அதிகமாக இயங்க ஆரம்பிக்கிறோம். இயக்க சக்தியைப் பயன்படுத்தும் பொருட்டு நம்மைப் படுத்த படுக்கையாக மயங்கிய நிலைக்குத் தள்ளிவிட்டு, பராமரிப்பு சக்தி உருவாகிறது.

ஏனெனில் எந்த வேலையை எப்போது செய்யவேண்டும் என்பதை உடல் நன்கு அறிந்திருக்கிறது. செரிமானத்தையும் இயக்கத்தையும் விட இப்போது நோயெதிர்ப்பே முதன்மையானது என்று உடல் முடிவு செய்கிறது. ஆகவே, நம்மை மயங்கச் செய்கிறது. உடலின் இயக்கத்திற்கு நாம் சும்மா இருந்து ஒத்துழைப்போமானால் சுகம் பெற முடியும். ஆனாலும், நாம் சும்மா இருப்பதில்லை.

மயக்கமுற்ற நிலையில் தண்ணீரும், சோடாவும் தெளித்து உடலை எழுப்ப முயற்சிக்கிறோம். பின்பு, ரத்த நாளம் வழியே குளுக்கோசையும், ரசாயன மருந்துகளையும் ஏற்றுகிறோம்.

சாதாரண மயக்கநிலை கழிவின் தீவிரத்தைப் பொறுத்து நோயெதிர்ப்பை கைவிட்டு உணர்வுகளாகத் திரும்பும். அல்லது சாதாரண மயக்கம் ஆழ்நிலை மயக்கமாக (கோமா) மாறி நோயெதிர்ப்பை சத்தமின்றி நிகழ்த்தும்.

இப்போதுதான் நம் டாக்டர் கூறுவார்:

"நோயாளி எப்போது கண்விழிப்பார் என்பதை உறுதியாகக் கூற முடியாது. அவர் எப்போது வேண்டுமானாலும் விழிக்கலாம்!"

நாமும் இதை நம்பி மணிக்கணக்கில் நாட்கணக்கில் ஏன் மாதக்கணக்கில் கூட காத்திருக்கிறோம். உடல், தன் கழிவு வெளியேற்றத்தை மெல்ல மெல்ல முடித்துக்கொண்டு பின்பு தான் நினைவு திரும்புகிறது.

இந்த ஆழ்மயக்கத்தின் ஒரு வகையை தற்காலத்தில் மூளைச்சாவு (Brain death) என்றும் கூறுகிறார்கள். கோமாவிலிருந்து பல ஆண்டுகளுக்குப் பின்பு கண்விழித்தவர்களை நாம் கேள்விப்பட்டிருக்கிறோம். ஆனால், தற்கால மருத்துவர்கள் மூளைச்சாவு என்று கூறி அவர் உயிருடன் உள்ளபோதே அவருடைய உள்ளுறுப்புகளை அறுத்தெடுத்து தானமாகக் கொண்டு செல்கிறார்கள்.

இப்போது தன் உறுப்புகள் வெட்டப்பட்டதன் விளைவாய் உடல் உயிரைவிடுகிறது.

சாதாரணக் காய்ச்சலை வாந்தி, பேதி, உடல்வலி, அசதி, இயங்க முடியாமை, மயக்கம், ஆழ் மயக்கம்... என்று நாமே வளர்த்துக் கொள்கிறோம்.

உடலில் எங்கு தேங்கும் கழிவுகளையும் உடல் வெளியேற்றிவிடவே விரும்புகிறது. நாம் கழிவுகளை அதன் போக்கில் வெளியேற அனுமதிப்பதில்லை. பாதுகாக்கவே விரும்புகிறோம்.

கழிவுகளின் தேக்கமே கஷ்டங்களுக்குக் காரணம். கழிவுகளின் வெளியேற்றத்தைத்தான் நாம் நோய் என்று கற்பனை செய்துகொண்டுள்ளோம். அப்படியானால் கழிவுத்தேக்கம் மட்டுமே எல்லா நோய்களுக்கும் காரணமா?

11

கழிவின் தேக்கம் - உயிரைப் போக்கும்!

கழிவுகளின் தேக்கம் என்று ஒற்றை வார்த்தையில் கூறிவிடுவது சுலபமானதுதான். ஆனால், கழிவுகளின் தேக்கத்தால் அது தோற்றுவிக்கும் விளைவுகள் சுலபமானதல்ல.

உலகில் நாம் ஏற்படுத்திக்கொண்டிருக்கும் எல்லா நோய்களுக்கும் கழிவுகள் மட்டுமே காரணமாகும். அதன் தன்மையும் அளவும் தொந்தரவின் வேகத்தைத் தீர்மானிக்கிறது. அது தேங்கியிருக்கும் இடம் பெயரையும் பாதிப்பையும் முடிவு செய்கிறது.

உதாரணமாக இருமல் (Cough) என்ற நோயைக் கவனிப்போம்.

இந்த இருமல் என்பது என்ன? ஏன் ஏற்படுகிறது?

நுரையீரலின் இயக்கக் குறைவு காரணமாக அவற்றில் தேங்கியிருக்கும் சளிக்கழிவை வெளியேற்றும் முயற்சிதான் இருமல்!.

சளி எப்படி நுரையீரலில் தேங்கியது?

- நுரையீரலுக்கு நேரடியான பாதிப்பை ஏற்படுத்தும் புகைப்பழக்கம் அதன் இயக்கக் குறைவிற்கு காரணமாகலாம்.

- உடல் ஏற்றுக்கொள்ள முடியாத குளிர் தன்மையில் சாப்பிட்ட உணவால் நுரையீரல் பலவீனமடையலாம்.

- நம்மால் செரிக்கவே முடியாத கடினப் பொருளான பாலை அதிக அளவில் பயன்படுத்துவதால் நுரையீரலின் சக்தி குறையலாம்.

- அன்றாடம் வெளியேற்றப்படாத மலக்குடல் கழிவுகள் நுரையீரலின் பணியை பாதிக்கலாம்.

- பசியற்றிருக்கும்போது உண்ணும் உணவு காற்றுக் கழிவாக மாற்றப்பட்டு, நுரையீரலை வந்தடையலாம்.

... இப்படிக் காரணங்களை அடுக்கிக்கொண்டே போகலாம். ஆனால் அடிப்படை ஒன்றுதான்.

நம் இயற்கை விதிமீறிய செயல்களால் நுரையீரல் பாதிப்படைந்து தன் தலையாய கடமையான கழிவுகளை வெளியேற்ற முடியாமல் திணறுகிறது.

இந்நிலையில் போதிய எதிர்ப்புசக்தி உடலிற்குக் கிடைக்கும் போது அது தன் வேலைக்குத் திரும்புகிறது. காய்ச்சப்படாத தூய தண்ணீரை அருந்தும்போது, நல்ல பழங்களை உண்ணும் போது, தூய்மையான நீரான மழையில் முழுவதுமாக நனையும் போது உடல் பூரண எதிர்ப்பு சக்தியைப் பெறுகிறது.

எங்கெல்லாம் கழிவுத் தேக்கம் உள்ளதோ அதை நீக்க முயல்கிறது.

இப்படி எதிர்ப்பு சக்தி வலுவடையும் போது, நுரையீரல் தன் சளிக் கழிவை வெளியேற்ற முயலும்.

எப்படி வெளியேற்றும்?

சிறு குழந்தைகளாக இருந்தால், நுரையீரலின் சளி, வாந்தி மூலமாகவும், மலம் மூலமாகவும் சிறிது சிறிதாக வெளியேறும். சளியின் அளவு அதிகமென்றால், இருமலைத் தோற்றுவித்து அதன் மூலம் வெளியேறும்.

பெரியவர்களுக்கு வாந்தி மூலமும், மலம் மூலமும் சளி வெளியேறுவது குறைவு. எனவேதான் இருமல் மூலம் வெளியேற்றுகிறது உடல்.

நுரையீரலில் தேங்கிய சளி உள்ளேயே இருப்பது நல்லதா? அல்லது வெளியேற்றப்படுவது நல்லதா?

கழிவுகள் வெளியேற்றப்பட வேண்டியவை. அவை உடலிலேயே தங்க நேரிட்டால் ஒவ்வொரு உறுப்பையும், அதன் இயக்கத்தையும் பாதிக்கும்.

நாம் இருமலைத்தான் நோயாகக் கற்பனை செய்கிறோம். இன்னும், வெளியேற வேண்டிய சளியை, இருமலை அடக்குவதன் மூலம் பாதுகாக்க முயற்சிக்கிறோம்.

நாம் ஒன்றும் செய்யாமலிருந்தால், சளி தானாகவே இருமல்மூலம் வெளியேறிவிடும். பின்பு இருமல் குறைந்து நுரையீரல் தன்னிலைக்குத் திரும்பும்.

ஆனால் நாம் சும்மா இருப்பதில்லை!

ரசாயன மருந்துகளைக் கொண்டு இருமலை அடக்குகிறோம். என்ன செய்கின்றன இந்த மருந்துகள்?

நுரையீரலில் திரவ வடிவில் வெளியேறத் தயாராக இருக்கும் சளியை இந்த ரசாயன மருந்துகள் வெப்பத்தை ஏற்படுத்தி உலரச் செய்கிறது. திரவவடிவச் சளி இப்போது காய்ந்துவிடுவதால் இருமல் வறட்டு இருமலாக மாறுகிறது.

"சளி நின்றுவிட்டது" என்று நாம் மகிழ்ச்சியடைகிறோம். தொடர்ந்து வெப்பத்தை ஏற்படுத்தும் மருந்துகளால் காய்ந்த சளி துகள்களாக (Powder) பொடியாக்கப்பட்டு நுரையீரலின் நுண் துளைகளில் படியவைக்கப்படுகிறது.

சளி தற்காலிகமாக உருவமாற்றம் அடைந்துவிடுவதால் ஒன்றிரண்டு நாட்களில் இருமல் முற்றிலும் நின்றுபோய்விடுகிறது.

இதுதான் நாம் மேற்கொள்ளும் சிகிச்சையின் விளைவு.

அப்படியானால், காய்ந்து, உறைந்துபோன சளி என்னவாகும்?

பத்திரமாக உடலிலிலேயே தங்கியிருக்கும். எப்போது வரை?

எதிர்ப்பு சக்தி கிடைக்கும் வரை.

நாம் சளிக்காகச் சாப்பிட்ட ரசாயன மருந்துகளை உடல் முதலில் வெளியேற்றி எஞ்சிய நச்சுகளை கல்லீரலின் துணைகொண்டு சேமிக்கிறது.

படிப்படியாக இயல்பு நிலைக்குத் திரும்பும் உடல், நல்ல உணவு, நல்ல நீர், சக்தியுள்ள பழங்கள் போன்றவற்றிலிருந்து ஆற்றலை உள்வாங்கி மீண்டும் எதிர்ப்பு சக்தியைத் தயார் செய்கிறது.

இப்படி எதிர்ப்பு சக்தி தயாராவதற்கு ஒரு வாரம் முதல் பல ஆண்டுகள் வரை கூட ஆகலாம். மீண்டும் கழிவு வெளியேற்றப்பணி துவங்குகிறது. முன்பாவது, சளியை வெளியேற்றும் வேலை மட்டும்தான் இருந்தது. இப்போதோ நுரையீரலின் நுண் துளைகளில்

அடைத்துக் கொண்டுள்ள உலர்ந்த துகள்களை ஈரப்படுத்தி பின்பு சளியாக மாற்றி வெளியேற்ற வேண்டியிருக்கிறது.

இப்போதுதான் இருமலோடு நெஞ்சு எரிச்சல், சளியோடு ரத்தத்துகள் வருதல் போன்றவை ஏற்படும். ரசாயனத்திற்குப் பின்பான இந்தக் கழிவு வெளியேற்றம் முன்பை விட கடுமையானதாகவும் பலமானதாகவும் இருக்கும்.

இப்போது நாம் புதிதாக சளிப்பிடித்துக் கொண்டதாகக் கூறுகிறோம். மழையில் நனைவதாலோ பழங்கள் சாப்பிடுவதாலோ, அல்லது காய்ச்சாத நல்ல நீர் குடிப்பதாலோ சளி பிடிப்பதில்லை. ஏற்கனவே நம் முயற்சியால் உடலில் அடைத்துவைக்கப்பட்ட அதே சளி மீண்டும் வெளியேறுகிறது என்பதை நாம் உணர்வதில்லை.

இப்போதும் இருமலை நிறுத்த எல்லா வழிமுறைகளையும் பின்பற்றுகிறோம். மருந்துகளால் சளியை காய்ந்த துகள்களாக்கி நுரையீரலில் மீண்டும் சேமித்து வைக்கிறோம்.

இதேநிலை தொடரும்போது குழந்தைகளுக்கு பிரைமரி காம்ப்ளக்ஸ் (முதல்நிலை சளி) ஏற்படுகிறது. பெரியவர்களுக்கு காச நோய் (Tuberculosis), ஆஸ்துமா (Asthma), ஈசினோபிலியா (Eosinophilia), போன்ற இரண்டாம் கட்ட முற்றிய நோய்களாக மாறிவிடுகிறது.

தும்மலை அடக்குவோமானால் சைனஸ் உருவாகிறது. நிரந்தரத் தலைவலி, காரணமற்ற மைக்ரேன் தலைவலி, ஒற்றைத் தலைவலி... என அனைத்தும் ஒவ்வொன்றாய் ஏற்படுகின்றன.

இன்னும் அடுத்தடுத்த நிலைகளில் தோல்வழியாக செதில்படை நோய் (Eczema), செதில் உதிர்தல் (Psoriasis), படர்தாமரை (Ringworm) போன்ற வெளிப்பாடுகளும் நிகழ ஆரம்பிக்கும்.

இவை அனைத்துமே எதிலிருந்து தோன்றியது?

1. இயற்கை விதி மீறல்

2. உறுப்புகளின் இயக்கக் குறைவு

3. கழிவுகளின் தேக்கம்

4. மருந்துகளால் கழிவுகளை அடைத்துவைத்தல்

5. ரசாயனங்களால் கழிவுகளை உருமாற்றுதல்

... போன்ற தொடர் நிகழ்ச்சிகளின் மூலம் நமக்கு நாமே நோய்களைச் சம்பாதித்துக் கொள்கிறோம்.

இயற்கை விதிமீறலைச் சரி செய்ய முயற்சி செய்யும் உடலை நாம் தொடர்ந்து தொல்லைக்குள்ளாக்குகிறோம். நாம் என்ன செய்தாலும் உடல் ஒன்றை மட்டுமே செய்து வருகிறது.

அதுதான் கழிவு வெளியேற்றச் செயல்!

உடல் எப்போதுமே கடமை தவறுவதில்லை.

12

கர்ம வினை

கர்மம் என்றால் செயல். வினை என்றால் எதிர்செயல் அல்லது விளைவு.

ஒவ்வொரு செயலும் அதற்குச் சமமான நேர் எதிரான செயலைத் தோற்றுவிக்கும்!.

இதுதானே கர்மவினை?

ஒரு செயலைச் செய்வதற்கும், அதன் பலனைப் பெறுவதற்கும் எழுபத்திரண்டு பிறவிகளா தேவை?

ஒவ்வொரு சொல்லும் தனக்கான கேள்வியையும், பதிலையும் தானே கொண்டிருக்கிறது.

உடலின் விதிகளை மீறுவது கர்மம். கழிவுகள் தேங்குவது வினை.

இரண்டும் வெவ்வேறு தன்மைகளே தவிர, இரு வேறு செயல்கள் அல்ல. ஒரே செயல்தான்!

அப்படித்தான் உடலின் இயக்கமும். நாம் செய்யும் ஒவ்வொரு செயலுக்கும் உடலின் விளைவு கண்டிப்பாக உண்டு.

சரி... மீண்டும் கழிவுகளைக் கவனிப்போம். சளி, இருமல், தும்மல், தோல் நோய்கள், செரிமானக் கோளாறு, மஞ்சள் காமாலை வயிற்று வலி, வயிற்றுப் போக்கு, காய்ச்சல்... போன்றவை மட்டும்தான் கழிவுகளால் உருவாகிறதா? இல்லை.

நம் உடலில் தோன்றும் எல்லா நோய்களுமே கழிவுகளின் பெருக்கத்தாலும் (Acumulation) தேக்கத்தாலும் ஏற்படுவதுதான்!.

■ கட்டிகள்?

கட்டிகளே கழிவுகளின் திடவடிவம்தான். வெளியேற்ற முடியாத கழிவுகளைக் கெட்டியாக்கித் தற்காலிகமாக உடல் ஒதுக்கிவைக்கிறது. போதுமான எதிர்ப்பு சக்தி கிடைத்தவுடன் கட்டிகள் குழகுழப்பாக மாறி பின் தானே கரைந்துவிடும்.

■ இதயநோய்?

இதயத்தின் நுண்குழாய்களில் தேங்கும் கழிவுகள் அடைப்புகளாக மாறுகின்றன. எதிர்ப்பு சக்தி பலம் பெறும்போது இவையும் குறைந்துவிடும். ரத்த ஓட்டத்தில் ஏற்படும் அடைப்புகளை உடல் தானே கரைக்க முயலும்போது வலி ஏற்படுகிறது.

■ சிறுநீரக செயலிழப்பு?

இது இயற்கையான கழிவுகளால் ஏற்படுவதே இல்லை. ஒவ்வொருமுறை கழிவு வெளியேறுவதையும் நாம் ரசாயன மருந்துகள்கொண்டு தடை செய்கிறோம். இந்த ரசாயனங்களின் நச்சுகளை கல்லீரல் அடைத்து வைக்கிறது. மஞ்சள் காமாலை, கல்லீரல் நோய்கள் ஏற்பட்டு நச்சுகள் உடலிலிருந்து களையப்படுகிறது. இன்னும் நாம் தொடர்ந்து ரசாயனங்களை உடலில் திணிப்போமானால் ஒரு கட்டத்தில் கல்லீரலையும் மீறி நச்சுகள் கசிந்து ரத்தத்தில் கலந்துவிடுகின்றன.

சுற்றோட்டம் மூலமாக சிறுநீரகம் வந்தடையும் நச்சுகளை திட உருவில் கற்களாக மாற்றுகிறது. இவைதான் சிறுநீரக, சிறுநீர்ப்பை கற்கள்! நச்சுகளின் அளவும் தாக்கமும் அதிகமாய் உள்ளபோது சிறுநீரகங்கள் பழுதடையத் துவங்குகின்றன. இதற்கும் நாம் ரசாயனங்களையே நாடும்போது, விரைவான சிறுநீரகச் செயலிழப்பு ஏற்படுகிறது.

■ பித்தப்பை கற்கள்?

கல்லீரலால் கிரகிக்கப்படும் ரசாயன நச்சுப் பொருட்கள் பித்தப்பையில் அடைக்கப்பட்டுத்தான், அவை உடலில் கலந்து விடாமல் பாதுகாக்கப்படுகிறது. முடிந்தவரை நச்சுகளை தன் வயப்படுத்தி கல்லீரலின் துணையோடு அவற்றை அழித்துவிடுகிறது பித்தப்பை. அதிலும் மோசமான நச்சுப் பொருட்களை கற்களாக மாற்றி உள்ளேயே வைக்கிறது. போதிய எதிர்ப்பு சக்தி வளர்ச்சிக்குப் பிறகு இந்தப் பித்தப்பை

கற்கள் கரைக்கப்பட்டு அழிக்கப்பட்டுவிடும்.

■ குடல்புண்?

உணவு செரிமானத்தின் முக்கிய உறுப்பு குடல். இங்குதான் செரிக்கப்பட்ட உணவிலிருந்து பிரிக்கப்பட்ட சக்தி தந்துகிகள் மூலம் ரத்தத்தில் கலக்கிறது. பசி ஏற்பட்டு, நாம் உண்ணும் உணவு எந்த ஒரு தொந்தரவையும் ஏற்படுத்துவதில்லை. பசியற்று சாப்பிடும்போது செரிக்கத் தயாராக இல்லாத உடல், உணவின் பெரும்பகுதியை கழிவாக வெளியேற்றுகிறது. இப்படி அடிக்கடி உண்டாகும் கூடுதலான கழிவுகள் புளித்து, அமிலத்தன்மையை அடைந்து புண்களை ஏற்படுத்துகின்றன. பசிக்கும்போது சாப்பிடாவிட்டால் கூட புண்கள் ஏற்படாது. பசிக்காதபோது சாப்பிடுவதால் அதிகமாக குடற்புண்கள் ஏற்படுகிறது.

■ மூட்டுவலி?

உடலில் தேங்கும் கழிவுகள் வெப்ப வடிவமாகவோ அல்லது நீர், காற்று, திட வடிவங்களிலோ இருக்கும். உடலின் நீர் சமநிலை பாதிக்கப்படும்போது மூட்டுகளில் நீர்க்கழிவுகள் தேக்கமடைகின்றன. நீர் தேங்கிய எலும்பு இணைப்புகள் வலியை ஏற்படுத்தும். இதைத்தான் கிராமங்களில் 'நீர் தொந்தரவு' என்று கூறுவார்கள். இதே நீரானது தலையில் தேங்கும்போது சைனஸ் எனவும், மூட்டில் தேங்கும்போது ஆர்த்ரைட்டிஸ் எனவும் பெயர் பெறுகிறது.

■ பக்கவாதம்?

நம் உடலின் ஜீவ உறுப்புகளில் ஒன்றான கல்லீரல் பாதிக்கப்படும்போது, நரம்புகளின் வழியே அது பக்கவாதமாக வெளிப்படுகிறது. கல்லீரலின் பாதிப்பை அப்பகுதியில் தேங்கும் ரசாயன நச்சுக் கழிவுகளே ஏற்படுத்துகின்றன.

■ மூளைக்கட்டி?

மூளை என்பது பிரதானமான உறுப்பல்ல. கல்லீரல், மண்ணீரல், சிறுநீரகம், இதயம், நுரையீரல் ஆகியவை ராஜ உறுப்புகளாகக் கருதப்படுகின்றன. இவற்றின் பிரதிபலிப்பு (Reflective) உறுப்பாகவே மூளை செயல்படுகிறது. இந்த ஐந்து உறுப்புகளின் இயக்கக் குறைவும், கழிவுத் தேக்கமும் பிரதிபலிப்பு

உறுப்பான மூளையிலும் பலவீனத்தை ஏற்படுத்துகிறது. மூளைப்பகுதியின் கழிவுகள் திரட்டப்பட்டு சிறுசிறு கட்டிகளாக மூளை, ரத்த நாளத்தில் ஒதுக்கிவைக்கப்படுகிறது. எதிர்ப்புசக்தி வலுவடைந்த பின்பு இக்கட்டிகளைக் கரைக்க முயலும். இந்நிலையில் தான் வலி உணர்வு தோன்றுகிறது. நாம் உடலோடு ஒத்துழைத்தோமானால் கட்டிகள் தானாகவே கரைந்துவிடும்.

■ புற்றுநோய்?

ஒரு நாள் இரவில் திடீரென்று புற்றுநோய் தோன்றிவிடுவதில்லை. நம் உடலின் ஒரு உறுப்பில் கழிவுகள் முதலில் தேங்கத் தொடங்குகின்றன. இவை வெளியேறாவண்ணம் நாம் பாதுகாப்பு செய்து வருவதால் கழிவுகள் கட்டிகளாக மாறுகின்றன. ரசாயனங்களைப் பயன்படுத்தி கழிவுகளை மேலும் பெருகச் செய்யும்போது ஒரு கட்டத்தில் நச்சுக்கழிவுகள் அதிகமாகி கட்டிகளை அழுகச் செய்கின்றன. இதைத்தான் நாம் கேன்சர் கட்டிகள் என்கிறோம். இந்த நச்சுக்கழிவுகள் தேங்குமிடங்களைப் பொறுத்து கருப்பை புற்று, சினைப்பைப் புற்று, இரைப்பைப் புற்று, கல்லீரல் புற்று என பெயர் சூட்டப்படுகிறது. ரத்த உற்பத்தியில் பெரும்பங்கு வகிக்கும் மண்ணீரலில் புற்று உருவாகும் போது அது ரத்தத்திலும் வெளிப்பட்டு ரத்தப் புற்றாகவும் மாறுகிறது. இவ்வகையான புற்றுநோய்க் கட்டிகளை கதிர்வீச்சின் மூலம் கரைப்பதாலோ, கொடிய நச்சு அமிலங்கள் கொண்டு உடைப்பதாலோ புற்று குணமாகாது. அகற்றபட்ட இடத்திலோ அல்லது வேறு ஒரு இடத்திலோ மீண்டும் கட்டிகள் தோன்றும்.

■ சர்க்கரை நோய்?

நாம் இங்கே பார்த்துக்கொண்டிருக்கும் ஒவ்வொரு நோயைப் பற்றியும் தனித்தனியே புத்தகமே எழுதலாம். சுருக்கமான அடிப்படையை மட்டும் நாம் விளங்கிக் கொள்வோம். சர்க்கரை நோய்க்கு என்ன காரணம்? இன்சுலின் பற்றாக்குறைதான்! சரி... இன்சுலின் ஏன் குறைகிறது? அதைத்தான் இன்னும் ஆராய்ச்சி செய்து கொண்டிருக்கிறார்கள்.

மேற்கண்ட பதில் மேலோட்டமானது. உடலின் இயக்கம் சக்தி அடிப்படையிலான கண்ணுக்குத் தெரியாத சக்தி மாற்றங்களைக் கொண்ட மறைவான இயக்கமும், வேதியியல்

மாற்றங்களைக் கொண்ட வெளிப்படையான இயக்கமும் சேர்ந்தது. இன்சுலின் பற்றாக்குறை என்பது வேதியியல் மாற்றம். இதன் இன்னொரு பகுதியான சக்தி மாற்றத்தை உணர்வதே நோயைப் புரிந்துகொள்ளும் ஒரே வழி.

நாம் உண்ணும் உணவு செரிக்கப்பட்டு அணுக்களுக்குத் தேவையான குளுக்கோஸாக (Glucose) மாற்றப்படுகிறது. உணவு முறையாக ஜீரணிக்கப்பட்டால் நல்ல குளுக்கோஸாகவும் (High Density Glucose), முறையற்ற ஜீரணத்தால் தரம் குறைந்த (Low Density) குளுக்கோஸாகவும் மாற்றப்படுகிறது.

தரமான குளுக்கோஸின் அளவைப் பொறுத்து, இன்சுலின் சுரப்பை உடல் திர்மானிக்கும். தரம் குறைந்த குளுக்கோஸ் அதிகமானால், இன்சுலின் குறைவாகச் சுரக்கும். அப்படியானால், இன்சுலின் குறைய ஜீரணமே காரணம். ஜீரணம் முறையற்றதாக நடைபெற ஜீரண உறுப்புகளின் கழிவுத் தேக்கமும், இயக்கக் குறைவுமே காரணமாகும். இப்படி உடலினுள் புகுந்த தரம் குறைந்த குளுக்கோஸை சிறுநீரகம் சிறுநீராக மாற்றி வெளியேற்றுகிறது. இந்த கழிவு வெளியேற்ற இயக்கத்தைத்தான் நாம் சர்க்கரை நோய் என்று பெயரிட்டுள்ளோம்.

■ இரத்த அழுத்தம்?

இரத்த அழுத்தம் என்பது இதயம் தொடர்பான நோய் அல்ல என்பதை நாம் உணர வேண்டும். இரத்தத்தின் பணி என்ன? ஒவ்வொரு உறுப்பிற்கும் தேவையான சக்தியைக் (உணவை) கொடுப்பது! உடல் முழுவதும் சுற்றி வந்து சேர எவ்வளவு அழுத்தமும், வேகமும் தேவையோ அதனை இதயம் தருகிறது. இது சாதாரண நிலை.

உடலில் ஏதாவதொரு உறுப்பு பாதிக்கப்பட்டு அல்லது இயக்கக் குறைவு ஏற்பட்டிருக்கிறது. அந்த உறுப்பு நலம் பெற கூடுதலான சக்தி தேவை. சக்தியை எங்கிருந்து பெற முடியும்? இரத்தம் வழியாகத்தான் பெற முடியும்! இயக்கம் பாதிக்கப்பட்டுள்ள உறுப்பிற்குத் தேவையான சக்தியை இரத்தம் உடனடியாகத் தரவேண்டிய அவசரம் ஏற்படுகிறது. இப்போது இதயம் மூலமாக அழுத்தப்பட்டு வேகம் பெற்ற இரத்தம் சக்தியை அதிவேகமாக அவ்வுறுப்பிற்குக் கொண்டு சேர்க்கிறது.

அப்படி என்றால், இரத்தத்தின் வேகம் எப்போது குறையும்? அங்கு ஏற்பட்டிருக்கும் தேவை சீராகும்போது!

இங்கே இரத்த அழுத்தம் நோயா? கழிவுகள் தேங்கி, பாதிக்கப்பட்ட உறுப்பு நோயா?

இரத்த அழுத்தத்திற்கு இதயம் காரணமா? நாம் பி.பி. க்காக இதயத் துடிப்பைக் குறைக்கும் ரசாயனங்களை உடம்பிற்குள் அனுப்புகிறோம். எதிர்ப்பு சக்தி வலுக்கும்போது மறுபடியும் இரத்த அழுத்தம் உயரும். மருந்துகள் உட்கொள்ளும்போது குறையும். பல நேரங்களில் இரத்த அழுத்தம் குறைவாகும் (Low B.P.) நிலையும் ஏற்படும்.

... இப்படி ஒவ்வொரு நோயையும் கருவிகள் அடிப்படையிலான விஞ்ஞானத்தால் ஆராய்ச்சி செய்தால் முடிவு கிடைக்காது. ஏனெனில், கருவிகள் உடலின் வேதிமாற்றத்தை மட்டுமே அறியும் தன்மை படைத்தவை.

- மனித உடலின் அடிப்படை உணர்வு பசிதானே? இந்த பசியைக் கண்டுபிடிக்கும் கருவி உண்டா?

- நோய்களின் வெளிப்பாடு வலிதானே? இந்த வலியை, அதன் அளவை, தன்மையை நிர்ணயிக்கும் விஞ்ஞானம் எக்காலத்திலும் கண்டுபிடிக்கப்பட முடியுமா?

- நாம் சிகிச்சை என்ற பெயரில் வகைவகையான துன்பங்களுக்கு உடலை உட்படுத்துகிறோம். அத்தனையையும் தாங்குவது, சீர்செய்வது உயிர்! இந்த மருத்துவ விஞ்ஞானத்தால் உயிரை அறியவோ, விளங்கவோ முடியுமா?

'இந்திய அக்குபங்சரின் தந்தை' டாக்டர். பஸ்லூர் ரஹ்மான், MBBS, MD,DV.Ph.D, கூறுகிறார்:

"மனித உணர்வுகளுக்குச் சமமான எந்த ஒரு கருவியும் கிடையாது."

நோய்களைப்பற்றி நாம் முழுமையாக அறிவதே அதிலிருந்து விடுபட வழிவகுக்கும். அப்படி, நாம் நோய்களை அறிய உங்கள் உடல் கூறுவதைக் கேளுங்கள்!.

ஏனெனில், உடல் தவறு செய்வதில்லை. அது எப்போதும் கடமை தவறுவதில்லை.

நாம் இதுவரை அறிந்துள்ள விசயங்களை ஒருமுறை நினைவுபடுத்திக் கொள்வோம்.

- உடல் எப்போதும் தவறு செய்வதில்லை.

- எந்த ஒரு தீங்கான பொருளையும் உடல் தனக்குள்ளே அனுமதிப்பதில்லை.

- தன்னைத்தானே பாதுகாத்துக் கொள்ளவும், குணப்படுத்திக் கொள்ளவுமான கட்டமைப்பை உடல் பெற்றுள்ளது.

- பசி, தாகம் என்பவை உடலின் தேவைகள். உணவும், நீரும் தேவைக்குத்தான் தரவேண்டும்.

- தேவையில்லாமல் உடலிற்குள் தள்ளப்படும் எந்த ஒரு பொருளையும் உடல் கழிவாக மாற்றுகிறது.

- கழிவுகள் வெளியேறும்போது ஏற்படும் தொந்தரவுகளை நாம் நோய் என்கிறோம்.

- கழிவு வெளியேற்றத்தை மருந்துகள் மூலம் தடுப்பதால் கழிவுகள் தேக்கமுற்றுப் பெருகுகிறது.

- தேக்கமடைந்த கழிவுகள் உறுப்புகளின் இயக்கத்தைப் பாதிக்கின்றன.

- உறுப்புகளின் இயக்கக் குறைவு புதிய கழிவுகளை ஏற்படுத்துகிறது.

- கழிவுகளின் பெருக்கமும், ரசாயன மருந்துகளின் தாக்கமும் உறுப்புக்களைச் சேதப்படுத்துகின்றன.

- நீண்ட கால நோய்களால் உலகம் சுற்றி வளைக்கப்பட்டுள்ளது.

- எல்லா நோய்களுக்கும் கழிவுகளின் தேக்கமே காரணம்.

- கழிவுகள் தேங்குவதற்கு நாம் இயற்கை விதிகளை மீறுவதே காரணம்.

- உடல் எந்நிலையிலும் கடமை தவறுவதில்லை.

... மேற்கண்ட ஒவ்வொன்றையும் நாம் தெளிந்து, அறிந்து வந்திருக்கிறோம். இதில் ஏதாவது ஒன்றில் சந்தேகம் ஏற்பட்டால்

மீண்டும் தெளிவுபடுத்திக்கொள்வது அடுத்தடுத்த விசயங்களுக்குச் செல்ல வசதியாயிருக்கும்.

இதுவரை நாம் பேசிய அனைத்தும் அறிவியல்பூர்வமானவை. உலகம் முழுவதும் உள்ள தொண்மையான, பாரம்பரிய மருத்துவங்கள் அறிந்து பாதுகாத்த ரகசியங்கள்.

எப்போதுமே நிரூபணங்களை (Proof) நம்புவது நம் இயல்பு.

உடல் மட்டுமே அதன் இயக்கத்தில் ஏற்படும் சந்தேகங்களுக்கான பதிலும், நிரூபணமும் ஆகும். இதிலுள்ள ஒவ்வொன்றையும் செயல் முறையில் சிந்திப்பீர்களானால் ஒவ்வொன்றிற்கும் சான்றுகள் உங்களிடமே இருக்கிறது.

13

கதை கதையாம், காரணமாம்!

இதுவரை நாம் அறிந்தவை உடலின் உண்மைகள். ஒவ்வொரு நோய்க்கும் என்ன காரணம் என்பதை நாம் அறிந்திருக்கிறோம்.

இப்போது நோய்க்கான காரணங்களாக நமக்குக் கூறப்படும் பலவற்றில் சில கதைகளை மட்டும் பார்ப்போம்.

உடலின் உள்ளே நிகழும் இயக்கமே நோய்க்கான காரணத்தைத் தீர்மானிக்கிறது. உடலின் வெளியே நடைபெறும் எந்த ஒரு மாற்றமும் நோயை ஏற்படுத்தாது. முதலில் நாம் அம்மை மற்றும் மலேரியா நோய்கள் பற்றிய கதைகளை அறிவது வசதியாயிருக்கும்.

அம்மை நோய் வந்தால் நாம் ஆண்டாண்டு காலமாய் என்ன செய்து வருகிறோம்?

'மாரியம்மான் விளையாட்டு' என்று நம்பி எந்த ஒரு சிகிச்சையையும் எடுத்துக் கொள்வதில்லை. அதேநேரத்தில் வேப்பிலையை அரைத்து உடலில் பூசி குளிர்விக்கவும் செய்கிறோம். அம்மை வந்த வீட்டில் தாளிக்கவே கூடாது என்றும் கிராமங்களில் கூறுவார்கள். அப்படி என்றால் என்ன பொருள்? அம்மை நோய் வந்தவருக்குச் சமைத்த உணவுகள் தரக்கூடாது. இயற்கையான பழங்கள் போன்றவற்றை அதிகமாகத் தரவேண்டும் என்று பொருள்.

ஆக, என்ன செய்கிறோம் என்பதோடு சிறிதுகால ஓய்விற்குப் பிறகு அம்மை என்ன ஆகிறது? என்பதுதான் முக்கியமானது.

மேற்சொன்ன பழக்கங்களை தெய்வ காரியம் என்ற எண்ணத்தோடு கட்டாயமாகக் கடைபிடிக்கிறோம். நோய் முற்றிலும் நீங்கி பூரண ஆரோக்கியம் பெறுகிறோம். எந்த ஒரு மருந்துமின்றி விஞ்ஞானம் வளர்ந்த இந்த இருபத்தியோராம் நூற்றாண்டிலும் அம்மை எப்படி குணமாகிறது?

பசிக்கிறபோது பழங்களையும், நோய் தீவிரமாக உள்ளபோது முழு ஓய்வையும் நாம் உடலிற்குத் தருகிறோம். முழுமையான கழிவு நீக்கம் பெற்று உடல் நலம் திரும்புகிறது.

சரி, அம்மை நோய் பற்றி விஞ்ஞானம் என்ன கூறுகிறது?

"அம்மை நோய் நீரில் பரவும் கிருமிகளால் ஏற்படுகிறது. நீரிலிருக்கும் கிருமிகள் நம் உடலினுள்ளே சென்று அம்மை நோயை ஏற்படுத்துகின்றன" என்று கூறுகிறது.

அப்படியானால், கிருமிகளைக் கொல்லும் (Antibiotics) ரசாயன மருந்துகள் எதுவும் சாப்பிடாத நிலையில் அம்மை எப்படி குணமானது?

எழுத்தாளர் தமிழ்வாணன் 1964 இல் இயற்கை மருத்துவம் பற்றி எழுதும்போது கீழ்கண்டவாறு இதைக் குறிப்பிடுகிறார்.

"அம்மை நோய் மாரியம்மனால் ஏற்படுகிறது என்று நம்பும் கிராமத்து மக்களின் நம்பிக்கையும், அம்மை நோய் கிருமிகளால் ஏற்படுகிறது என்று நம்பும் படித்தவர்களின் நம்பிக்கையும் மூடநம்பிக்கையே அன்றி வேறில்லை."

நம்முடைய வாழ்க்கை கற்றுத்தரும் பாடம் என்ன? கிருமிகளால் நோய் ஏற்படுவதில்லை. மருந்துகளால் நோய் குணமாவதுமில்லை என்பதுதானே?

அம்மை நோய் மட்டுமல்ல. மஞ்சள் காமாலைக்கும் நாம் ரசாயன மருந்துகள் எடுத்துக் கொள்வதில்லை. மஞ்சள் காமாலையும் கிருமிகளால் ஏற்படுவதாகவே மருத்துவ விஞ்ஞானம் இன்றும் கூறிவருகிறது.!

அம்மைக்கு வேப்பிலையும், மஞ்சள் காமாலைக்கு கீழாநெல்லி போன்ற மூலிகைகளையும் கொடுக்கிறார்களே? அவை கிருமிநாசினிகள் என்றுகூட ஒரு வாதம் உண்டு.

இதைக்கூட இப்போதைக்கு ஏற்கலாம்!. ஏனெனில், ரசாயன மருந்துகளின்றி கிருமிகள் கொல்லப்படுவதை ஏற்கிறார்கள் அல்லவா?

நல்ல முன்னேற்றம்தான்!

சரி, நாம் மலேரியாவிற்கு வருவோம்.

மருத்துவ விஞ்ஞானம் கூறுகிறது. "மலேரியா காய்ச்சலுக்குக் காரணம்

மலேரியா கிருமிகள் (Malaria Parasites). இக்கிருமிகளைக் கொல்லும் ரசாயனங்கள் தராமல் மலேரியாவிலிருந்து விடுபட முடியாது."

மலேரியாவிற்குக் காரணம் கிருமிகள் என்பதை விஞ்ஞானம் எப்போது கண்டுபிடித்தது?

1864 இல் தான் கிருமிகளைப் பற்றிய முதல் அறிவிப்பு லூயிஸ் பாஸ்டரால் வெளியிடப்படுகிறது. பின்பு, ஒவ்வொரு நோயாக பட்டியலிடப்பட்டு அவற்றுக்கான காரணங்களாக கிருமிகளுக்கும் பெயர் சூட்டப்பட்டது. இந்த வரிசையில் மலேரியாவுக்கும் கிருமி கண்டுபிடிக்கப்பட்டு, பின்பு கிருமிக்கொல்லி மருந்துகள் 1929 இல் அறிமுகப்படுத்தப்பட்டன.

முதல் கிருமிக்கொல்லி (Antibiotic) மருந்தான பென்சிலின் பயங்கரமான பக்க விளைவுகளை ஏற்படுத்துகிறது என்று இப்போது விஞ்ஞானம் அறிவித்திருப்பது வேறுவிசயம்.

அப்படியானால், மலேரியாவிற்கான மருந்து 1930களுக்குப் பிறகுதான் கண்டுபிடிக்கப்பட்டது. இது இப்படியே இருக்க மருத்துவ வரலாற்றில் இன்னும் சற்று பின்னோக்கிப் போவோம்.

கி.பி.1795 இல் டாக்டர். சாமுவேல் ஹானிமனால் ஆங்கில மருத்துவத்திற்கு எதிராக ஹோமியோபதி கண்டுபிடிக்கப்பட்டது. அவர் கண்டுபிடித்த முதல் ஹோமியோபதி மருந்து சின்ஹோனா (Cinhona).

இது எந்த நோய்க்காக கண்டுபிடிக்கப்பட்டது தெரியுமா? மலேரியாவிற்குத்தான்!

1795 முதல் இன்றுவரை ஹோமியோபதி மருத்துவர்கள் மலேரியா உள்பட பல்வேறு நோய்களுக்கு இம்மருந்தை பயன்படுத்தி வெற்றி கண்டுள்ளார்கள்.

இங்குள்ளவை மருத்துவ வரலாறு. அதன் முரண்பாட்டைக் கவனியுங்கள்.

- மலேரியாவிற்குக் கிருமிகள்தான் காரணம் என்று கண்டுபிடிக்கப்பட்டது 1864 இல்.

- மலேரியாவை கிருமிகளைப் பற்றிய பயமே இல்லாமல் குணமாக்கும் மருந்து கண்டுபிடிக்கப்பட்டது. 1795 இல்!

ஏற்கனவே மருந்து கண்டுபிடிக்கப்பட்ட ஒரு நோய்க்கு 70 ஆண்டுகளுக்குப் பின்பு ஒரு காரணமும், பின்னர் நேர்மாறான இன்னொரு மருந்தும் கண்டுபிடிக்கப்பட என்ன காரணம்? இது மருத்துவ உலகின் அரசியலாகும். அதற்குள் நாம் போக வேண்டியதில்லை.

மேற்கண்டவற்றிலிருந்து நாம் என்ன அறிகிறோம்? உடலின் அகக் காரணங்களே நோய்க்குக் காரணமாக இருக்கின்றன. புறக்காரணங்களில் உண்மையில்லை.

இன்னொரு விசயத்தை நாம் பார்த்துவிட்டு, கிருமிகள் பற்றிய சான்றுகளுக்குச் செல்வோம்.

தோலில் வெண்மையாக ஏற்படும் வெண்தேமல் நோய் (Leucoderma) பற்றி விஞ்ஞானிகள் ஆராய்ந்தார்கள். அதற்கும் ஒரு கிருமிதான் காரணம் என்று கூறி, அக்கிருமியின் உருவம், இயக்கம் பற்றிய கண்டுபிடிப்புகளை வெளியிட்டார்கள். பின்பு, அக்கிருமிகளைக் கொல்லும் ரசாயனமும் கண்டுபிடிக்கப்பட்டது.

அதைத்தான் 1984 வரை அனைவரும் பயன்படுத்தினர். நோயின் தன்மையில் இந்த ரசாயனம் எந்த மாற்றத்தையும் ஏற்படுத்தவில்லை என்பது முப்பது நாற்பது ஆண்டுகளுக்குப் பின்பு கண்டுபிடிக்கப்பட்டது. 1984 இல் வெண்தேமல் நோய்க்குக் காரணம் கிருமிகள் இல்லை. வைட்டமின் குறைபாடுதான் என்று அறிவிக்கப்பட்டது.

அந்நோய்க்குக் காரணமாகக் கூறப்பட்ட கிருமியைத் தூக்கி எறிந்துவிட்டு, வைட்டமின் மாத்திரைகளை இப்போது பரிந்துரைக்கின்றனர்.

இன்னும், அந்நோய்த்தாக்கத்தில் பெரிய மாறுதல்கள் இல்லை!

14

சான்றோர்களும் சான்றுகளும்!

தமிழில் ஒவ்வொரு சொல்லும் ஆழ்ந்த பொருள் கொண்டது.

சான்று என்பது ஆதாரம் அல்லது சாட்சி. அப்படியானால், சான்றோர் யார்?

சாட்சியளிப்பவர்கள், ஆதாரம் தருபவர்கள் சான்றோர்கள்! எதற்கு ஆதாரம்?

உண்மைக்கு!

இயற்கை விதிகளை, உண்மைகளை உணர்ந்து அவற்றை பிறருக்கு சாட்சியாக நின்று விளக்குபவர்கள் சான்றோர்கள்.

'ஒரு தாய் தன் மகனை ஈன்ற பொழுதைவிட, அவன் சான்றோன் எனக் கேட்கும் போது மகிழ்ச்சியடைவாள்' என்பது திருக்குறள்.

அப்படி மருத்துவ உலகின் உண்மைகளை உணர்ந்து அவற்றின் சாட்சியாய் தாங்களே நின்று விளக்கிய சான்றோர்களை நாம் தெரிந்துகொள்வது அவசியம்.

இன்றைய மருத்துவ விஞ்ஞானத்தின் அடிப்படைக் கொள்கையான கிருமிகள் கோட்பாடு (Infection Theory) பற்றிச் சான்றோர்கள் என்ன சொல்கிறார்கள்?

டாக்டர். ஆண்டனி பீச்சாம்ப் ஒரு ஆய்வின்போது மிக நுண்ணிய உயிர்கள் உடலில் இருப்பதைக் கண்டுபிடித்தார். உடலின் உயிரணுக்களிலிருந்து வேறுபட்ட இவ்வகை நுண்ணுயிர்கள் எப்படி உடலில் தோன்றின? என்று தன் ஆய்வைத் தொடர்ந்தார். இந்த நுண்ணுயிர்களுக்கு மைக்ரோசைம்ஸ் (Microzymas) என்று பெயரிட்டார்.

இதற்குப் பின்பு லூயிஸ் பாஸ்டர் 1864 இல் உடலில் காணப்படும் நுண்ணுயிர்கள் கிருமிகள் என்றும் அக்கிருமிகளே நோய்களைத்

தோற்றுவிக்கின்றன என்றும் கூறினார். இதை நிரூபிக்கும் விதமாக பாரிஸ் வியன்னா பல்கலைக்கழகத்தில் ஒரு ஆய்வை நடத்தினார் பாஸ்டர்.

மாமிசத் துண்டு ஒன்று திறந்த காற்றில் வைக்கப்பட்டது. பல மணி நேரங்களுக்குப் பின்பு அது அழுகி நோயுற்று இருந்தது. அதில் பலவகைக் கிருமிகள் இருப்பதும் கண்டுபிடிக்கப்பட்டது

"நோய்களுக்குக் காரணம் கிருமிகள்! ஒவ்வொரு கிருமியும், ஒவ்வொரு நோயை ஏற்படுத்தும் சக்தி படைத்தது. இக்கிருமிகள் காற்று, நீர் போன்றவை மூலமாக உடலின் உள்ளே புகுகின்றன" என்று லூயிஸ் பாஸ்டர் அறிவித்தார். இதுதான் கிருமிக் கொள்கை எனப்படுகிறது.

முதன் முதலில் கிருமிகளைக் கண்டுபிடித்த டாக்டர். பீச்சாம்ப் இக்கொள்கையை முற்றிலும் நிராகரித்தார். அதே 1864 இல் பாரிஸ் வியன்னா பல்கலைக்கழகத்தில் ஆய்வு ஒன்றை நடத்தினார்.

ஒரு மாமிசத் துண்டை காற்றுப் புகாத கண்ணாடிப் பெட்டியில் வைத்தார். பல மணி நேரங்கள் கழித்து அது அழுகி, நோயுற்று இருந்தது. கிருமிகளும் காணப்பட்டன.

"காற்றின் வழியே கிருமிகள் வருகின்றன என்றால், காற்றே புகாத இந்தப் பெட்டிக்குள் எப்படி கிருமிகள் வந்தன?" என பாஸ்டருக்கு சவால் விடுத்த பீச்சாம்ப், தொடர்ந்த தன் ஆய்வுகளின் முடிவை வெளியிட்டார்.

"உடலில் தேங்கியிருக்கும் கழிவுப் பொருட்களிலிருந்து கிருமிகள் உருவாகின்றன. இக்கிருமிகள் கழிவுகளை உணவாக உட்கொண்டு உடலிற்கு நன்மை செய்கின்றன. ஒரு கட்டத்தில் கழிவுகள் தீர்ந்த நிலையில் கிருமிகள் தானே அழிந்துவிடுகின்றன" என்பதே அவர் வெளியிட்ட முடிவாகும்.

இதே கொள்கைதான் உலகமெங்கும் பின்பற்றப்பட்டுவரும் பாரம்பரிய மருத்துவங்களின் 'லிக்கோ கோட்பாடு' என்று அழைக்கப்படுகிறது.

மேற்கண்ட ஆய்வுகளுக்குப் பின்பும் டாக்டர். பீச்சாம்ப் புதிய புதிய ஆய்வுகள் மூலம் 1869 இல் தன் கருத்துகளுக்கு வலுவூட்டினார்.

கிருமிகள் பற்றி துவங்கப்பட்ட இப்படியான ஆய்வுகள் உலகம் முழுக்கப் பரவின. பெரும்பாலான மக்களால் பின்பற்றப்பட்டு

வந்த ஆங்கில மருத்துவம், இதேகாலத்தில் ஹோமியோபதியின் வருகையால் பெரிதும் பாதிப்பிற்கு உட்பட்டது. ஆங்கில மருத்துவ நிபுணர்கள் கூட்டம் கூட்டமாக டாக்டர். ஹானிமனின் (ஜெர்மனி) ஹோமியோபதி மருத்துவக் கல்லூரியில் சேர்ந்தனர்.

இக்காலகட்டத்தில் லூயிஸ் பாஸ்டரின் கிருமிக் கொள்கை ஆங்கில மருத்துவத்திற்குப் புத்துயிர் ஊட்டியது. இக்கொள்கைக்கு எதிரான எந்த ஒரு கருத்தையும் அக்கால ஆங்கில மருத்துவர்கள்முற்றாகப் புறக்கணித்தனர். என்றாலும், ஆய்வுகளின் முடிவுகள் கிருமிகளுக்கு எதிரானதாகவே இருந்தன.

- *1892 இல் டாக்டர். பெட்டின் காபர் (பவேரியா) கிருமிகளை தன் உணவில் கலந்து உட்கொண்டார். எவ்விதமான பாதிப்புமின்றி, இதே பரிசோதனையை மீண்டும் மீண்டும் பல்கலைக்கழகங்களில் நிகழ்த்திக் காட்டினார்.*
- *டாக்டர். ரேடர்மண்ட் விஸ்கான் அம்மைக் கிருமிகளை அதிக அளவில் ஊசி மூலம் தன் உடலில் ஏற்றிக் கொண்டார். எவ்வித விளைவுகளும் இன்றி ஆய்வில் வெற்றிபெற்றார்.*
- *1916 இல் டாக்டர். ஜான் பி. பிஃரேசர் (கனடா) கழிவுகளிலிருந்துதான் கிருமிகள் உருவாகின்றன என்று நிரூபித்து THE LANCET மருத்துவ இதழில் விளக்கினார்.*
- *1928 இல் டாக்டர். எம். பெட்டோ பேலீ 'கிருமிக் கொள்கையின் பொய்மை' என்று தொடர் உரை நிகழ்த்தினார். தடுப்பூசிக்கு எதிரான இயக்கம்* (Anti Vaccination Leaque) *இக்காலத்தில் வலுவடைந்தது.*
- *டக்ளஸ் ஹ்யூம் 'பீச்சாம்ப் அண்டு பாஸ்டர்' என்ற நூலை வெளியிட்டார்.*

இவ்வாய்வுகளின் நிறைவுத் திருப்பமாக லூயிஸ் பாஸ்டரின் வழிவந்த டாக்டர். கோஜிகோ (பிரான்ஸ்) தடுப்பூசி பற்றிய ஆய்வில் "ஒரு உயிருள்ள உடலில் கிருமிகளுக்கு எதிரான நடவடிக்கை தீவிரமாகவும் வெற்றி பெறும் வகையிலும் உள்ளது" என்று தெரிவித்தார்.

லூயிஸ் பாஸ்டர் தன் மரணப்படுக்கையில் இருந்தபோது "உடல்தான் எல்லாமே. கிருமிகள் ஒன்றுமில்லை" (Tissue is everything. Germ in nothing) என்று தன் ஆய்வுகளுக்கு எதிரான கருத்தை தானே வெளியிட்டார். ஆய்வுகளும் முடிவுகளும் ஒருபுறம் இருக்க, ஆங்கில மருத்துவம் அதன் போக்கில் தொடர்ந்தது.

1929 இல் கிருமிகளைக் கொல்லும் மருந்துகள் கண்டுபிடிக்கப்பட்டது. முதல் உயிர்க்கொல்லி மருந்தை (பென்சிலின்) அலெக்ஸாண்டர் பிளமிங் கண்டுபிடித்தார்.

1908 இல் ராபர்ட் ஹுக் நோய்களையும், கிருமிகளையும் பட்டியலிட்டார். அதே ஆண்டில் வெளிவந்த 'தி லான்செட்' மருத்துவ இதழ் 'ராபர்ட் ஹுக்கின் முன்பின் தொடர்பற்ற இக்கண்டுபிடிப்பு பொருத்தமானதாக இல்லை" என்று விமர்சித்தது.

உயிர்க்கொல்லி மருந்துகள், தடுப்பூசிகள் என வளர்ந்துள்ள கிருமிக் கொள்கை, இன்றுவரையும் சர்ச்சைக்குரியதாகவே இருந்து வருகிறது. நமது பல்கலைக்கழகங்களும் கிருமிக் கொள்கையை ஆங்கில மருத்துவப் பாடமாகவும், கிருமி எதிர்ப்புக் கொள்கையை மாற்று மருத்துவப் பாடமாகவும் நடத்திக் கொண்டிருக்கின்றன.

மன்னராட்சிக் காலத்தில், அரசர் எம்மதத்தைச் சார்ந்து இருக்கிறாரோ அதே மதத்தை மக்களும் சார்ந்திருப்பார்கள். அதேபோல,

இக்காலத்தில் அரசு ஆங்கில மருத்துவத்தை ஆதரித்து முழுமையாகப் பயன்படுத்தி வருவதால், மக்களும் அதனையே பின்பற்றி வருகிறார்கள்.

ஒரு பல்கலைக்கழகம் இருவேறு விதமான கொள்கைகளைக் கற்பித்து வருகிறது. அதை வெறும் பாடமாக பெயரளவில் மாணவர்களும் படித்து வருகிறார்கள். நேரெதிரான இரண்டு விசயங்களில் எது உண்மை என்று ஆய்ந்து உணரும் தன்மை இப்போது குறைந்துவருகிறது.

ஆங்கில மருத்துவம் கிருமிக்கொள்கையை எந்த அளவிற்கு பரப்பிவருகிறதோ, அதே அளவிற்கு உலகம் முழுவதும் எதிர்ப்பும், இருந்துகொண்டே இருக்கிறது.

இப்போது கிருமி என்பது மருத்துவத்தைக் கடந்து வியாபாரமாக்கப்பட்டுவிட்டது.

"வாய் துர்நாற்றம் கிருமிகளால் ஏற்படுகிறது. எனவே கிருமிகளை அழிக்கும் (அதாவது உயிர்களைக் கொல்லும்) எங்கள் பற்பசையைப் பயன்படுத்துங்கள்" என்று கூறுகிறது ஒரு வணிக நிறுவனம்.

"வியர்வை நாற்றமா? காரணம் கிருமிகள், எங்கள் சோப்பைப் பயன்படுத்துங்கள். கிருமிகள் அழியும்" என்று விளம்பரப்படுத்துகிறது இன்னொரு நிறுவனம்.

டாக்டர். ஹென்றி லிண்ட்லார் கூறுகிறார்.

"நோய்கள் இந்தக் கிருமிகளாலேயே ஏற்படுகிறது என்றால் மனித சமுதாயம் முழுமையும் இக்கிருமிகளிடம் உயிர்பிச்சைக்காகக் கையேந்தி நிற்கவேண்டியதுதான்."

இன்றும்கூட, தடுப்பூசி போடப்பட்ட குழந்தைகள் மொத்தமாக இறந்த பின்புதான் அது செய்தியாக வெளிப்பட்டது. தடுப்பூசி அறிமுகப்படுத்தப்பட்ட காலத்திலிருந்து அங்கொன்றும், இங்கொன்றுமாக லட்சக்கணக்கான குழந்தைகள் பாதிப்படைந்துள்ளனர். கிருமிக் கொள்கையிலேயே சந்தேகம் இருக்கும்போது, அவற்றைக் கொல்ல தடுப்பூசிகளைப் பயன்படுத்துவது சரியா?

இது ஒருபுறம் இருக்க, நாம் கிருமிகளைப் பற்றி விளங்கிக் கொள்வோம்.

நாம் உடலின் இயற்கை விதிகளை மீறும்போது, கழிவுகள் உண்டாகின்றன. தேங்கிய கழிவுகள் உள்ளுறுப்புகளின் இயக்கத்தை பாதிக்கின்றன. எதிர்ப்பு சக்தியை மீண்டும் பெற்றபின்பு உடல் தேங்கிய கழிவுகளை வெளியேற்ற முயல்கிறது. நாம் ரசாயன நச்சுப் பொருட்களை உட்கொண்டு கழிவுகளை வெளியேறவிடாமல் பாதுகாக்கிறோம்.

தேக்கமுற்று பெருக்கடையும் கழிவுகளை நேரடியாக வெளியேற்ற முடியாதவாறு, நாம் ரசாயனங்களைக்கொண்டு தடுக்கிறோம்.

அதற்காக, கழிவுகளை உடல் ஏற்றுக் கொள்ளுமா? கழிவுகள் உடலிற்குக் கேடு விளைவிப்பவை. எனவே, உடல் ஒருபோதும் கழிவுகளை உள்ளே வைத்துக்கொள்ளாது.

கழிவுகளை வெளியேற்ற முடியாத நிலையில், உடல் கழிவுகளை நீக்க இன்னொரு வழியைக் கண்டுபிடிக்கிறது. அதுதான் கிருமிகள்!

கழிவுகளிலிருந்தே கிருமிகள் உருவாகின்றன. கழிவுகளையே உட்கொள்கின்றன.

எப்படி கழிவுகளிலிருந்து கிருமி உருவாகும்?

ரோட்டில் ஒரு நாய் செத்துக்கிடக்கிறது. அதன் தசைகள் நாளாக நாளாக அழுகத் தொடங்குகிறது. அழுகிய அந்த தசைகளிலிருந்து புழுக்கள் உருவாகின்றன. புழுக்கள் அதிலேயே உருவாகின்றதா?

அல்லது வெளியிலிருந்து வருகிறதா?

அழுகிய தசையிலிருந்து புழுக்கள் பிறக்கின்றன. அவை அழுகிய தசைகளையே உணவாக உண்கின்றன. ஒன்றிரண்டு நாளில் அழுகிய தசைகள் அனைத்தையும் புழுக்கள் சாப்பிட்டுவிடுகின்றன. அழுகிய தசைக்கழிவுகள் தீர்ந்துபோன நிலையில் புழுக்கள் உணவின்றித் தானே அழிகின்றன.

- இங்கே புழுக்கள் ஏன் உருவாயின?
  - அழுகியவற்றை உண்பதற்கு.
- எங்கிருந்து உருவாயின?
  - அழுகியவற்றிலிருந்தே!
- புழுக்கள் எப்படிக் காணாமல் போயின?
  - கழிவுகள் இல்லாமல் உணவின்றி அழிந்து போயின.

இதேபோல இன்னொரு உதாரணத்தையும் பார்ப்போம். நம் வீடுகளில் மசாலாப் பொடி, மிளகாய்ப்பொடி போன்றவற்றை தனித்தனி டப்பாக்களில் இறுக மூடி வைத்திருப்போம். அந்த மசாலாப் பொருட்களை நீண்ட நாட்களாக பயன்படுத்தாமல், பின்பு அவற்றைத் திறந்து பார்த்தால் எப்படி இருக்கும்?

மசாலாப் பொருட்களில் புழுக்கள் நெளிந்துகொண்டிருக்கும். புழுக்கள் இறுக மூடிய டப்பாவிற்குள் எப்படி வந்தன?

கெட்டுப்போன பொருட்களிலிருந்து புழுக்கள் தானே உருவாகின்றன.

நாம் பொதுவாக புழுக்கள் வந்ததால்தான் பொருட்கள் கெட்டுப்போனதாக நினைத்துக் கொள்கிறோம்.

ஆனால் உண்மை என்ன?

கெட்டுப்போனதால்தான் புழுக்கள் வந்தன.

இதே போன்றுதான் நம் உடலிலும்!

கழிவுகள் அளவுக்கதிகமாகத் தேங்கும்போது, அவற்றிலிருந்து கிருமிகள் உருவாகின்றன.

அக்கழிவுகளையே உணவாக உண்டு பெருகுகின்றன. கழிவுகள் தீர்ந்த நிலையில் கிருமிகள் தானே செத்து மடிகின்றன.

■ அப்படியானால் கிருமிகள் எங்கிருந்து வந்தன? வெளியிலிருந்தா?

- இல்லை. உள்ளிருந்துதான் உருவாகின்றன.

■ உருவான பின்பு என்ன செய்கின்றன?

- கழிவுகளை உண்டு தீர்க்கின்றன.

■ கழிவுகளைத் தீர்ப்பது உடலிற்கு நல்லதா? கெட்டதா?

- மிகவும் நல்லது.

■ அப்படியென்றால் கிருமிகள் உடலிற்குத் தீங்கு விளைவிக்குமா? நன்மை பயக்குமா?

- சந்தேகமில்லாமல், நன்மையை மட்டும்தான் செய்கின்றன.

கிருமிகள் உடலால் உருவாக்கப்பட்டவை. நாம் உடல் ரீதியாகச் செய்த இயற்கை விதிமீறலை சரி செய்வதற்காகத் தோற்றுவிக்கப்பட்டவை.

ரசாயன மருந்துகளால் இக்கிருமிகளைக் கொன்றுவிட்டால் கழிவுகள் என்ன ஆகும்?

கழிவுகள் மேலும் பெருகும். எதிர்ப்பு சக்தி மீண்டும் சமநிலைப்படும் போது மீண்டும் கிருமிகள் உருவாகும்.

ஒரு தேங்கிய சாக்கடை இருக்கிறது. அதைச் சுற்றி ஏராளமான கொசுக்களும் இருக்கின்றன.

இந்தக் கொசுக்களை விரட்ட நாம் என்ன செய்யலாம்?

1. கொசு மருந்து அடித்துக் கொசுக்களைக் கொல்லலாம். (ஆனாலும், கழிவுகள் (சாக்கடை தேக்கம்) இருக்கும்வரை மீண்டும் கொசுக்கள் வரும்.)

2. சாக்கடையைச் சுத்தப்படுத்தலாம்.

... இரண்டில் எது சரி?

அங்கே கொசுக்கள் பெருகக் காரணமே தேங்கிய சாக்கடைதான்! சாக்கடை கொசுக்களின் தாய். கொசுக்களை மீண்டும் மீண்டும்

அழிப்பது வீணான வேலை. சாக்கடையைச் சுத்தப்படுத்தினால் கொசுக்கள் தானே போய்விடும்.

இதேபோல, கிருமி உருவாகக் காரணம் கழிவுகள்! நாம் கிருமிகள்தான் கழிவுகளை ஏற்படுத்துவதாக நினைத்துக் கொண்டிருக்கிறோம். கழிவுகளை நீக்கினால் கிருமிகள் அழிந்து போகும். கிருமிகளை மட்டும் நீக்கினால், கழிவுகள் அப்படியே தான் இருக்கும்.

கிருமிகள் மீண்டும் உருவாகும்.

அப்படியானால்... கிருமிகள் பொய்யா?

இல்லை. கிருமிகள் இருப்பது உண்மைதான். ஆனால் அவற்றால் நோய் ஏற்படுவதுமில்லை, பரவுவதுமில்லை.

உலகம் முழுவதும் கடவுள் பயத்தை விட, கிருமி பயம் தானே அதிகமாக இருக்கிறது?.

இன்று-

உலக மக்களை அச்சுறுத்திக் கொண்டிருக்கும் நோய்கள் அனைத்தும் கிருமிகளைக் கொண்டு கட்டமைக்கப்படுகிறது.

உதாரணமாக எய்ட்ஸ் (AIDS).

இந்நோய் ஏற்படக் காரணம் என்று கூறப்படும் கிருமி H.I.V (Human Immunodeficency Virus). எய்ட்ஸைப் பற்றி உலகத்தைப் பயமுறுத்தத் துவங்கிய அரசாங்கங்களைப் பார்த்து 1990 களில் கருத்துத் தெரிவித்தார் ஒரு அறிஞர்.

யார் அவர்?

சுவிஸ் செஞ்சிலுவைச் சங்க ரத்த வங்கியின் இயக்குநரும், பெர்ன் பல்கலைக்கழகத்தின் நோய் எதிர்ப்பாற்றல் துறையின் சிறப்புப் பேராசிரியருமான டாக்டர். ஆல்ப்ரெட் ஹாஸ்ஸிக்.

என்ன கூறுகிறார்?

“எய்ட்ஸ் உயிர்க்கொல்லி நோய் என்று பிரச்சாரம் செய்வதை ஒழிக்க வேண்டும்.”

- சண்டே டைம்ஸ், லண்டன் (3. 4. 1994).

உலகத்தின் சிறந்த மருத்துவ அறிவியலாளர்கள் சிலரின் கருத்துகளையும் நாம் தெரிந்து கொள்வோம்.

கலிபோர்னியா பல்கலைக்கழகத்தின் மரபணுக்கள் துறை பேராசிரியர் டாக்டர். ஹாரி ரூபின் கூறுகிறார்.

"எய்ட்ஸுக்குக் காரணம் HIV கிருமிதான் என்பதை நிரூபிக்க முடியவில்லை."

- சண்டே டைம்ஸ், லண்டன் (3. 4. 1994).

இன்னும், மரபணு உயிரியல் துறையைச் சேர்ந்த பேராசிரியர் ஹார்வி பியாலி கூறுகிறார்.

"HIV என்பவை மிகச் சாதாரண கிருமிகள். விஞ்ஞானிகள் கூறும் அசாதாரணமான விளைவுகள் HIV கிருமிகளால் ஏற்படுவது சாத்தியமே இல்லை."

- ஸ்பின், ஜூன் 1992.

1980 ஆம் வருட மருத்துவ ரசாயனத்துறை ஆராய்ச்சிக்காக நோபல் பரிசு பெற்றவரும் மரபணுத்துறை பேராசிரியருமான டாக்டர். வால்டர் கில்பர்ட் கூறுவதையும் கேட்போம்.

"எய்ட்ஸ் நோய்க்கு HIV வைரஸ் காரணமல்ல. மற்ற ஏதேனும் காரணங்களால் எய்ட்ஸ் வந்தாலும் ஆச்சரியப்படுவதற்கில்லை."

- ஆம்னி, ஜூன் 1993.

பல்வேறு மருத்துவ அறிஞர்களின் கருத்துகள் எய்ட்ஸைப் பற்றிய உண்மைகளைப் புரியவைக்கின்றன. இவற்றைவிட HIV என்ற கிருமியை முதன்முதலில் கண்டுபிடித்த பாரிஸ் பாஸ்டர் கல்லூரியின் கிருமியியல் துறை பேராசிரியர் டாக்டர். லுக்மோன்பிக்னியர் (Dr. Luc Monfagnier) கூறுவதைக் கேட்டால் இந்த விசயம் நிறைவடையும்.

"HIV எய்ட்ஸுக்குக் காரணமல்ல. இதைப்பற்றிய ஆராய்ச்சியாளர்களின் கட்டுரைகளில் எக்கச்சக்கமான குளறுபடிகளும், பித்தலாட்டங்களும் உள்ளன."

- மியாமி ஹெரால்டு, (23. 12. 1990).

எந்த விசயம் வணிக ரீதியாகவும், அரசியல் ரீதியாகவும் லாபத்தைத்

தருமோ, அந்தக் கருத்துக்கள் மட்டுமே மக்களுக்குப் பரப்பப்படுகின்றன. ஆனால், உண்மை என்பது எப்போதும் இருந்துகொண்டிருக்கும்.

தேடலும் சிந்தனையும் உள்ளவர்கள் உண்மைகளைக் கண்டுணர்வார்கள்.

உடலில் தோன்றும் எந்தவித நோயாக இருந்தாலும் கழிவுகளின் தேக்கமே காரணமாக உள்ளது.

உடலில் கழிவுகள் உருவாக அடிப்படைக் காரணம், நம்முடைய இயற்கை விதிமீறல் மட்டும்தான். கிருமிகளைப் போலவே கூறப்படும் புறக்காரணங்கள் அனைத்தும் பொய்யானவை.

நாம் இப்படி புறக்காரணங்களின் பின்னால் ஆராய்ச்சி செய்து கொண்டு சென்றால், எக்காலத்திலும் நோய்கள் தீராது.

ஒரு பொருளை வீட்டிற்குள் மறந்து வைத்துவிடுகிறோம். வெளியே தேடத்துவங்குகிறோம்.

இத்தேடல் எப்போது முடியும்?

வெளியெல்லாம் தேடிவிட்டு வீடு திரும்பும்போது!

அப்படித்தான் நம் புறக்காரணங்களும். உடலிற்கு வெளியே நாம் தேடும் காரணங்களில் உண்மையில்லை. எனவே வீடு திரும்புகிறோம்.

நம் உடல் விதிமீறலை நாம் உணர்ந்து கொண்டாலே, கழிவுகள் தேக்கத்திலிருந்து உடலைக் காக்க முடியும்!

15

அமிர்தமே நஞ்சு!

உருளைக் கிழங்கு சாப்பிட்டால் வாயுத் தொந்தரவு.

தக்காளி சாப்பிட்டால் சிறுநீரகக் கல் உருவாகும்.

மண்ணுக்குக் கீழே விளைபவைகளைச் சாப்பிட்டால் சர்க்கரை கூடும்.

... இப்படிப் பட்டியல் போடுவதற்கு நம்மிடம் நிறைய உணவு வகைகளும் நோய்ப் பெயர்களும் உண்டு.

இவையெல்லாம் உண்மைதானா?

'இந்த உணவுகளைச் சாப்பிட்டால் இந்த நோய் உருவாகும்' என்று கூறுவது சரியானதாக இருந்தால்-

உலகில் உருளைக் கிழங்கு சாப்பிட்டவர்களுக்கு எல்லாம் வாயுத் தொந்தரவு வந்திருக்க வேண்டுமே?

அப்படி வருவதில்லை. நூற்றில் ஒன்றிரண்டு பேருக்குத்தான் இப்படி நேருகிறது.

நோய் உணவிலிருந்தால் சாப்பிட்ட அனைவருக்கும் ஏற்பட்டிருக்கும்.

விஷப் பொருளை யார் சாப்பிட்டாலும் இறப்புதான். அதேபோல நோய்க்குக் காரணமென்று கூறப்படும் பொருளை யார் சாப்பிட்டாலும் நோய் ஏற்படவேண்டும் அல்லவா?

எந்த ஓர் உணவுப்பொருளிலும் தொந்தரவு ஏற்படுத்தும் தன்மை இல்லை. உணவுதான் உடலின் தேவை.

அப்படியானால் தொந்தரவு ஏன் ஏற்படுகிறது? யாருக்கு உள்ளுறுப்புகள் பலவீனமடைந்து உள்ளதோ, அவருக்கு உணவுப் பொருளைச் சாப்பிடும்போது அதனைச் சீரணிக்காமல் வெளியேற்ற முயல்கிறது உடல். ஒருவருக்கு வயிற்றில் (Stomach) கழிவுகள்

தேங்கி, இயக்கக் குறைபாடு ஏற்பட்டுள்ளது. அவர் பசி ஏற்படாத நிலையில் கிழங்கு வகை உணவைச் சாப்பிடுகிறார். இப்போது உடல் என்ன செய்யும்? அதை உடனே வெளியேற்றிவிட்டு, இயக்கக் குறைபாட்டைச் சீராக்கவே முயலும்.

கிழங்கை அரைத்துக் கழிவாக வெளியேற்றிக் கொண்டிருக்கும் அதேவேளையில், காற்றுக் கழிவாகவும் மாற்றி வெளியேற்ற முயல்கிறது உடல். ஏனெனில், இவ்வுணவை வெளியேற்றிய பின்புதான் சீராக்கும் வேலையைத் தொடர முடியும். எனவே அவ்வுணவை எவ்வளவு சீக்கிரம் வெளியேற்ற முடியுமோ அவ்வளவு விரைவாக உடல் வெளியேற்றும்.

இங்கே பசியற்று நீங்கள் சாப்பிட்டதால் வாயு உருவானதா? அல்லது கிழங்கைச் சாப்பிட்டதால் உருவானதா?

வாயு உருவானதற்கு கிழங்கு காரணமா? அல்லது செரிமான உறுப்பின் இயக்கக் குறைவு காரணமா?

நாம் எப்போதும் புறக்காரணங்களை நம்புபவர்களாக இருக்கிறோம்.

ஒருவர் கல்லில் இடித்துக் காயமடைகிறார். அவரை 'எப்படி ஏற்பட்டது?' என்று கேட்டால், 'கல் இடித்துவிட்டது' என்று கூறுவார்.

நாம் கல்லை இடித்தோமா? கல் நம்மை இடித்ததா?

நாம் நமக்குள் இருக்கும் காரணத்தைவிட, புறக்காரணங்களையே வெளிப்படுத்துகிறோம்.

எந்த உணவுப்பொருளும் நோய் ஏற்படக் காரணமாக அமையாது.

அப்படியானால் நோய் ஏற்பட என்ன காரணம்?

உணவு முறைதான்.

உணவு முறை என்பது உணவுகள் அல்ல. எந்த வகை உணவானாலும் அதை எப்போது உண்கிறோம் என்பதுதான் உணவு முறை.

■ எப்போது உண்ணலாம்?

"பசித்துப் புசி" என்கிறது பழமொழி.

பசிக்கும் போது உண்ணலாம்.

■ எப்படி உண்ண வேண்டும்?

"நொறுங்கத் தின்றால் நூறு வயது" என்கிறது பழமொழி.

நொறுங்கத் தின்பது செரிமானத்தை எளிதாக்கும். சிறிய சிறிய கவளங்களாக உணவை வாயிலிடும்போதே, நன்றாக மென்று விழுங்க வேண்டும். ஏனென்றால் இரைப்பையில் உணவைக் கூழாக்கவோ, நொறுக்கவோ முடியாது. இரைப்பைக்கு பற்கள் கிடையாதுதானே?

உணவின் ருசி மாறும் அளவிற்கு இயல்பாக மென்று விழுங்கினால், அடுத்தடுத்த செரிமான இயக்கங்கள் மிக வேகமாக, எளிதாக நடைபெற வழிவகுக்கும். மெல்லுதல் என்பது மிகச் சாதாரணமான விசயம் அல்ல.

அதற்காக மெல்லுகிறோம் என்ற பெயரில் நிமிடக்கணக்கு வைத்து மென்று உணவருந்துவதை உடற்பயிற்சியாக மாற்றிவிடவும் கூடாது. பிடித்த உணவை, கவனத்தோடு உண்ணும்போது இயல்பாகவே மெல்லுதல் சரியாக நடக்கும்.

வாயில் நீங்கள் மென்று சுவைக்கும் அந்த உணவின் தன்மை இரைப்பைக்கு அறிவிக்கப்படுகிறது. மிக எளிதான மென்மையான உணவை நீங்கள் மென்று கொண்டிருக்கும் போதே, இரைப்பையில் அந்த எளிதான உணவைச் செரிக்கத் தேவையான அமிலம் தயாராகிறது.

நீங்கள் உண்ணும் ஒரு உணவை மென்று கொண்டிருக்கும் போது, கடின உணவைச் செரிக்கும் தன்மையுடன் இரைப்பை தயாராகிறது.

நீங்கள் உண்ணும் உணவின் தன்மையை இரைப்பை அறிந்து கொள்ள வேண்டுமானால், வாயில் மெல்ல வேண்டும். அப்போதுதான், உணவின் தன்மைக்கேற்ற செரிமானம் தயாராகிறது.

ஒரு தேங்காயைச் செரிக்கும் தன்மை கொண்ட அமிலம், ஒரு ஆரஞ்சுப் பழத்தை செரிக்கத் தேவையில்லை. அமிலத்தின் சிதைக்கும் தன்மை அதிகமாக இருக்கும்போது இரைப்பை பாதிப்படையும்.

அதேபோல, ஒரு ஆரஞ்சுப் பழத்தைச் சீரணிக்க நீர்த்த அமிலமே (Diluted Acid) போதுமானது. ஆக, உணவின் தன்மையை இரைப்பை அறிந்தால் மட்டுமே சீரான ஜீரணம் சாத்தியம். அதற்கு நொறுங்கத் தின்பது மட்டும்தான் வழி.

■ எதையெல்லாம் உண்ணலாம்?

உணவில் பாகுபாடு கிடையாது. எதை நீங்கள் விரும்புகிறீர்களோ அதை உண்ணலாம்.

சைவம், அசைவம் என்ற பிரிவினைகள் உடலிற்குக் கிடையாது.

பசிக்கும்போது நீங்கள் உண்ணும் உணவு எதுவாக இருந்தாலும் அதனை செரித்து ஆற்றலைப் பிரித்தெடுப்பதுதான் உடலின் வேலை.

உணவுப் பொருட்கள் எதையுமே உடல் நிராகரிப்பதில்லை.

எப்போது உண்பது, எப்படி உண்பது, எதை உண்பது என்பவற்றை விட முக்கியமான கேள்வி ஒன்று உண்டு. அதுதான் எவ்வளவு உண்பது? என்பதாகும்.

- பசிக்கும் போது
- இயல்பாக மென்று
- உங்களுக்குப் பிடித்த உணவை

உண்ண வேண்டும். எவ்வளவு உண்ண வேண்டும்? உணவை நாம் எதற்காக உண்கிறோம்? உடலின் பசிக்காக! அந்தப் பசியின் அளவுதான் நீங்கள் உண்ணும் உணவின் அளவையும் தீர்மானிக்கும்.

பழமொழி இதைப் பற்றி ஏதாவது சொல்கிறதா?

"பசியோடு அமர்ந்து பசியோடு எழுங்கள்"

நாம் உண்ணும் உணவு பசியை முழுதாகப் போக்கக்கூடாது. வயிறு முட்ட, கனமான உணர்வு வரும் வரை உண்ணக்கூடாது.

வயிறு கனமாகும் முன்பே, பசி மிதமாக மாறும். 'போதும்!' என்ற உணர்வும் மேலோங்கும். நாம் சாப்பிட்டுக் கொண்டிருக்கும் உணவின் சுவை மெதுவாக குறையத் தொடங்கும். இதுவே பசியாறுதலாகும். இது நாம் சாப்பிடுவதை நிறுத்த வேண்டிய நேரம். நாம் உண்ட உணவு உடலின் சக்திக் குறைவை நீக்கிப் புத்துணர்ச்சி பெற போதுமானதாகும். இந்த அளவை நாம் மீறும் போது வயிறு கனமாகி, புத்துணர்ச்சிக்குப் பதிலாக சோர்வும், சுனக்கமும் ஏற்படும்.

அளவை மீறிய இவ்வுணவு உடலிற்குத் தேவையற்றதும், கஷ்டம் தருவதுமாகும்.

உணவைச் சாப்பிடுவது பசியிருக்கும்போது, அளவாக இருக்க வேண்டும். இந்த உணவுமுறை முறைப்படுத்தப்பட்டால் கழிவுகள் புதிதாகத் தேங்காது. ஏற்கனவே தேக்கமடைந்த கழிவுகளை உடல் வெளியேற்றத் துணையாகவும் இருக்கும்.

அளவுக்கு மீறினால் அமிர்தமும் நஞ்சு!

16

தாகமும் பசியும் தேவையைப் பொறுத்து!

உணவுமுறை ஒழுங்குபடுத்தப்பட்டால், உடல் கழிவுகள் தேங்குவதிலிருந்து விடுபட முடியும். தேங்குவது நின்றுவிட்டால் ஏற்கனவே தேக்கமுற்ற கழிவுகள் வெளியேறத் துவங்கும். கழிவுகளற்ற உடல் பூரண ஆரோக்கியமாகும்.

உடல் தன் பசியையும், தாகத்தையும் அழகான முறையில் அறிவிக்கிறது. அதன் தேவைக்கேற்ப நாம் துணை நிற்போமானால் நம் ஆற்றல் தேவைக்கு உடல் துணை நிற்கும்.

பசித்த பின்பு, அளவான உணவை மென்று உண்ண வேண்டும் என்பதை அறிந்தோம். சாப்பிடும்போது தண்ணீர் அருந்துவது சரியானதா?

நீங்கள் உண்ணும் உணவிற்கேற்ப, இரைப்பையின் செரிக்கும் அமிலம் செறிவானதாக இருக்கும்.

ஒரு அமிலத்தை அதன் செறிவைக் குறைக்க வேதியியல் கூடங்களில் என்ன செய்வார்கள்? அமிலத்தோடு தண்ணீர் கலப்பார்கள். தண்ணீரோடு சேர்ந்த அமிலம் (Diluted Acid) நீர்த்து செறிவு குறைந்து போகும்.

அப்படியானால், நாம் உண்ணும் உணவின் தன்மைக்கேற்ப இரைப்பையில் தயாராகும் அமிலத்தின் செறிவும் இருக்குமல்லவா? அப்படித் தயாரான செறிவான அமிலத்தின் மீது நாம் தண்ணீரை ஊற்றுகிறோம். நீர்த்துப்போன அமிலத்தால் நாம் உண்ணும் உணவை முழுமையாக சீரணிக்க முடியாது.

சாப்பிடும்போது தண்ணீர் குடிப்பது தவறானது. அதுவும் பசி மட்டும் இருக்கிறது. தாகம் எடுப்பதில்லை. ஏனென்றால், பசி இருக்கும்போது தாகமும், தாகம் இருக்கும்போது பசியும் பெரும்பாலோருக்கு இருக்காது.

ஆனால் சில நேரம் பசியோடு, தாகம் இருப்பதாகத் தோன்றகிறதா?

அது வெறும் தாகமாகத்தான் இருக்கும். அப்போது போதுமான அளவு தண்ணீரைக் குடித்தோமானால் தாகமும், பசியும் காணாமல் போகும்.

உணவை நன்றாக மென்று சாப்பிடும்போது போதுமான உமிழ்நீர் வாயிலிலேயே சுரக்கிறது. எனவே தண்ணீர் தேவை இருக்காது.

அதேநேரம் நாம் அதிகமான மசாலாப் பொருள் கலந்த உணவைச் சாப்பிடும்போது தண்ணீர் தாகம் ஏற்படலாம். அந்த நேரத்தில் குறைவான அளவு தண்ணீரைச் சாப்பிடும் இடைவேளையில் குடிக்கலாம்.

ஆனால், சாதாரணமாக நாம் சாப்பிடும்போது தேவையில்லாமல் தண்ணீர் அருந்துவது உடலின் செரிமானத்தைப் பாதிக்கும். சாப்பிட்டு முடித்து, சிறிது நேரம் கழித்து இரைப்பை ஜீரணம் முடியும் நிலையில் தாகம் ஏற்படும். இப்போது தண்ணீர் குடிப்பதுதான் செரிமானத்திற்கு உதவியாக இருக்கும்.

நாம் இயல்பாகவே பசியை உணர்ந்து சாப்பிடுவதில்லை. அப்படி பசியில்லாதபோது உணவை நன்றாக மெல்லாமல் அப்படியே விழுங்கிக்கொண்டு தண்ணீரையும் குடிக்கிறோம்.

இதில் எத்தனை தவறுகள் ஏற்படுகின்றன?

1. பசியற்ற நிலையில் உண்ணுவது
2. அளவில்லாமல் உண்ணுவது
3. அரைக்காமல் விழுங்குவது
4. தாகமற்று உணவோடு தண்ணீர் குடிப்பது
5. சாப்பிட்ட பின்பு வயிறுமுட்ட மீண்டும் தண்ணீர் குடிப்பது.

இப்படித் தொடர்ந்து உடலை நாம் துன்புறுத்திக் கொண்டிருந்தால் உடல் நம்மைத் துன்புறுத்தத் துவங்கும். நாம் உணரும் வரை!

உணவு சாப்பிடும் முதல் நிலையில் துவங்கும் செரிமானம் நாம் சாப்பிட்டு முடித்த பின்பும் தொடர்கிறது.

நாம் உணவுண்ட பிறகு நன்றாக வாயைக் கொப்பளித்துத் துப்புகிறோம். இதுவும் தேவையற்ற ஒன்று. உடலின் உள்ளே நடக்கும் ஜீரணம்

நிறைவடையும் முன்பு, வாயில் தேவையான உமிழ்நீர் மீண்டும் சுரக்கிறது. இந்த உமிழ்நீர் காரத்தன்மை (Alkaline) வாய்ந்ததாக இருக்கும். ஏனெனில், நாம் சாப்பிட்ட உணவின் துகள்களை மீண்டும் சுரக்கும் உமிழ்நீர் அடித்துக்கொண்டு போய் இரைப்பையில் சேர்க்கிறது. நம் வாயில் உணவு உண்ணும் போது விடப்பட்ட துகள்கள் காரத்தன்மை மிகுந்த உமிழ்நீரால் செரிக்கப்படுகின்றன. இந்த நேரத்தில் வாய் கொப்பளிப்பது தேவையற்றதுதானே?

எப்போது கொப்பளிக்கலாம்?

சாப்பிட்டு முடிந்து சில மணிநேரம் கழித்து வாயில் சுவையுணர்வு மறைந்து, பிசுபிசுப்பு தோன்றும்போது கொப்பளிக்கலாம். இதேபோல் நாம் சாப்பிடாமல் இருக்கும்போது, வாயில் எப்போதெல்லாம் பிசுபிசுப்புத் தோன்றுகிறதோ அப்போதெல்லாம் கொப்பளிக்கலாம். இது செரிமானத்திற்கு மேலும் துணைபுரியும்.

தாகத்தில் நாம் தெரிந்துகொள்ள வேண்டியது இன்னொன்று உண்டு.

தாகம் என்பது உடலின் தண்ணீர்த் தேவை. இதற்குத் தண்ணீரைத் தவிர எதுவும் இணையாகாது. குளிர்பானங்கள், காபி, டீ போன்றவை உணவு வகையைச் சேர்ந்தவை. அவை திரவ வடிவில் இருப்பதால் அவற்றை நாம் தாகம் தணிக்கப் பயன்படுத்துகிறோம்.

தண்ணீர் எந்தச் சுவையுமற்றது. மற்ற குளிர்பானங்கள் போன்றவை சுவை ஏற்றப்பட்டது. இவைகள் உணவாக மட்டுமே உடலிற்குப் பயன்படுமேயன்றி, எந்நிலையிலும் தாகத்திற்குப் பயனளிக்காது.

தாகத்தைத் தண்ணீர் மட்டும்தான் நிறைவு செய்யும். மற்றவை தணிக்கத்தான் செய்யும். நிறைவு செய்யாது.

அதேபோல, தண்ணீரில் இப்போது பலவகை உண்டு. சாதாரணத் தண்ணீர், காய்ச்சப்பட்ட தண்ணீர், சுத்திகரிக்கப்பட்ட தண்ணீர், மினரல்ஸ் சேர்க்கப்பட்ட தண்ணீர், சுவை கூட்டப்பட்டு நிறம் நீக்கப்பட்ட (Bleaching) தண்ணீர்!

இவற்றில் எது உடலிற்கு ஏற்றது?

நாம் தூய்மையானது என்று நம்பிக்கொண்டிருக்கும் ஒரு சத்தூட்டப்பட்ட தண்ணீரை (Packaged Bleached, Ozonised, Mineral water) ஒரு செடிக்கு ஊற்றி வாருங்கள். சாதாரண குடிநீரை இன்னொரு செடிக்கு ஊற்றுங்கள்.

சில நாட்களிலேயே தெரிந்துவிடும். நாம் பாதுகாப்பானது என்று கருதும் எந்த ஒரு தண்ணீரும் செடியை வளர்க்காது. மாறாக குறுகவும், கருகவும் செய்யும்!

ஏனெனில் செடிக்குத் தெரியும் 'எது உயிருள்ள தண்ணீர் என்று!'

நாம் சாதாரணத் தண்ணீரை ஒரு பாத்திரத்தில் ஊற்றி வைத்திருந்தால் சில நாட்களில் அதில் புழு, பூச்சிகள் உண்டாகும்.

அதேநேரம் ஒரு பாத்திரத்தில் சுத்திகரிக்கப்பட்ட தண்ணீரை ஊற்றி வைத்தால் எத்தனை மாதமானாலும் அப்படியே இருக்கும்.

இதில் என்ன தெரிகிறது?

புழு, பூச்சி கூட வாழத் தகுதியற்றது நாம் பயன்படுத்தும் சுத்திகரிக்கப்பட்ட தண்ணீர்!

சுவை கூட்டப்பட்ட தூய்மையாக்கப்பட்ட தண்ணீரில் உயிர்ச்சத்து அழிக்கப்படுகிறது. உயிர்ச்சத்து இல்லாத தண்ணீரை பூச்சி, புழு, செடி போன்ற உயிர்கள் மறுக்கின்றன.

நாம் மட்டும் பயன்படுத்துகிறோம்.

விஞ்ஞான ரீதியாகவே தண்ணீரின் வேதி வாய்ப்பாடு என்ன? H2O.

அப்படியென்றால், ஹைட்ரஜன் இரண்டு பங்கும், ஆக்ஸிஜன் ஒரு பங்கும் இணைந்தது தண்ணீர். ஆக்ஸிஜனைத் தமிழில் பிராண சக்தி (உயிர்வளி) என்று அழைப்பார்கள்.

பிராண சக்தி நிறைந்த தண்ணீரை நாம் காய்ச்சும்போது ஆக்ஸிஜன் பங்கு குறைகிறது. அதாவது, உயிர்ச்சக்தி குறைகிறது.

வெறுமனே காய்ச்சும்போதே தண்ணீரின் உயிர்ச்சக்தி குறைகிறது. இன்னும் தண்ணீரைத் தூய்மைப்படுத்த வெண்மையாக்கும் வேதிப் பொருள் (Bleaching Chemical) அதாவது சோப்பில் உள்ள ரசாயனம் பயன்படுத்தப்படுகிறது. பின்பு, (மினரல்ஸ்) சத்தூட்டப்பட்டு (?) நமக்கு அளிக்கப்படுகிறது. இதில் உயிர்ச்சக்தி எந்த அளவிற்கு இருக்கும்?

உயிர்ச்சக்தியற்ற செத்த தண்ணீரைத்தான் நாமும் குடித்து நம் குழந்தைகளுக்கும் கொடுக்கிறோம்.

நாம் ஏன் தண்ணீரைக் கொதிக்க வைக்கிறோம்?

1. கிருமி பயம்
2. அசுத்தம்

கிருமிகளால் நோய் பரவுவதில்லை என்பதையும், வெளியிலிருந்து தனக்குத் தீங்கு விளைவிக்கின்ற எதையும் உடல் தனக்குள் அனுமதிக்காது என்பதையும் நாம் முன்பே அறிந்துள்ளோம்.

கிருமியைக் காரணமாகச் சொல்லி வணிக நிறுவனங்கள் தங்கள் விற்பனையைப் பெருக்கிக் கொள்கிறார்கள்.

அப்படியென்றால் அசுத்தமாக இருக்கும் தண்ணீரை என்ன செய்வது? அரசாங்கம் தன் பங்கிற்கு தண்ணீர்த் தொட்டிகளில் குளோரின் (கிருமி நாசினி, பிளீச்சிங் பவுடர்) கொட்டுகிறார்களே?

குளோரின் திறந்தவெளிக் காற்றுப்படும்போது ஆவியாய்ப் போகும். அல்லது மண் பாத்திரங்களில் தண்ணீரை ஊற்றி வைத்தால் தூசுகளோடு, தேவையற்ற குளோரினையும் ஈர்த்து சுத்தமாக்கும்.

அதோடு, உயிர்ச்சத்தின் அளவையும் கூடுதலாக்கும் தன்மையும் மண்பானைகளுக்கு உண்டு.

அல்லது தண்ணீரிலுள்ள தூசுகளை ஈர்க்க தற்போதுள்ள சாதாரண வடிகட்டி (Filter)களைப் பயன்படுத்தலாம்.

அனைத்தையும் விட, மண்பானைத் தண்ணீர் ஆரோக்கியத்திற்கு உகந்தது. உடலின் தாகத் தேவையை பூர்த்தியாக்கும்.

17

பால் - உணவா?

நாம் உடலையும் அதன் தேவைகளையும் உணர்ந்து வருகிறோம். கழிவுகளின் தேக்கத்தையும் அதன் வெளியேற்றத்தையும் நாம் நோய் என்று எண்ணிக்கொண்டிருக்கிறோம்.

இப்போது நோய் என்பதே இல்லை என்பதை உணர்ந்திருக்கிறோம். கழிவுகள் உடலில் தேங்காமல் இருப்பதற்கு என்ன செய்யவேண்டும் என்பதையும், தேங்கிய கழிவுகளை வெளியேற்ற முயலும் உடலிற்கு எவ்வாறு துணை நிற்கவேண்டும் என்பதையும் அறிந்துள்ளோம்.

அவ்வகையில், உடலில் கழிவுகள் தேங்குவதற்கான காரணங்களை அறிந்து, அதனைக் களைந்து வருகிறோம். உணவுமுறையில் நாம் எப்படியான தவறுகளைச் செய்கிறோம் என்பதைப் பார்த்தோம்.

நாம் உணவுப் பொருட்கள் பட்டியலில் உணவல்லாத பிறவற்றையும் வைத்திருக்கிறோம். அதுவும் பிரதான உணவாக!.

குழந்தைகள் முதல் முதியவர் வரை பயன்படுத்தும் தடையற்ற உணவாக நாம் பாலை வைத்திருக்கிறோம். இது உணவுதானா? ஆம், உணவுதான்!

யாருக்கு உணவு? யாருக்காக அது உருவாகிறதோ, அதற்கான உணவு.

ஒரு குழந்தை பிறந்தவுடன் தாயிடமிருந்து தாய்ப்பால் உருவாகிறது. இது குழந்தைக்கு மட்டுமேயான உணவு. இதற்கும் அளவு இருக்கிறதா? கண்டிப்பாக இருக்கிறது. குழந்தைக்குப் பல் முளைக்கும் வரை தாய்ப்பால் அவசியம். அதற்குப் பின்பு திட உணவுகளைப் படிப்படியாக அதிகரித்துத் தாய்ப்பாலை குறைத்துக்கொள்ள வேண்டும்.

ஒரு கன்றுக்குட்டி, பிறந்தவுடன் பசுவிடமிருந்து பசும்பால் உருவாகிறது. இது கன்றுக்கு மட்டுமேயான உணவு.

கன்றுக்குட்டியின் பிரத்யேகமான உணவை, நாம் பிடுங்கிக் கொண்டு, நம் குழந்தைகளுக்குக் கொடுக்கிறோம். நாமும் பருகி வருகிறோம்.

பால் சாப்பிடுவதால் என்ன பிரச்சனை வந்துவிடப் போகிறது.?

பால் சாப்பிடுவது பற்றி விஞ்ஞானிகள் என்ன கூறுகிறார்கள்?

நாம் மருத்துவ அறிவியல் ரீதியாக விளங்கிக் கொள்வதற்கு முன்னால் விஞ்ஞான அணுகுமுறையைக் கவனிப்போம்.

பசும்பாலின் செரிமானத்திற்குப் பின் எஞ்சும் பொருளாக கேஸினோஜன் (Casinogen) என்ற சவ்வுப்பொருள் இருக்கிறது. இந்த சவ்வுப்பொருளை ஜீரணிக்கும் ஆற்றல் மனித உடலிற்குக் கிடையாது என்று கூறுகின்றனர் விஞ்ஞானிகள்.

கேஸினை ஜீரணிக்கும் சக்தி யாருக்கு இருக்கிறது? அது கன்றுக்குட்டிகளுக்கு மட்டுமே இருக்கிறதாம்.

எனவே, கன்றுகளின் உணவை நாம் பிடுங்கிக் குடிப்பது நம் உடலிற்குத் தீங்கு விளைவிக்கும்.

அது மட்டுமல்ல. ஒரு டம்ளர் பசும்பாலின் சத்துகள் நான்கு முழுச் சாப்பாட்டின் (Full meals) சத்துகளுக்கு இணையானது. நாம் பசியில்லா நேரத்தில் முழுச் சாப்பாடு ஒன்றையும் விழுங்கி விட்டு, ஒரு டம்ளர் பாலையும் குடிக்கிறோம். உடலின் செரிமான இயக்கத்தை அப்படியே ஸ்தம்பிக்கச் செய்ய இதைவிட சிறந்த வழி உண்டா?

குறிப்பாக, இரவு நேரத்தில் உடல் தன்னைத்தானே சரிசெய்து கொள்ளும் நேரத்தில் பாலை நாம் அருந்துகிறோம். உடலின் ஒட்டுமொத்த செரிமான சக்தியும் பாலை ஜீரணிக்க அரும்பாடு படுகிறது. எஞ்சிய சவ்வுப் பொருளான கேஸினை குடல் பகுதியிலேயே விட்டுவிட்டுப் போகிறது செரிமான சக்தி. இது உடலுக்கும் குடலுக்கும் மந்தத்தன்மையை ஏற்படுத்துகிறது. வயிற்றுப் பகுதியின் பலமான தசைகளோடு, மந்தத்தன்மையுள்ள தொங்கு சதைகளும் கூட ஆரம்பிக்கின்றன. என்றும் கரையாத தொந்தியோடு நம் உடல் பெருக்கிறது. அன்றாட செரிமானத்தையும் மந்தத்திற்குத் தள்ளும் பால் சிறந்த உணவா?

குழந்தைகள் தாய்ப்பால் பருகும்வரை ஆரோக்கியமாகவும், சுறுசுறுப்பாகவும் ஒல்லியாகவும் இருப்பார்கள். இதுதான் குழந்தைகளின் இயல்பு.

நாம் தாய்ப்பாலை நிறுத்திவிட்டு, பசும்பால் கொடுக்கும்போது என்ன நிகழ்கிறது?

குழந்தை படிப்படியாக பசியை இழக்க ஆரம்பிக்கிறது. குழந்தையின் பசியற்ற நிலையை நாம் அறியாமல், தொடர்ந்து பசும்பாலைப் புகட்டுகிறோம். இன்னும் பசும்பாலோடு விதவிதமான ரசாயன பானங்களை (Horlicks, Boost, Bonvita) கலந்து கொடுக்கிறோம்.

குழந்தை கொஞ்சம் கொஞ்சமாக எடை கூடுகிறது. உடலில் கழிவுகளின் தேக்கம் உடலை எடைகூடச் செய்கிறது. முன்பிருந்த சுறுசுறுப்போ, வேகமோ காணாமல் போய் குழந்தை மந்தமாக மாறுகிறது. துறுதுறுப்பாக இருந்த குழந்தையை நாம் மந்தமாக்கவே விரும்புகிறோம். ஏனெனில் புறத்தோற்றம் 'கொழு கொழு' என்று இருக்க வேண்டுமென்பது நம் ஆசையாக இருக்கிறது.

'கொழு கொழு' குழந்தை ஆரோக்கியமான குழந்தை அல்ல. சுறுசுறுப்பான குழந்தையே ஆரோக்கியமானது.

சரி, பாலைப் பற்றி அறிந்துகொள்ள அறிவியல் ரீதியாகச் சிந்திப்போம்.

நம் உடலில் உள்ள சர்க்கரைகளில் இரண்டு வகை உள்ளது. ஒன்று நம் உணவிலிருந்து உடல் திசுக்களுக்குத் தரப்படும் குளுக்கோஸ் (Glucose). இரண்டு திசுக்களின் தேவை போக எஞ்சியுள்ள குளுக்கோஸை செறிவூட்டப்பட்டதாக மாற்றி கல்லீரலில் சேமித்துவைக்கப்படும் கிளைக்கோஜன் (Glycogen). குளுக்கோஸ் என்பது சாதாரணமான தினசரித் தேவைக்குப் பயன்படுவது. கிளைக்கோஜன் என்பது செறிவூட்டப்பட்ட, சக்தி அடர்த்தியாக்கப்பட்ட குளுக்கோஸ் ஆகும்.

உடல் கிளைக்கோஜனை சாதாரண நிலையில் பயன்படுத்துவது இல்லை. சாதாரண குளுக்கோஸை விட இது பன்மடங்கு ஆற்றல் கொண்டதாகும்.

இதேபோன்று, பாலிலும் பல வகை உள்ளது. குழந்தைகளுக்கான தாய்ப்பால் எளிய உணவாகும். இது ஜீரணத்திற்கும் கழிவு வெளியேற்றத்திற்கும் எளிமையானது. பிறந்து சில மாதங்களே ஆகும் குழந்தையின் உள்ளுறுப்புகளின் தன்மைக்கேற்ப தாய்ப்பால் உள்ளது.

ஆனால், பசும்பால்..?

கன்றுக்குட்டியின் செரிமானத் தன்மை, வளர்ச்சி வேகம் போன்றவற்றைப் பொறுத்துப் பசும்பால் செறிவானதாக அமைந்துள்ளது.

தாய்ப்பாலை விட, பசும்பால் பலமடங்கு செறிவான ஆற்றலுள்ள பொருளாகும்.

தாய்ப்பாலை கன்றுக்குக் கொடுத்தால், அதன் வளர்ச்சியில் குறைபாடு தோன்றும். பசும்பாலை குழந்தைக்குக் கொடுத்தால் அதன் வளர்ச்சி முறையற்றதாக அதிகரிக்கும்.

தாய்ப்பாலை விட பசும்பால் ஆற்றல்வாய்ந்தது என்றால் நல்ல உணவுதானே?

இல்லை. அளவுக்கு மீறிய அனைத்துமே நஞ்சுதான்.

பாம்பு விஷம் ஏறிய மனிதன் இறந்து போகிறான் அல்லவா? பாம்பு விஷத்தில் அப்படி என்ன விஷப் பொருள் இருக்கிறது? விஷப் பொருள் ஒன்றுமில்லை. முழுக்க முழுக்க புரதம் (Protein) தான்.

புரதம் உடலுக்கு நல்லது என்றுதானே கூறுகிறார்கள்? ஆம், புரதம் நல்லதுதான். உடலின் தேவைக்கு அளவாக இருக்கும் வரை!

முழு உடலே ஸ்தம்பிக்கும் அளவுக்குப் புரதம் உடலிற்குக் கொடுக்கப்பட்டால் என்ன ஆகும்? உள்ளே வந்த புரதத்தைப் பயன்படுத்த முடியாமல் கல்லீரல் செயலிழக்கும். இரத்தம் மூலமாக சிறுநீரகத்திற்குப் புரதம் வரும்போது இரு சிறுநீரகங்களும் செயலிழந்து போகிறது.

அளவுக்கு மீறினால் அமிர்தமும் நஞ்சு!

சாதாரணப் புரதம் - செறிவான புரதம். இரண்டில் எது விஷமாக மாறுகிறது. இதுபோலவே எந்த ஒரு உணவுப் பொருளும் அளவை மீறும்போது விஷமாக மாறும்தானே?

பாலை நாம் எதற்காக அதிகம் குடிக்கிறோம்? அதில் கால்சியம் (Calcium) என்ற சத்துப்பொருள் இருப்பதாக நம்பி பயன்படுத்துகிறோம்.

குழந்தைக்குத் தேவையான கால்சியம் மற்றும் பிற உயிர்ச்சத்து நிறைந்த உணவுதான் தாய்ப்பால். தாய்ப்பாலை மட்டுமே பருகி வரும் குழந்தைகள் மிக அழகான முறையில் வளர்ச்சி பெறுகிறார்கள்.

- ஒரு குழந்தைக்கு எப்போது பல் முளைக்கிறது? ஒன்பது முதல் பதிமூன்று மாதங்களில் பல் முளைக்கிறது.

■ ஒரு பெண் குழந்தை எப்போது பருவமடைகிறது? பதிமூன்று வயதுக்கு மேல் பூப்பெய்துகிறது.

சரியான பருவத்தில் பல்முளைக்கவும், பருவமடையவும் இன்னும் வாழ்க்கை முழுவதற்குமான சக்தியை தன்னுள் அடக்கியதாக தாய்ப்பால் இருக்கிறது.

அதேபோல கன்றுக்குட்டிக்குப் பல் எப்போது முளைக்கிறது? பிறக்கும்போதே! பசுங்கன்று பருவமடைந்து எப்போது பால் கொடுக்கும்? ஒரே வருடத்தில்! கன்றின் வேகமான வளர்ச்சிக்கான சத்துகளை பசும்பால் கொண்டுள்ளது.

விரைவாக பல் வளரவும் பருவமடையவும் பயன்படும் செறிவான பசும்பாலை, நம் குழந்தைகளுக்குக் கொடுத்தோமானால்?

இன்று அதன் விளைவுகளைப் பார்த்துக் கொண்டிருக்கிறோம்.

உலகம் முழுவதும் பெண் குழந்தைகள் சிறிய வயதிலேயே பருவமடைகிறார்கள். எலும்புகளின் வளர்ச்சி வேகமடைந்து மிக உயரமாகவும், அல்லது வளர்ச்சி குன்றி குட்டையாகவும் காணப்படுகிறார்கள். கால் எலும்பு வளர்ந்து திருகி நடக்க முடியாதவர்களாகவும் குழந்தைகள் வளர்கின்றன. நடுத்தர வயதினருக்கு மூட்டுவலியும் எலும்புத் தேய்மானமும் (எலும்பைச் சூழ்ந்துள்ள சவ்வும், தசையும் தொய்வு அடைவதை எலும்புத் தேய்மானம் என்கிறார்கள்.) முதுகுத்தண்டு வலியும் ஏற்படுகின்றன.

இன்னும் நோய்களின் பட்டியல் நீண்டுகொண்டே இருக்கும்.

பாம்பு விஷத்தை (செறிவான புரதத்தை) எப்படி சாதாரண புரதமாகப் பயன்படுத்த முடியாதோ, அதுபோலவே செறிவான பசும்பாலை நாமும் பயன்படுத்த முடியாது.

இங்கு பசும்பால் என்று நாம் அறிந்து கொண்டிருப்பது கிராமப்புறங்களில் வீடுகளில் வளர்த்து அதிலிருந்து கிடைக்கும் பாலைத்தான்.

இன்று நகர்ப்புறங்களில் பால் வியாபாரத்திற்காக உருவாகியுள்ள பால்பண்ணைகளிலிருந்து கிடைக்கும் பாலையும் பாக்கெட்டில் விற்கப்படும் பாலையும் 'பசும்பால்' எனக் குறிப்பிட முடியாது.

பண்ணைகளில் வளர்க்கப்படும் பசுமாடுகள் எந்த அளவிற்குப் பால் தருமோ அந்த அளவிற்கு லாபம் கூடும். இந்தப் பால்பண்ணைகள்

லாபத்திற்காக உள்ளனவா? அல்லது மக்கள் சேவைக்காக உள்ளனவா?

சந்தேகமே இல்லாமல் லாப நோக்கம்தான். அப்படியானால் பாலை அதிகப்படுத்துவது ஒன்றுதான் லாபடைய ஒரே வழி. பசுக்களிடமிருந்து பாலை அதிகமாகப் பிரித்தெடுக்க ஆக்ஸிடோசின் (Accidosin) என்ற ரசாயன ஊசி பண்ணைகளில் பயன்படுத்தப்படுகிறது. இந்த ஊசியானது இயற்கைக்கு மாறாக பசுவிடமிருந்து பாலை வலுக்கட்டாயமாகப் பிரித்தெடுக்கப் பயன்படுகிறது.

இப்படிப் பிரித்தெடுக்கப்படும் பாலில் ஆக்ஸிடோசின் ரசாயனத்தின் பாதிப்புகள் காணப்படுகின்றன. இந்தப் பால் பல்வேறு பாதிப்புகளை ஏற்படுத்தும் என்று அரசின் ஆய்வுக்கூடங்கள் தெரிவிக்கின்றன. எனவே, ஆக்ஸிடோசின் பயன்படுத்துவதை அரசு தடை செய்திருக்கிறது. என்றாலும் சாதாரண பசும்பாலை விட, இந்த 'ஆக்ஸிடோசின்' பால் இன்னும் ஆபத்தானது.

அப்புறம்... பாக்கெட் பால்.

இதைப்பற்றி இணையதளம், நாளிதழ்கள், குறுந்தகவல்கள் என்று தினசரி கேள்விப்பட்டுக்கொண்டேயிருக்கிறோம். பாக்கெட் பாலில் அதன் கெட்டித் தன்மையை அதிகரிக்க மாவுப் பொருட்களையும், பிறவற்றையும் கலக்கிறார்கள். இன்னும், பாலில் உள்ள சத்துகள் போதாதாம். கால்சியம், மினரல்ஸ்... என்று பலவித ரசாயனங்களையும் சேர்க்கிறார்கள். நீண்ட நாட்களாக இருப்பில் (Stock) வைத்து விற்க வேண்டியுள்ள பாக்கெட் பாலில் கெடாமல் இருப்பதற்கான ரசாயனங்களும் (Preservatives) சேர்க்கப்படுகின்றன.

சாதாரண பசும்பாலையே நாம் நிராகரிக்க வேண்டிய அவசியம் உள்ளபோது, வணிக ரீதியான பண்ணைப் பாலையும், ரசாயன பாக்கெட் பாலையும் என்ன செய்யலாம்?

நிச்சயமாக இவற்றைத் தவிர்ப்பது ஒன்றுதான் ஆரோக்கியத்திற்கு உகந்ததாகும்.

இன்றைய நவீன காலத்தில் பாலுக்கு மாற்றாக பால்பவுடரைப் பயன்படுத்துகிறார்கள். இதிலும் எண்ணற்ற ரசாயனங்கள் உள்ளன.

இந்தியா உள்ளிட்ட பல்வேறு உலக நாடுகளில் பால் பவுடரைத் தயாரித்து விற்பனை செய்யும் கம்பெனிகள் உள்ளன. அவற்றின் தயாரிப்புகளை வாங்கிப் பயன்படுத்திய நூற்றுக்கணக்கான குழந்தைகள் சீனாவில் சிறுநீரக பாதிப்பை அடைந்துள்ளன.

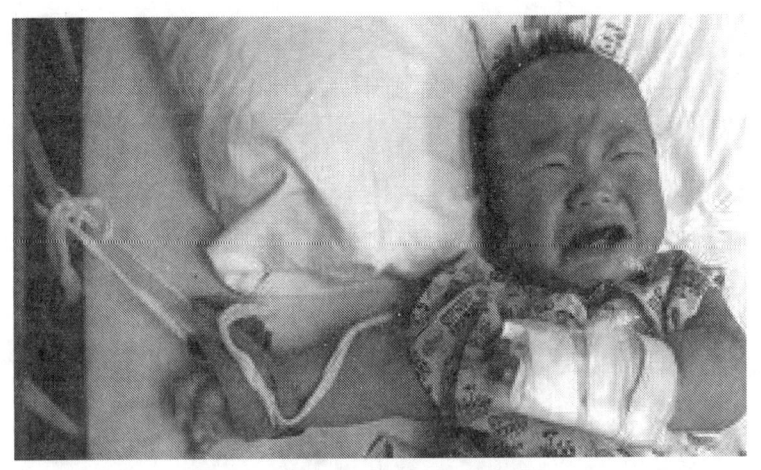

பால் பவுடரால் பாதிக்கப்பட்ட குழந்தையும் நிரம்பி வழியும் மருத்துவமனைகளும்.

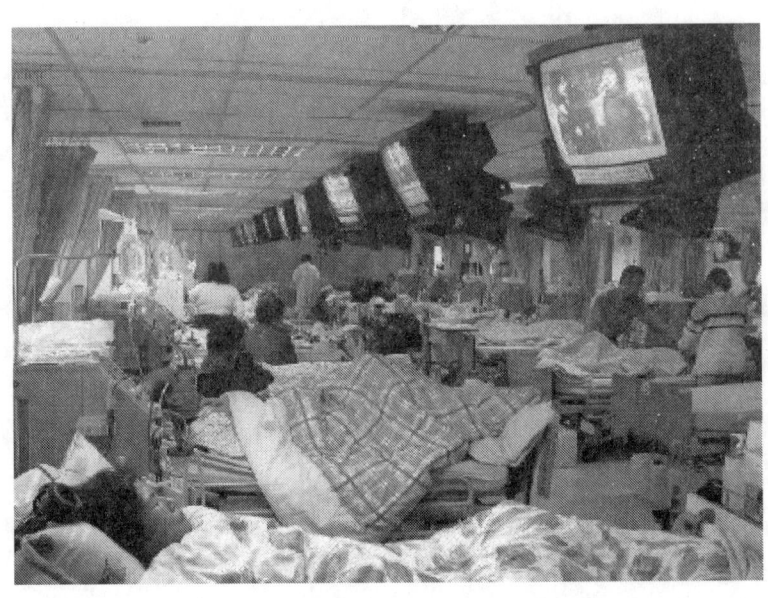

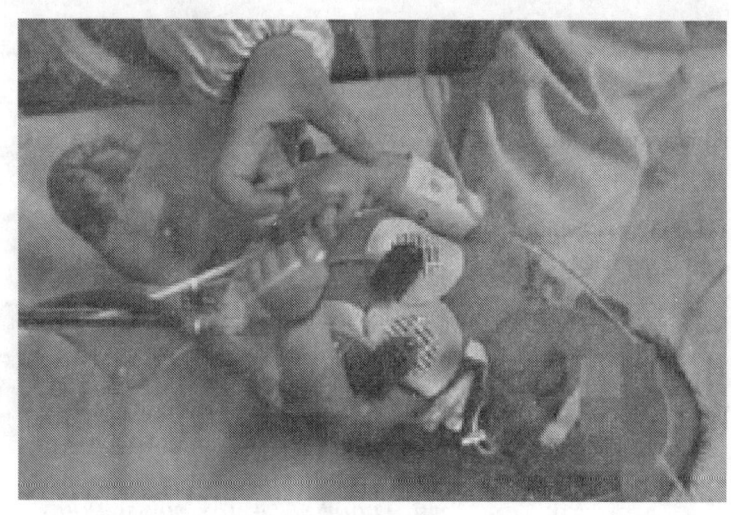

சிறுநீரகம் செயலிழந்த குழந்தையும்,
டயாலிஸிஸ் செய்யப்படும் பாதிக்கப்பட்டவர்களும்

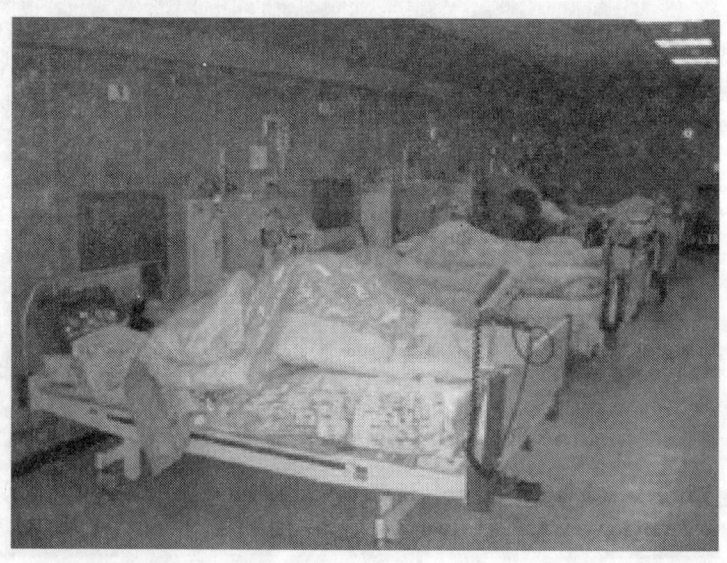

பாதிப்பு என்றால் சாதாரண நிலை அல்ல. அத்தனை குழந்தைகளுக்கும் சிறுநீரக செயற்கை சுத்திகரிப்பு (Dialisis), சிறுநீரக மாற்று அறுவை (Transplantation) செய்யும் அளவிற்கு!

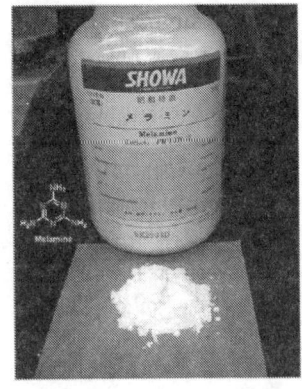

பாதிப்பை ஏற்படுத்திய பால்பவுடர் பாக்கெட்டுகளை சீன அரசு தடை செய்துள்ளது. இந்தப் பாக்கெட்டுகளில் சிறுநீரகத்தைச் சீர்குலைக்கும் மெலமைன் என்ற ரசாயனம் அதிக அளவில் உள்ளதாகக் கண்டறியப்பட்டுள்ளது.

பால் பவுடரால் மட்டுமல்ல. பலவகையான சத்துமாவு (Energy Powders) களிலும் (செரிலாக் போன்ற...) ஆரோக்கியத்தை சீர்கெடுக்கும் ரசாயனங்கள் உள்ளன.

1980 களில் உலகப் புகழ்பெற்ற ஒரு நிறுவனம் பாகிஸ்தான் உள்ளிட்ட நாடுகளில் தடைசெய்யப்பட்டிருந்தது. பின்பு ஏற்பட்ட உலகமயமாக்கல் சூழலில் அதேநிறுவனம் தன் தயாரிப்புகளை இந்தியா உள்ளிட்ட பல்வேறு நாடுகளில் பரப்பியுள்ளது.

நாம் நம் குழந்தைகளை 'சிறப்பு கவனிப்பு' என்ற பெயரில் எதுவும் செய்யாமல் இருந்தாலே போதும். நாம் உண்ணும் தினசரி உணவுகளே குழந்தைகளுக்கும் போதுமானது.

குழந்தைகளுடைய உணவு முறையில், அவர்கள் இயல்பில் நாம் குறுக்கிடாமல் இருப்பதே அவர்களுடைய ஆரோக்கியத்திற்கு நாம் செய்யும் உதவியாகும்.

18

நஞ்சில்லா உணவு?

"கேரள மாநிலத்தில் முந்திரிக் காடுகளில் பூச்சிக்கொல்லி மருந்து ஹெலிகாப்டர் மூலம் தெளிக்கப்பட்டது. அடுத்த சில ஆண்டுகளில் அருகிலுள்ள ஊர்களில் பல குழந்தைகள் ஊனமாகப் பிறந்தன. பூச்சிமருந்து தெளிக்கப்பட்டு வளர்ந்த முந்திரிகளைக் கூட அப்பகுதி மக்கள் சாப்பிடவில்லை. முந்திரிக்காடுகளில் அவர்கள் வேலை செய்யவுமில்லை. நாம் சாதாரணமாகப் பயன்படுத்தும் பூச்சிக்கொல்லிகள் காற்றிலும், நீரிலும் பரவி விஷத்தன்மையை உருவாக்குகின்றன.

இதே போன்ற நஞ்சை நம் நாட்டில் ஆண்டுதோறும் ஆயிரம் லட்சம் கிலோ அளவில் நமது பயிரிலும், நிலத்திலும், நீரிலும் காற்றிலும் கலந்துகொண்டே இருக்கிறோம்."

- என்று கூறுகிறார் இயற்கை வேளாண் விஞ்ஞானி டாக்டர். கோ. நம்மாழ்வார். (உழவுக்கும் உண்டு வரலாறு, விகடன் பிரசுரம்.)

கடலியல் விஞ்ஞானியான ரெய்ச்சல் கார்சன் (Rachel Carson) 1962 இல் 'மௌன வசந்தம்' (Silent spring) என்ற உலகப் புகழ் பெற்ற நூலை எழுதினார். அதிலிருந்து சில வரிகள்...

"அமெரிக்காவின் மிகப்பிரசித்தி பெற்ற ராபின் பறவை பனிக்காலத்தில் இங்கிலாந்து போன்ற நாடுகளுக்குச் சென்றுவிடும். வசந்தகாலம் பிறக்கும் போதுதான் நாடு திரும்பும். இந்த ராபின் பறவை இனம் படிப்படியாகக் காணாமல் போக ஆரம்பித்தது.

1956 ஆம் ஆண்டில் இங்கிலாந்து நாட்டின் சாலையோர மரங்களில் உள்ள இலைகளை ஒருவித வண்டுகள் தின்று அழித்தன. அந்த வண்டுகளை அழிக்க ஹெலிகாப்டர் மூலம் பூச்சிக்கொல்லிகள் தெளிக்கப்பட்டது. வண்டுகள் செத்துப் போயின. அந்த மரத்திலிருந்து நஞ்சு படிந்த இலைகள் உதிர்ந்து, அதைத் தின்ற மண்புழுக்கள் இறந்தன. மண்புழுக்களைத் தின்ற ராபின் பறவைகளும், நீரில்

விழுந்த நஞ்சால் மீன்களும் செத்துப்போயின.

கொடுமை இத்தோடு முடியவில்லை. அந்த மண்புழுக்களை உண்ட பறவைகள் கூடு கட்டவில்லை. சற்றுக் குறைவான மண்புழுவை உண்ட பறவைகள் கூடுகட்டின. ஆனால் முட்டையிடவில்லை. இருந்த சில முட்டைகளில் 13 நாட்களில் குஞ்சு பொறிக்க வேண்டும். ஆனால் 21 நாட்களுக்குப் பின்பும் முட்டையில் எந்த மாறுதலுமில்லை.

பூச்சிக்கொல்லி மருந்துகள், குறிப்பிட்ட பூச்சிகளைப் பூண்டோடு அழிப்பதுடன், அவை பிற உயிரினங்களின் உயிரணுவையும் அழித்து மலடாக்குகிறது என்று அப்போது கண்டறிந்தனர்."

அமெரிக்காவின் தேசியப்பறவையான வழுக்கைத்தலை கழுகும், மெல்லமெல்ல அழிந்து வருவது உள்ளிட்ட பல விசயங்களை இந்நூலில் எழுதி உலகையே அதிரவைத்தார் ரெய்ச்சல் கார்சன்.

டாக்டர். நம்மாழ்வாரும் ரெய்ச்சல் கார்சனும் ரசாயனங்களை வேளாண்மையில் பயன்படுத்துவதால் ஏற்படும் பாதிப்புகளைக் கூறியுள்ளார்கள்.

நவீன விஞ்ஞானம் கூறும் விவசாயம் உயிரற்றது. அதன் ஆராய்ச்சிகள் உயிரற்ற பொருட்களை வைத்துச் செய்யப்படுகின்றன. இன்றைய விஞ்ஞானப்பூர்வமான விவசாயம் எப்படி இருக்கிறது?

இதோ டாக்டர். நம்மாழ்வாரின் பட்டியல்:

1. இந்த நூறு ஆண்டுகளில் ஒரே ஒரு காட்டுப் பயிரைக் கூட வளர்ப்புச் செடியாக்கவில்லை.

2. இயற்கை வாழ்க்கையாக இருந்த விவசாயம், இப்போது ஆலைத் தொழிலாக (Agri Factory) மாறியுள்ளது.

3. உதாரணமாக 1906 ஆம் ஆண்டு பிரான்ஸ் நாட்டில் 3600 ஆப்பிள் ரகங்கள் இருந்தன. 1986 ஆம் ஆண்டு 10 ரகங்கள் மட்டுமே இருந்தன. இப்போது..?

4. அதேபோல பிரான்ஸ் உழவர்கள் ஒன்பது வகை கோதுமையை விளைவித்தார்கள். இன்று இரண்டு ரகங்கள் மட்டுமே உள்ளன.

5. நமது பாரம்பரியம் அழியும்போது பயிர் ரகங்கள் மட்டும் அழியவில்லை. பயிர் இனமே அழிந்துவருகிறது.

"ரசாயன உரங்களுக்குத் தாக்குப்பிடிக்காத நல்ல பயிர் ரகங்கள் அழிக்கப்பட்டுவிட்டன. இனி... ஆலைகள் பன்முகமாகும். ரசாயனங்கள் பன்முகமாகும். மனித வாழ்வில் மட்டும் பன்முகம் என்பது காணாமல் போகும்."

- பிரான்ஸ் நாட்டு மண்ணியல் அறிஞர். பூரிங்கோ.

... இது விஞ்ஞானம் வேளாண்மையில் புகுந்ததால் ஏற்பட்ட விளைவு. நமது பாரம்பரியம் அறிவியல்பூர்வமானது. உயிருள்ளது. இன்றைய விஞ்ஞானம் பொருளடிப்படையில் ஆனது. உயிரற்றது.

ஒரு சாதாரண ரசாயனத்தை மண்ணில் போடுவதற்கே இப்படியான விளைவுகள் ஏற்படுகின்றன. அனைத்தையும் உட்கிரகிக்கும் மண்ணிற்கே இந்த விளைவுகள் ஏற்படுகின்றன என்றால், மனிதனின் உடலிற்குள் நாம் கேள்விக் கணக்கின்றி போடுகிற ரசாயன மாத்திரைகளால் எப்படி விளைவுகள் ஏற்படும்? 'பசுமைப் புரட்சி'யில் ஏற்பட்ட ரசாயன உரங்களுக்கு எதிரான விழிப்புணர்வு இப்போது வளர்ந்திருக்கிறது. ஆனால், மனித உடலிற்குள் செலுத்தப்படும் ரசாயனங்கள், உயிர்க்கொல்லிகளைப் பற்றி நாம் அறிவதில்லை.

ரசாயனங்களை உட்கொள்வதற்கு நாம் எந்தக் கேள்வியையும் கேட்பதில்லை. ஆனால், நல்ல உணவுகளை சந்தேகப்படுகிறோம். எது நல்ல உணவு என்பதை அறிவதற்கு எது தீங்கான உணவு என்பதை அறிய வேண்டும்.

சாதாரண உணவுகளில் பிரிவினையே கிடையாது. உணவுப் பொருட்களில் சத்து விகிதங்கள் வைட்டமின், மினரல்ஸ், கலோரி... என்று நிறையக் கூறுவார்கள். நாம் உண்ணும் உணவு எதுவானாலும் உடலிற்கு எது தேவையோ அவ்வகையான சத்துப் பொருளாக உடல் மாற்றிக்கொள்ளும்.

உதாரணமாக 100 கலோரி உள்ள ஓர் உணவை இருவர் ஒரே நேரத்தில் சாப்பிடுகின்றனர். ஒருவருக்கு 90 கலோரி தேவையும் இன்னொருவருக்கு 20 கலோரி தேவையும் இருக்கிறது. நாம் சத்துள்ள உணவு என்று 100 கலோரி உணவைச் சாப்பிடுகிறோம்.

உடல் 100 கலோரியையும் அந்த உணவிலிருந்து பெற்றுக்கொள்ளுமா? எந்த உடலிற்கு எவ்வளவு சத்து தேவையோ, அந்த அளவிற்கு மட்டுமே உணவிலிருந்து பெற்றுக்கொள்ளும்.

உடல், தனக்குத் தேவையானதை மட்டுமே எப்போதும் ஏற்றுக்

கொள்கிறது. அதுதவிர, இந்தக் 'கலோரி' என்பது உடலுக்கு வெளியில் உயிரற்ற இயந்திரத்தின் வேதிமாற்ற அடிப்படையிலான கணக்கு. இந்தப் புறக்கணக்குகள் உயிருள்ள மனித உடலில் செல்லுபடியாவதில்லை.

அதேபோன்றுதான் வைட்டமின்கள்.

உடலிற்கு எந்த வகையான சத்து தேவை என்பதை நாம் டெஸ்டுகள் மூலம் அறியலாம். ஆனால், தேவையைப் பூர்த்தி செய்ய அதேவிதமான பொருளை உடலிற்குக் கொடுக்க முடியாது.

ஒரு நபருக்கு கால்சியம் சத்துக் குறைவினால் எலும்புகள் வளர்ச்சியடையவில்லை என்று வைத்துக்கொள்வோம். அந்தக் கால்சியத்தை யார் உற்பத்தி செய்தால் குறைபாடு நிறைவடையும்? உடலே உற்பத்தி செய்யும் சத்துகளையே உடல் ஏற்கும். உடலிற்கு வெளியே நாம் தயாரித்த சத்துகளை உடல் எப்போதுமே நிராகரிக்கும்.

இதை இன்னும் எளிமையாகப் புரிந்து கொள்வோம். 1959 ஆம் ஆண்டில் ஆராய்ச்சியாளர் லூயி கேர்வரான் சில பரிசோதனைகளை மேற்கொண்டார்.

பிரான்ஸ் நாட்டு கிராமப்புறங்களில் வளரும் கோழிகள் பற்றி ஆராய்ந்தார் கேர்வரான். கோழியின் இறகுகளிலும், அதன் கழிவுகளிலும், முட்டைகளிலும் கால்சியம் (Calcium) கூடுதலாகக் காணப்பட்டது. இவ்வளவு கால்சியம் கோழிக்கு எங்கிருந்து கிடைத்தது? என்பதை ஆராய்ந்தார்.

பாறைத்துகள்கள், மைக்கா போன்றவை மிகுந்த அந்த கிராமங்களில் கோழிக்குக் கொடுக்கப்பட்ட உணவு ஓட்ஸ் தானியம் மட்டும்தான். கோழியின் தினசரி உணவை ஆய்வு செய்து பார்த்தார் கேர்வரான். அதில் கால்சியம் மிகக் குறைவாகவே இருந்தது. ஆனாலும், அந்த உணவைத் தின்று கோழியின் உடல் அதற்குத் தேவையான கால்சியத்தைத் தானே உற்பத்தி செய்துகொள்வதை உணர்ந்தார்.

அதேபோல, பசுவின் பாலில் கால்சியம் உள்ளது. ஆனால் பசு உண்ணும் புல்லில் கால்சியம் இல்லை. மக்னீசியம் மட்டுமே உள்ளது. ஒரு உயிருள்ள உடலின் உள்ளே நடைபெறும் வேதிமாற்றம் உடலுக்குத் தேவையானதைத் தருகிறது.

கேர்வரான் தன் கண்டுபிடிப்பை எடுத்துக் கூறினார். 'கண்ணால் கண்டதை மட்டுமே நம்புவோம்' என்றனர் விஞ்ஞானிகள். தான் கண்டுணர்ந்த அறிவியலை, விஞ்ஞானிகளுக்குப் புரியுமாறு சோதனை

மூலம் விளக்கினார்.

நான்கு எலிகளைப் பிடித்து அவற்றின் முன்னங்கால்களை ஒடித்தார் கேர்வரான். நான்கு எலிகளுக்கும் எக்ஸ்ரே எடுக்கப்பட்டது. பின்பு, இரண்டு எலிகளுக்குக் கால்சியம் மருந்தையும், இரண்டு எலிகளுக்குப் புல்லும், காய்கறிகளும் கொடுத்தார். இரண்டு வாரம் கழித்து எலிகளுக்கு எக்ஸ்ரே எடுக்கப்பட்டது.

காய்கறிகள் தின்ற இரண்டு எலிகளுக்கும் கால் எலும்பு வளர்ந்து, ஒட்டி குணமாகியிருந்தது. கால்சியம் சாப்பிட்ட எலிகளுக்கு லேசாக எலும்பு வளர்ந்திருந்ததே தவிர, ஒட்டி குணமாகவில்லை.

"உயிர்களின் செயல்பாட்டில் ஒன்று மற்றொன்றாக மாறுகிறது" என்ற தன் கருத்தை மெய்ப்பித்தார் லூயி கேர்வரான் [C.L.Kervaran Biologicl Transmutation (1973)].

இதிலிருந்து நாம் என்ன தெரிந்துகொள்கிறோம்? நம் உடலிற்கு என்ன விதமான சத்துப்பொருள் தேவையோ அதை உடலே தயாரித்துக்கொள்கிறது. அதுவும், தேவையான சத்துப்பொருள் கொண்ட உணவு இல்லாமலேயே!.

அப்படியானால் கால்சியம் தேவையானால் உடல் எதிலிருந்தாவது எடுத்துக்கொள்ளும். நம் உணவில் கால்சியம் கொடுப்பது வீண்வேலை.

இன்னொரு அடிப்படையான விசயமும் இருக்கிறது. இந்த வைட்டமின்கள் எந்த இடத்தில் தயாராகின்றன? நாம் சாப்பிட்ட உணவு பற்களால் அரைக்கப்பட்டு நம் உமிழ்நீருடன் வினைபுரிவது முதல் மாற்றம். இதில் வைட்டமின்கள் தோன்றுவதில்லை. அரைக்கப்பட்ட உணவு இரைப்பையில் அமில நொதிகளுடன் வினைபுரிகிறது. இது இரண்டாவது மாற்றம். இங்கும் வைட்டமின்கள் தோன்றுவதில்லை. இரைப்பையிலிருந்து சிறுகுடலுக்குச் செல்லும் உணவுக் கூழுடன் சிறுகுடல் நொதிகளுடன், பித்தப்பை நீருடன்... என்ற இன்னும் பல வேதிவினைகள் நடைபெறுகின்றன. செரிமானத்தின் இறுதிப்பகுதியில் சிறுகுடலின் கடைசியில் வைட்டமின்கள் தோன்றுகின்றன. அவை குடலுறிஞ்சிகளால் உறிஞ்சப்பட்டு ரத்தத்தில் கலக்கின்றன.

ஒரு வைட்டமின் தோன்றுவதற்கு எத்தனை உயிர் வேதிவினைகள் தேவை?

1. உமிழ்நீர் என்ஸைம்

2. இரைப்பை அமிலம்

3. கணைய நீர்

4. சிறுகுடல் நொதிகள்

5. பித்தநீர்

... இப்படிப் பல வேதி மாற்றங்களே உணவை வைட்டமின்களாக மாற்றுகின்றன. அதுவும் உடலின் தேவையைப் பொறுத்து!.

இப்போது நாம் நேரடியாக வைட்டமின்களை சாப்பிட்டால் என்ன ஆகும்?

வைட்டமின்கள் உமிழ்நீருடன் வினைபுரியும்போது வைட்டமின்களாகவே இருக்குமா? அல்லது உருமாறுமா? வேதிவினை என்பதே உருமாற்றம்தான். நாம் உண்ணும் வைட்டமின்கள் உடலின் பல நிலைகளில் வேதிமாற்றங்களுக்கு உட்பட்டு உருமாறுகின்றன. செரிமானத்தின் இறுதிப்பகுதியில் வைட்டமின்கள் சத்துகளாக இருக்க முடியாது. ஒருவேளை நுண்ணோக்கிகளின் கண்களுக்கு வைட்டமின் போன்ற உருவத்தைக்கொண்டதாக இருந்தாலும், தன்மையில் வேறொன்றாக இருக்கும். கேர்வரானின் சோதனைப்படி எந்த வகையான சத்து தேவையோ, அதேவகையை உணவாகக் கொடுக்கக்கூடாது.

அப்படியானால் நாம் உண்ணும் உணவில் என்ன வகையான சத்து இருக்கிறது என்பது நம்முடைய கவலைக்குரியது இல்லை. அதை உடல் கவனித்துக் கொள்ளும்.

இப்போது எவ்வகையான உணவை நாம் சாப்பிடக் கூடாது?

உடலுக்குத் தேவை என்று நாம் கருதும் சத்துப் பொருட்கள் அடங்கிய உணவை தவிர்க்க வேண்டும். ஏனெனில், நேரடியான சத்துப் பொருட்கள் வேதிமாற்றத்திற்குட்பட்டு உடலிற்கு தீங்கு விளைவிக்கும் பொருட்களாக மாற்றமடைகின்றன.

உடலிற்குள்ளே நடைபெறும் வேதிவினைகள் உயிர் வேதியியலாகும். உடலிற்கு வெளியே நாம் ஏற்படுத்துவது வெறும் உயிரற்ற ரசாயன மாற்றங்களைத்தான். அதேபோல, உடலிற்குள் உடலால் தயாரிக்கப்படும் சத்துப் பொருட்களும், உடலிற்கு வெளியே நாம் தயாரிக்கிற ராசயனங்களும் உருவ அடிப்படையில் மட்டுமே ஒரேமாதிரி தோற்றமுடையவை. தன்மையும் செயலும் வெவ்வேறானவை!.

நாம் சாப்பிடக்கூடாத இன்னொரு உணவு வகையும் உண்டு. அவை வெளிப்படையாக ரசாயனம் கலக்கப்பட்டவை என்று நாம் அறியும் உணவுகள்!.

இதை நாம் சரியாகப் புரிந்துகொள்ள வேண்டும். ரசாயனக் கலப்புள்ள உணவுகளைத் தவிர்க்கிறோம் என்ற பெயரில் அனைத்து வகை உணவுகளையும் ஆராய்ச்சி செய்வோமானால் உலகில் எதுவுமே மிஞ்சாது! ஏனெனில் தூய்மையான நல்ல உணவு ரகங்களை விஞ் ஞான மாற்றத்தால் நாம் இழந்துவிட்டோம்.

மறுபடியும் முளைக்காத விதைகள், பூச்சிக்கொல்லியும் ரசாயன உரங்களும் பயன்படுத்தி வளர்க்கப்படும் பயிர்கள், மரபணு மாற்றம் செய்யப்பட்டு விளைச்சல் அதிகரிக்கப்பட்ட பழங்கள்... என்று இயற்கைத் தன்மையை இழந்த உணவுகளே இன்றைய நடைமுறையில் உள்ளன.

இன்னும், முட்டையிடாத கோழிகள் (பிராய்லர்), குஞ்சு பொறிக்காத முட்டைகள் (லக்கான்) என வியாபார ரீதியில் தயாரிக்கப்படும் உணவுகளே உலகம் முழுவதும் சந்தைகளில் கிடைக்கின்றன. உள்நாட்டு உணவு விவசாயம் உழவர்களிடமிருந்து பன்னாட்டுக் கம்பெனிகளுக்குப் போய் இயந்திரத் தொழிலாகிவிட்டது.

எனவே... நல்ல உணவைத் தேடுகிறோம் என்று உலகம் முழுவதும் சுற்றித் திரிந்தாலும் பயனில்லை. அப்படியானால் எந்த உணவைத்தான் தவிர்ப்பது.?

வெளிப்படையாக 'ரசாயனக் கலப்பு' என்று தெரியும் உணவுகளைத் தவிர்க்கலாம். டின்களில் அடைத்து விற்கப்படும் எல்லா பானங்களும் உணவுகளும் இருப்பு ரசாயனம் (Presservatives) கலக்கப்படுபவை என்பது நமக்குத் தெரிந்த விசயம் தானே? அவற்றைத் தவிர்க்கலாம். பழவகைகளில் பளபளப்பாக இருப்பவற்றை தவிர்க்கலாம். பளபளப்பாக இருப்பது அழகுதானே? அதை ஏன் தவிர்க்க வேண்டும்?

உதாரணத்திற்கு ஆப்பிள்.

இவை பண்ணைகளிலிருந்து ரசாயனத்தால் முதலில் கழுவப்படுகிறது. பின்பு, நீண்ட நாள் கெடாமல் இருப்பதற்கான ரசாயனம் (Preservatives) பூசப்படுகிறது. அதன் பின்னர் பளபளப்பாக இருப்பதற்காக மெழுகு (Vax) தடவப்படுகிறது. இந்த மெழுகோடுதான் நாமும், நம் குழந்தைகளும் ஆப்பிளை வாங்கிச் சாப்பிடுகிறோம்.

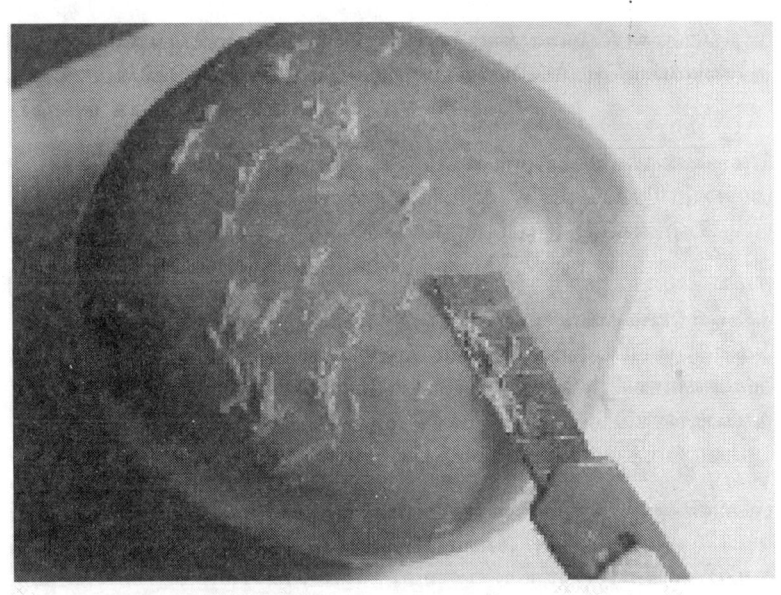

மெழுகினால் பளபளக்கும் ஆப்பிள்

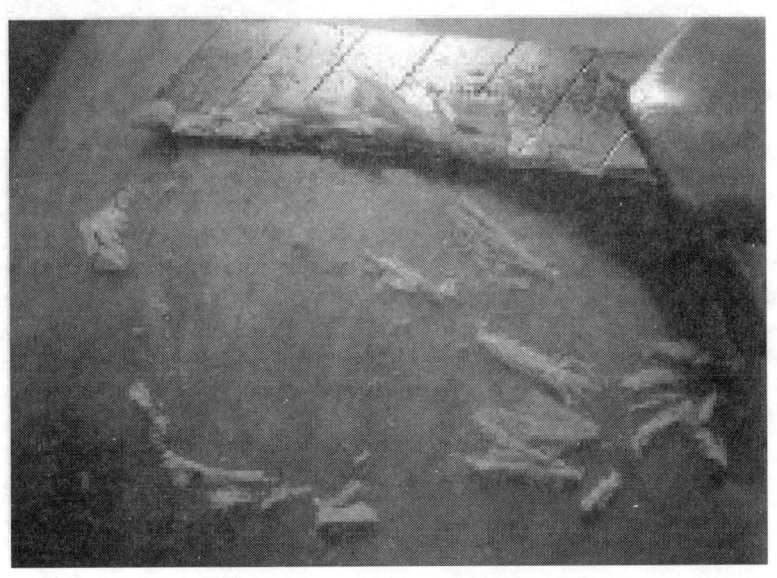

நீங்கள் வாங்கும் பளபளப்பான ஆப்பிளின் மேற்புறத்தை ஒரு கத்திகொண்டு சுரண்டுவீர்களானால் மெழுகு கைநிறையக் கிடைக்கும்.

இப்படியான உயர்தரம் என்று நாம் நம்பி வாங்குகிற பளபளப்பான பழ வகைகளைத் தவிர்க்கலாம். அப்படியென்றால் எதைத்தான் சாப்பிடுவது?

நீங்கள் எதைச் சாப்பிட்டாலும் செரிப்பதற்கு இரைப்பை இருக்கிறது. கழிவுகளை நீக்க சிறுநீரகமும், பெருங்குடலும் இருக்கிறது. ரசாயன நச்சுகளை சுத்திகரிக்க, ஒழுங்குபடுத்த கல்லீரல் இருக்கிறது. ஆனாலும் நம் உள்ளுறுப்புகளை மேலும் பலவீனப்படுத்தும் வெளிப்படையான ரசாயனக் கலப்புகளை நாம் தவிர்த்துவிட்டு, எதை வேண்டுமானாலும் சாப்பிடலாம்.

பழங்களில் பருவகால (Season) பழங்களைச் சாப்பிடலாம். தானியங்கள், கீரைகள் போன்றவற்றிலும் பருவகால உணவுகளைச் சாப்பிடலாம். மலிவாக நாம் கருதித் தவிர்க்கும் சாதாரணப் பழங்களைச் சாப்பிடலாம். கொய்யா, வாழை, நாவல், மாம்பழம், சப்போட்டா, வெள்ளரி, தர்பூசணி... போன்ற பழவகைகள், நவதானியங்கள், பயறு வகைகள்... இன்னும் அனைத்துப் பிராந்திய உணவுகள் (அந்தந்த பகுதிகளில் கிடைக்கும் உணவுகள்) மிகச் சிறந்த உணவுகளாகும்.

அசைவ உணவுகளில் மீன், ஆடு போன்றவை மரபணு மாற்றப்படாத வகைகள்.

நாம் என்ன உணவு சாப்பிட வேண்டும் என்பதைக்கூட நம் உடலின் முடிவிற்கு விட்டுவிடலாம்.

நம் உள்ளுறுப்புகள் ஒவ்வொன்றிற்கும் ஒவ்வொரு சுவை உண்டு. புளிப்பு கல்லீரலையும், இனிப்பு இரைப்பையையும், கசப்பு இதயத்தையும், காரம் நுரையீரலையும், உப்பு சிறுநீரகத்தையும், துவர்ப்பு மண்ணீரலையும் தூண்டும், சக்தியளிக்கும் சுவைகளாகும்.

நாம் நம் உடலை உணரத் துவங்கினால் என்ன சுவை சாப்பிடத் தோன்றுகிறதோ? அந்த சுவையுள்ள உணவைச் சாப்பிடலாம். அதை நம் உணர்வுகள் நமக்கு அறிவிக்கும்.

உணர்வுகளால் நமக்கு அறிவிக்கப்பட்டு, பசி தோன்றி நாம் உண்ணும் உணவுகள் உடலிற்கு நன்மையை ஏற்படுத்தும்.

இதுவே சிறந்த உணவாகும்.

19

இயற்கையை விரும்புவோம்!
இயற்கைக்கே திரும்புவோம்!

உடல் இயற்கையையும், அதன் மொழியையும் புரிந்து கொண்டுள்ளோம்.

உடல் தவறு செய்யாது என்று துவங்கி, உடலில் தோன்றும் அனைத்து தொந்தரவுகளுக்கும் நம் முறையற்ற விதி மீறலே காரணம் என்பது வரை அறிந்துவந்துள்ளோம்.

நம் விதிமீறல்களால் உடலின் உள்ளுறுப்புகளில் கழிவுகள் தேங்குகின்றன? உடலின் இயக்கத்தை பாதிக்கின்றன. தேங்கிய கழிவுகளை உடல் வெளியேற்ற முயல்கிறது. தேக்கப்பட்ட கழிவுகளின் வெளியேற்றம் தொந்தரவுகளோடுதான் நடைபெறும். இந்தக் கழிவு வெளியேற்றத்தைத்தான் நாம் நோய் என்று கருதுகிறோம். ஆக, உலகிலும் உடலிலும் நோய் என்பதே இல்லை.

அன்றாடக் கழிவுகள் வெளியேற்றத்தின் மூலம் ஒவ்வொரு செல்லும் புத்துணர்ச்சியடைகிறது. உடலின் இயக்கத்தில் நாம் தலையிடாதவரை, அதன் ஆரோக்கியம் சீராகவும், சிறப்பாகவும் இருக்கிறது.

ஓய்வற்ற உழைப்பு, பசியற்ற உணவு, தாகமற்ற தண்ணீர், அளவு மீறும் சாப்பாடு... போன்றவையும், இயற்கைக்கு விரோதமான பழக்கவழக்கங்களும் விதி மீறலாக அமைகிறது.

உடலின் செல்களை நாம் கழிவுகளால் நிரப்பும் போதும் அது தன்னை சுகப்படுத்திக் கொள்ளவே விரும்புகிறது.

கழிவுகளைத் தேங்க அனுமதித்து விட்டோம். பரவாயில்லை. உடல் தன்னை சுத்திகரித்துக்கொள்ள அனுமதிக்க வேண்டுமல்லவா? அதையும் நாம் செய்வதில்லை. தேக்கமுற்ற கழிவுகள் பல்கிப் பெருகி கிருமிகளை உருவாக்குகிறது. பின்பும் நாம் உடலை விடுவதாய் இல்லை. விதிமீறல்களை மேலும் தொடர்வது, ரசாயன மருந்துகளை உடலிற்குள் தள்ளுவது போன்ற மோசமான செயல்களால் உடலின் இயக்கத்தையும் அதன் ஆரோக்கியத்தையும் நிரந்தரமாகச் சிதைக்கிறோம்.

உடல் ஒவ்வொரு நிலையிலும், நம்மைப் பாதுகாக்கவே விரும்புகிறது.

உடலிற்கு நாம் உதவி செய்வதாக முடிவு செய்துவிட்டால் இரண்டு வகைகளில் செய்யலாம்.

1. துணை நிற்றல் (Support)

2. தூண்டுதல் (Stimulate)

கழிவுகள் தேங்கிய பின்பு, அவை வெளியேறும் வரை உடலின் மொழியறிந்து பொறுமையோடு இருத்தலே துணைநிற்றலாகும்.

நம் வீட்டில் வளர்க்கும் நாயைப் பாருங்கள். ஆரோக்கியமான நிலையில் சுறுசுறுப்பாக இயங்கும் நாயானது, சில நேரங்களில் எதையும் கண்டுகொள்ளாமல் படுத்தே கிடக்கும்.

நாய் உடலின் இயக்கத்திற்குத் துணை நிற்கும்போது ஓய்வில் இருக்கும். அதன் உள்ளுறுப்புகளில் தேங்கிய கழிவுகள் வெளியேறும் போது, நாய் உணவை மறுக்கிறது. அதற்குப் பிடித்தமான அசைவ உணவுகளை நாம் கொண்டுபோய்க் கொடுத்தாலும் நாய் உணவைத் திரும்பிக்கூடப் பார்க்காது.

பசியற்ற தன் உடலின் மொழியை நாய் அறிந்திருக்கிறது. நாம்...?

இப்படி, உடலின் இயக்கத்திற்கேற்ப பொறுமையோடு காத்திருப்பதுதான் துணை நிற்றலாகும்.

"லங்கணம் பரம ஔஷதம்" என்பது வடமொழி வாக்கு. அதாவது, 'பட்டினியே அனைத்திற்குமான மருத்துவம்' என்று பொருள்.

நாம் உடலிற்குத் துணை நிற்கிறபோது, இன்னும் வேகமாக கழிவுகள் வெளியேறி ஆரோக்கியம் திரும்ப வழி செய்கிறது.

துணைநிற்றலே சிறந்த சிகிச்சையாகும்.

தேங்கிய கழிவுகள் வெளியேறும்போது, ஏற்படும் தொந்தரவுகள் தற்காலிகமானவை.

நாம் தினமும் மலம் கழிப்பதற்கோ, சிறுநீர் கழிப்பதற்கோ கஷ்டம் தோன்றுகிறதா? இல்லை. ஏனெனில், அவை அன்றாடம் வெளியேறவேண்டிய கழிவுகள். அதே மலம் மலச்சிக்கல் ஏற்பட்டுத் தேங்கிய பின்பு அது வெளியேறும்போது தொந்தரவு தோன்றுகிறது. வெளியேற வேண்டிய சிறுநீரை நாம் அடக்கி வைப்போமானால்

சிறுநீர் கழிக்கும் உணர்வே தொந்தரவாக மாறுகிறது.

தேக்கமடைந்த கழிவுகள் வெளியேறும்போது தோன்றும் தொந்தரவுகள் அவற்றை வெளியேற்ற உதவி செய்யும். சாதாரணமாக, பாத்திரங்களில் லேசான அழுக்குகள் உள்ளபோது அவற்றைக் கழுவ வெறும் தண்ணீரே போதுமானது. எவ்வித சிரமமுமின்றி பாத்திரங்கள் தூய்மையாகிவிடும்.

அதே பாத்திரத்தில் இரண்டு, மூன்று நாள் அழுக்குகள் சேர்கிறபோது பிசுபிசுப்புத் தன்மை தோன்றுகிறது. அழுக்குகள் பாத்திரத்தோடு ஒட்டிக் கொள்கின்றன. அதை வெறும் தண்ணீரால் மட்டும் கழுவிவிட முடியாது. பாத்திரங்களை அழுத்தித் தேய்த்தும், சுரண்டியும்தான் அந்த பிசுபிசுத்த அழுக்குகளை நீக்க வேண்டியிருக்கிறது.

தேக்கமடைந்த கழிவுகள் வெளியேறும்போது ஏற்படும் தொந்தரவுகளும் இவ்வகைதான். உடல் அழுத்தித் தேய்த்து, சுரண்டிக் கழிவுகளை வெளித்தள்ளுகிறது.

கழிவுகள் வெளியேறி, ஆரோக்கியம் திரும்பும்போது ஏற்படும் தொந்தரவுகளை எளிமைப்படுத்திக் கொள்ள துணைநிற்றலோடு கூடிய சிகிச்சை உதவி செய்யும்.

மருந்துகள் இல்லாமல் உடலின் ஆரோக்கியத்தை சீர்கெடுக்காமல் நலம்பெற அக்குபங்சர், இயற்கை மருத்துவம் போன்றவற்றைப் பயன்படுத்தலாம்.

எந்தவிதமான சிகிச்சை எடுத்துக்கொண்டாலும், உடலில் கழிவுகள் வெளியேற உதவி செய்வதுதான் முக்கியமானதாகும்.

கழிவுகளை உடலிற்குள்ளேயே அமுக்கி வைக்கும் வேலையை எல்லா மருந்துகளும் செய்கின்றன. அதிலும், ரசாயன மருந்துகள் கழிவுகளை புதிதாக ஏற்படுத்தவும் செய்கின்றன.

நச்சுக்கழிவுகளை நாம் உள்ளுறுப்புகளில் தேக்கி வைப்போமானால், அவை கடுமையாக பாதிக்கப்பட்டு, அழுகிப்போகின்றன. இந்நிலையிலும் நவீன மருத்துவத்தை நாம் நாடுவோமானால் அழுகிய உறுப்புகளை அறுத்து எடுத்துவிட வேண்டியதிருக்கும்.

சிகிச்சைக்கும், துணை நிற்றலுக்கும் முன்னால் கழிவுகள் தேங்காமல் இருக்க உடலிற்கு உதவுவதுதான் ஆரோக்கியத்தின் ஒரே வழி. உடலின் ஒரே மொழி!

இயற்கைக்குத் திரும்புங்கள் என்றால் தாடி வளர்த்துக்கொண்டு, காடுகளுக்குச் சென்றுவிடுவது என்று அர்த்தமில்லை.

உடலின் இயற்கை என்ன சொல்கிறதோ அதைக் கடைபிடியுங்கள்! இதுதான் இயற்கைக்குத் திரும்புதல். இயற்கையைப் பின்பற்றுவது மிகவும் எளிமையான விசயம், அது நம் வாழ்க்கையின் பல தேவைகளைக் குறைக்கும்.

அவ்வப்போது, சூழ்நிலைகளால் நாம் இயற்கை விதிகளிலிருந்து தவறும்போது உடல் தானே சரிசெய்து கொள்கிறது. எந்த ஒரு சூழ்நிலை மாற்றத்திற்கும் உடல் தன்னை தயார்படுத்திக் கொள்கிறது.

உதாரணமாக செல்போன் வந்த புதிதில் அதன் கதிரியக்கம் மூளைப் புற்றுநோயை உருவாக்கும் என்றார்கள். ஆனால், அனைத்தையும் மீறி இன்று உலகமெங்கும் செல்போன்கள் பயன்பாட்டில் உள்ளது.

மனித உடல் தேவைகளுக்கு தகவமைக்கும் தன்மை கொண்டது.

மனிதர்களின் உடல் உழைப்பை எளிமைப்படுத்தும் விஞ்ஞானக் கருவிகளை நாம் பயன்படுத்துவதில் இயற்கை குறுக்கிடுவதில்லை. அவற்றை நாம் முழுமையாகப் பயன்படுத்தலாம். விஞ்ஞானத்தை இயற்கையோடு இணைந்த பயணத்தில் பயன்படுத்துவது சுகத்தை மேம்படுத்தும்.

இயற்கையை மீறுவதற்கு நாம் விஞ்ஞானத்தைப் பயன்படுத்துவது இயற்கை வளங்களையும், இயல்பான வாழ்க்கையையும் இழப்பதற்கு வழிவகுக்கும்.

இயற்கைக்குத் திரும்புவதன் மூலம் ஆரோக்கிய உடல் பெறலாம்! ஆரோக்கிய உடலிலிருந்துதான் பொதுநலச் சிந்தனைகள் பிறக்கும்!

இயற்கை வளங்கள் உலக மக்களுக்குப் பொதுவானதாகும். அதைப் போன்றே, உடல் நலமும் அனைவருக்கும் பொதுவானதாகும்.

உடல் நலத்தைத் தனித்துப் பெறுவோம்! உலக வளத்தைப் பகிர்ந்துகொள்வோம்!

தனியுடைமை உடல் நலத்தால், பொதுவுடைமை பலம் பெறுவோம்!

இயற்கையை விரும்புவோம்!

இயற்கைக்கே திரும்புவோம்!

...

பகுதி - 2
உணவோடு உரையாடு
உணவு பற்றிய தெளிவு

1

உணவு பற்றிய உணர்வு

உணவு உயிர்களின் ஆதாரம். மனிதகுல வளர்ச்சியின் ஒவ்வொரு மாற்றமும் உணவை மையப்படுத்தியே நடைபெற்றது. உணவிற்கென்று தனியான ஒரு வரலாறு இருக்க முடியுமா? மனிதனின் தோற்ற காலத்திற்கு முன்பே உணவுகள் உலகம் முழுவதும் உருவாகிவிட்டன. மனித உணர்வுகளின் வரலாறுதான் உணவின் வரலாறுமாகும்.

ஒரு மனிதன் தன்னுடைய தேவைபோக, மீதி உணவை பிறருக்காக பகிர்ந்து கொடுத்த புராதான பொதுவுடைமையை - அறிவின் வளர்ச்சி பின்னுக்குத் தள்ளிவிட்டது. தன்னுடைய உணவு, நாளைக்கான சேமிப்பு - என மனிதனின் உணர்வுகள் சுருங்கி, ஒவ்வொருவரும் தத்தமது வட்டத்திற்குள் சுழன்று கொண்டிருக்கிறார்கள்.

உணவு உற்பத்தியை இயற்கையிடமிருந்து கற்ற மனிதர்கள், இயற்கைக்குப் புறம்பான முறையில் இலாப நோக்கத்தோடு அதனை விரிவுபடுத்தினார்கள்.

இன்றைய உணவு உற்பத்தியின் நிலை என்ன? இயற்கையான விவசாயம், விவசாயத் தொழிற்சாலையாக (Agri Factory) நலம் காக்கும் வழியிலிருந்து - பணம் சேர்க்கும் வழிமுறையாக நவீனப்பட்டிருக்கிறது. உணவிலும் அதன் உற்பத்தியிலும் எண்ணற்ற மாற்றங்கள் ஏற்பட்டிருந்தாலும், மனிதனுக்கான அடிப்படைத் தேவைகளில் முதலிடத்தில் உணவு நீடிக்கிறது.

உணவின் புறக்காரணிகளைச் சற்று ஒதுக்கிவிட்டு - உணவிற்குள் செல்வோம்.

உணவும் - உடல் நலமும் இரண்டு வெவ்வேறான விசயங்கள் அல்ல. உணவைச் சார்ந்தே உடல் நலமும் தீர்மானிக்கப்படுகிறது.

உலகில் நாம் எதைப் பற்றியும் கவலைப்படாதவர்களாக இருந்தாலும், உணவைப் பற்றிய சிந்தனைகள் எக்காலத்திலும் அவசியமானது.

ஒரு மனிதனின் உயர்விற்கும், தாழ்விற்கும் உணவே பிரதானமாக அமைகிறது.

"நாற்பது வயதில் தன் உடலை அறிந்தவன் மருத்துவராக இருக்கிறான். உடலை அறியாதவன் முட்டாளாக இருக்கிறான்" (At forty a man is either a physican or a fool) - என்பது ஆங்கிலப் பழமொழி. 'உடலை அறிவது' என்பது உடலின் இயல்பை அறிவதாகும். உடலின் இயல்பில் - அதன் முதல் தேவையே உணவாக இருப்பதால் 'உணவை அறிவது' உடலை - அறிவதன் முதற்படியாகும்.

இன்னொரு ஆங்கிலப் பழமொழி 'மனிதனைக் கெடுக்க' என்ன வழி கூறுகிறது என்று பாருங்கள்.

"உங்கள் நண்பனைக் கெடுக்க வேண்டுமென்றால் அவனின் பசியற்ற வேளைகளில் சாப்பிடக் கொடுங்கள்" (If you want to harm your friend give him something to eat between his foods) நீங்கள் உங்கள் உடலை அறிந்து மருத்துவனாக மாறுவதும், உணர்வை அறியாமல் நோயாளியாக ஆவதும் - உணவு முறையிலேயே அடங்கியிருக்கிறது.

உணவுமுறை என்பது உணவைப் பற்றிய அறிவும், அதன் பயன்பாட்டைப் பற்றிய அறிவுமாகும். வெறுமனே உணவுகளைப் பற்றி அறிந்திருப்பது போதுமானதல்ல. அவற்றை எப்படி, எங்கு, ஏன் பயன்படுத்த வேண்டும் என்பவற்றையும் புரிந்திருப்பது தான் உணவுமுறையாகும்.

- மலச்சிக்கல் ஏற்படும்போது, வாழைப்பழம் சாப்பிட்டால் சரியாகும் என்பது உணவு பற்றிய பொதுவான அறிவு. உடலில் புளிப்புச் சுவை அதிகரித்து ஏற்பட்டிருக்கும் மலச்சிக்கலை வாழைப்பழம் போக்காது என்பது உணவுமுறை பற்றிய தெளிவு.

- பழங்கள் உடலிற்கு நல்லது என்பது பொதுவான அறிவு. தொடர்ந்து ஆப்பிள் போன்ற அமிலத்தன்மையுள்ள பழங்களைச் சாப்பிட்டால் செரிமானம் பாதிக்கும் என்பது உணவுமுறை பற்றிய தெளிவு.

... இவ்வாறு, நம்மிடம் பொதுவாகக் கற்பிக்கப்பட்ட உணவு பற்றிய நம்பிக்கைகள் ஏராளமாக உண்டு. உணவின் தன்மையையும், உடலின் தேவையையும் அறிந்து பயன்படுத்தினால் உடல்நலக் கேடு எப்போதும் ஏற்படாது. ஏற்கனவே ஏற்பட்டிருந்தாலும், இயற்கையான முறையில் எதிர்ப்பு சக்தியை உணவின் மூலம் அதிகரித்துக் கொள்ளலாம்.

உடல்நலம் கெடுவது நம் உணவு பற்றிய அறிவின்மையால்!.

உணவு பற்றிய அறிவு ஏற்பட்டுவிட்டால் நோய்களிலிருந்து விடுபடலாம்.

நீங்கள் உண்ணும் உணவில் இருப்பது? ஆரோக்கியமா? அல்லது நோய்த்தன்மையா? என்பதை பிரித்தறிவோம்!

2

இரு வகைகள் - அறுசுவைகள்

உணவுகளைப் பொதுவாக நாம் பல வகைகளில் பிரித்து வகைப்படுத்தியுள்ளோம். அவற்றில் இருபெரும் பிரிவுகளாக சைவமும், அசைவமும் விளங்குகிறது.

சைவம்
- பழ வகைகள்
- காய்கறி வகைகள்
- நார்ச்சத்துள்ளவை
- கொழுப்புச் சத்துள்ளவை
- புரதம் கூடியவை
- மாவுப் பொருள் கூடியவை
- தானியங்கள்
- கிழங்குகள்
- கிராமப்புற உணவுகள்
- வெளிநாட்டு உணவுகள்

அசைவம்
- கொழுப்பு உணவுகள்
- குளிர்ச்சியானவை
- வெப்பமானவை
- செயற்கை (Hybrid) உணவுகள்
- இயற்கையானவை
- முட்டைகள்
- புரதம் கூடியவை
- பாரம்பரிய உணவுகள்
- வெளிநாட்டு வகைகள்

... என உணவுகளின் வகைமையை அடுக்கிக்கொண்டே போகலாம். இவைகள் அனைத்தும் வெளிப்படையான பொதுப் பிரிவுகள்.

உணவுகளைப் பற்றிய முழுமையான அறிதலிற்கு நாம் வேறுவகைப் பிரிவுகளை ஏற்படுத்துவோம்.

1. தனிச்சீர் உணவு (பாரம்பரிய உணவுமுறை)
2. சமச்சீர் உணவு (நவீன விஞ்ஞான உணவுமுறை)

... இரு வேறு பிரிவுகளிலும் பயன்படுத்தப்படும் உணவுகள் ஒரே மாதிரியானவை,

ஆனால், பயன்படுத்தும் காரணங்கள் வெவ்வேறானவை.

உதாரணமாக, ஓர் உணவை அதன் புரதச்சத்து (Protein) கருதி உண்போமானால் அது நவீன விஞ்ஞானக் கண்ணோட்டத்தின்படியான சமச்சீர் உணவாகும். அதே உணவை, சுவைகளின் தேவை அடிப்படையில் உண்போமானால் அது - பாரம்பரிய அறிவியலின் தனிச்சீர் உணவாகும்.

நவீன காலத்தின் உணவை விளங்கிக் கொள்வது எளிதானது.

நமது ஆரம்பக்கல்விப் பாடத்திட்டங்கள் முதல் எல்லாப் பாடநூல்களும் ஊட்டச்சத்துக்கள், வைட்டமின்கள், புரதங்கள் ... எனப் பட்டியலிடும் அனைத்து விசயங்களுமே சமச்சீர் உணவை மையமாகக் கொண்ட நவீன முறை.

உடலில் 'கால்சியம்' குறைந்துவிட்டது - உணவில் கால்சியத்தைக் கொடு' உடலில் வைட்டமின்கள் குறைந்துவிட்டது - உணவில் வைட்டமின்கள் கொடு!' என்பது போன்ற தனித்தன்மையான சத்துக்கள் நம் உணவில் கலந்து இருக்குமாறு பார்த்துக் கொள்வதும், மனிதனின் தினசரித் தேவையின் சராசரி கணக்கைக் கொண்டு, உணவுகளைச் சத்துக்கள் சம அளவில் கலந்திருக்குமாறு அமைத்துக் கொள்வதும் - சமச்சீர் உணவு முறையாகும்.

ஆனால், பாரம்பரியமான உணவுமுறை நம் பண்பாட்டுக் கூறுகளைக் கொண்டது. ஒவ்வொரு மனிதனும் தனித்தனி, ஒருவனுடைய உணவு - மற்றொருவனுக்கு ஊட்டம் தராது என்பது, தனிச்சீர் உணவுமுறையாகும்.

நம்முடைய அன்றாட வாழ்வில் பின்னிப்பிணைந்துள்ள

உணவுமுறை - நம் பண்பாட்டு அடிப்படையிலானது.

தெரிந்தோ, தெரியாமலோ நாம் பண்பாட்டைப் பற்றிப் பேச வேண்டியதாகிவிட்டது.

பண்பாடு - என்பது பண்படுத்தலுக்கான வழிமுறைகள். உடலும் உள்ளமும் பண்படுவதற்கான பிரத்யேகமாகத் தோன்றிய பழக்க வழக்கங்களே பண்பாட்டுக் கூறுகளாகும். ஒவ்வொரு நாட்டிற்கும், ஒவ்வொரு குழுவிற்கும் பண்படுதலிற்கான வழிமுறைகள் தனித்தனியாகத் தோன்றின. ஏனெனில், சூழலிற்கேற்றவாறும், உடலிற்கேற்றவாறும் பண்பாடு தன்னைத் தகவமைத்துக் கொள்கிறது. ஆனால், அடிப்படைக் கூறான பண்படுதலை நோக்கிய வழிமுறையாக பண்பாட்டுக் கூறுகள் இருக்கின்றன. ஒவ்வொரு காலத்திலும் வாழும் தன்மைக்கேற்ப பண்படும் தேவையும் மாறிக் கொண்டேயிருக்கும்.

சூழலிற்கும் விளைச்சலிற்கும் தகுந்து உடலைப் பண்படுத்தும் விதமான உணவுகள் பயன்படுத்தப்பட்டன. ஒவ்வொரு காலத்திலும் தனித்தனியான மனிதனுக்கேற்ற உணவு வகைகளை 'பாரம்பரிய உணவுமுறை' - கொண்டிருக்கிறது.

ஒவ்வொரு மனிதனின் சுவைத் தேவையும் தனித்தனியானது. உடலின் இயக்கத்திற்கு ஏற்ப சுவைத் தேவையும் மாறுபடும். தனித்தனியான தேவைக்கேற்ப உணவுகளும் மாறுபட்டிருக்க வேண்டும். இது தனிச்சீர் உணவுமுறையாகும்.

தமிழில் 'உணவு' என்ற சொல்லை, நீங்கள் எங்கு கண்டாலும் 'அறுசுவை உணவு' என்றுதான் குறிப்பிடப்பட்டிருக்கும்.

ஆறுவிதமான சுவைகளும் உணவில் கலந்திருப்பதே தனிச்சீர் உணவு முறையாகும். இந்தச் சுவைகள் சமமாகக் கலந்திருக்குமா? இல்லையா? என்பது தான் சமச்சீர் உணவிற்கும் இதற்குமான அடிப்படை வேறுபாடு.

எந்த அடிப்படையில் சுவைகளின் தேவையை கண்டுபிடிப்பது? ஒவ்வொரு உள்ளுறுப்பிற்கும், ஒரு சுவை இருக்கிறது. உடலின் இயக்கமே சுவையின் தேவையை அறிவிக்கும்!

அதை எவ்வாறு அறிந்து கொள்வது?

3

கணக்கு வாய்ப்பாடும் உணவுச் சமன்பாடும்

நமது வீடுகளில் உள்ள பெரியவர்கள் கால், அரை, முக்கால் ... என்ற பின்னக்கணக்குகளை எழுத்து உதவியின்றியே கூறிவிடுவார்கள். எவ்வளவு சிரமமான நீட்டல் அளவு கணக்கானாலும், கொள்ளளவு கணக்கானாலும் எவ்வித தாமதமும் இன்றி சில விநாடிகளில் சொல்லிவிடுவார்கள்.

இப்படி எல்லாவகைக் கணக்குகளுக்கான அடிப்படையாக விளங்குவது - வாய்ப்பாடு. கணக்குகளின் அடிப்படைச் சமன்பாடே - இந்த வாய்ப்பாடுதான்!.

நம் பாரம்பரிய உணவுமுறையான தனிச்சீர் உணவும் - அறுசுவை என்ற அடிப்படைச் சமன்பாட்டைக் கொண்டிருக்கிறது.

உதாரணமாக, கருவுற்றிருக்கும் ஒரு பெண்மணியைக் கவனிப்போம். சிசுவை வயிற்றில் கொண்டிருக்கும் தாய்மார்கள் சில குறிப்பிட்ட சுவைகளை விரும்பிச் சாப்பிடுவார்கள்.

என்ன சுவைகள்?

புளிப்பு, துவர்ப்பு, உப்பு!

நாம் ஏற்கனவே அறிந்திருக்கிறோம் உடலின் உள்ளுறுப்புக்கள் சுவைகளைக் கேட்கும் என்பதை!. அப்படியானால் இந்தச் சுவைகளைக் கொண்டு எந்த உள்ளுறுப்பு பலவீனமடைந்துள்ளது என்பதை அறிய முடியும்தானே?.

நம் பாரம்பரிய மருத்துவங்களின்படி, என்னென்ன சுவைகள் எந்தெந்த உறுப்புக்களை இயக்குகின்றன? என்பதைப் பார்க்கலாம்.

ஆறு சுவைகள்:

1. இனிப்பு
2. புளிப்பு
3. துவர்ப்பு
4. கார்ப்பு (காரம்)
5. உவர்ப்பு (உப்பு)
6. கசப்பு

உள்ளுறுப்புக்களும் சுவைகளும்:

இனிப்பு	- இரைப்பை
புளிப்பு	- கல்லீரல், பித்தப்பை
துவர்ப்பு	- மண்ணீரல்
காரம்	- நுரையீரல், பெருங்குடல்
உப்பு	- சிறுநீரக உறுப்புகள்
கசப்பு	- இதயம், சிறுகுடல்

... மீண்டும் கர்ப்பிணிகளுக்கே திரும்புவோம்.!

பெண்கள் கருவுற்ற காலத்தில் சிறுநீரகமும், கல்லீரலும், மண்ணீரலும், சிசு வளர்ப்பில் கவனம் செலுத்துகின்றன என்று கூறுகிறது பாரம்பரிய மருத்துவங்கள்.

சிறுநீரகத்தின் சுவை	- உப்பு
கல்லீரலின் சுவை	- புளிப்பு
மண்ணீரலின் சுவை	- துவர்ப்பு

... இம்மூன்று சுவைகள்தான் தாய்மார்களின் தேவைகளாக கர்ப்பப்பை பலமடையும் வரை இருக்கின்றன. புளிப்பையும், உப்பையும் கொண்டுள்ள - ஊறுகாயையும், புளிப்பான மாங்காயையும், துவர்ப்புச் சுவையுள்ள சாம்பலையும் அவர்கள் விரும்புவது இயல்புதான்!.

இப்படி, ஒவ்வொரு உள்ளுறுப்பும் - ஒவ்வொரு சுவையில் ஊக்கம் பெறுகிறது. தனக்குத் தேவையான சுவையை உடல் தன் உணர்வுகள் மூலம் நமக்குத் தெரிவிக்கிறது.

நாம் நம் சுவையுணர்வுகளை கவனிக்கத் தவறுகிறோம். தேவையற்ற சுவைகளுள்ள உணவுகளை ரசாயனச் சுவை கூட்டும் முறையால் கூடுதலாக - அளவிற்கு அதிகமாகச் சாப்பிடும் போது குறிப்பிட்ட சுவையோடு தொடர்புடைய உறுப்பு பலவீனமடைகிறது.

தேவைப்படும் சுவையுணர்வைப் புறக்கணிப்பதால் ஓர் உள்ளுறுப்பும், தேவையற்ற சுவைகளை அளவுமீறி எடுத்துக்கொள்வதால் இன்னும் சில உறுப்புக்களும் பலவீனமடைகின்றன.

ஒரு குறிப்பிட்ட உள்ளுறுப்பின் பலவீனத்தை சுவையின் மூலம் உடல் அறிவிக்கின்றது. அக்குறிப்பிட்ட சுவையுள்ள உண்வுகளை உண்பதன் மூலம் உடல்நலக் கேடுகளிலிருந்து விடைபெறலாம்.

சுவை உணர்வு மூலமாக உடல் தன் உள்ளுறுப்பின் பலவீனத்தை அறிவிப்பது - முதல் நிலை. தொடர்ந்து, வெளிப்புற உறுப்புக்களின் மூலமும் தன் நிலையை உடல் அறிவிக்கின்றது.

பாரம்பரிய முறைகள் உள்ளுறுப்புக்களில் ஐந்தை மட்டுமே 'ராஜ உறுப்புக்கள்' என்று அழைத்தன. பிற உள்ளுறுப்புக்கள் ராஜ உறுப்புக்களைச் சார்ந்து இயங்கும் துணை உறுப்புக்களாகக் கருதப்பட்டன.

ராஜ உறுப்புகள் ஐந்து:

1. இதயம் 2. மண்ணீரல் 3. நுரையீரல்

4. சிறுநீரகம் 5. கல்லீரல்

இவற்றின் சுவைகளை நாம் ஏற்கனவே அறிந்துள்ளோம். நம்முடைய சுவைத் தேவையை வைத்து - எந்த உறுப்புக்கள் சக்தி தேவையில் இருக்கின்றன என்பதை அறிய முடியுமல்லவா?

இங்கே நாம் குறிப்பிடும் பலவீனம், சக்தி தேவை, சீர்கேடு என்பவைகள் எல்லாம் உடலின் மறைவான சக்தி ஓட்டத்தைக் குறிப்பிடுபவை.

ஒருவருக்கு உப்புச்சுவை அதிகம் தேவைப்படுகிறது என்பதை வைத்து என்ன உணர்கிறோம்? அவரின் சிறுநீரகம் பழுதடைந்துள்ளது என்பதை அல்ல. சிறுநீரகத்திற்குத் தேவையான உயிர்ச்சக்தி (Vital Force) குறைவுபட்டிருக்கிறது என்பதை!.

இந்தச் சக்திக் குறைபாடு நீடிக்கும்போது, படிப்படியாக

அவ்வுறுப்பை பாதிக்கத் துவங்குகிறது. நோயினுடைய வெளிப்பாடு துவங்குவதற்கு பல காலம் முன்பே சக்தி குறைபாட்டை உடல் நமக்கு அறிவித்துவிடுகிறது.

நாம் உடலின் அறிவிப்புக்களை புறந்தள்ளி விட்டு, நோயின் வெளிப்பாடுகளை வாங்கிக்கொள்கிறோம்.

நோய்களின் முன்னறிவிப்பான சுவைத் தேவையை நாம் புறக்கணிப்பதே உள்ளுறுப்புக்களின் சீர்கேட்டிற்குக் காரணமாக அமைகிறது.

இதுவரை நாம் அறிந்துகொண்ட, அறியப்போகிற கருத்தாக்கங்கள் அனைத்தும் சீனப் பாரம்பரிய மருத்துவமான அக்குபங்சர் அடிப்படையிலும், தமிழகப் பாரம்பரிய மருத்துவமான சித்த மருத்துவ அடிப்படையிலும் உள்ளதாகும்.

சுவைத் தேவைகளின் அடிப்படையில் தான் ஆரம்பகால மருந்துகள் தோன்றின.

உதாரணமாக -

நுரையீரல் தொந்தரவுகளுக்கான சுவை என்ன?

காரம்!

காரச்சுவையைக் கொண்டுள்ள மூலிகை மருந்துகளை சித்த மருத்துவம் பரிந்துரை செய்தது. அவைதான் மிளகு, இஞ்சி, துளசி.. போன்றவை.

இப்படி, எந்த உள்ளுறுப்பு பாதிக்கப்பட்டிருக்கிறதோ, அந்தச் சுவையை தேவையின் அடிப்படையில் கூட்டியோ, குறைத்தோ தருவதுதான் சித்த மருத்துவம். இவ்வாறு சுவை அடிப்படையில் பிறந்த மருந்துகள் இப்போது காரணம் தெரியாமல் தயாரிக்கப்படுகின்றன.

இருமலுக்கு - சுக்கு, மிளகு என்று கூறப்படுகிறதே தவிர, ஏன் அவை பரிந்துரைக்கப்பட்டன என்பதே மறந்துவிட்டது.

எந்த உள்ளுறுப்பு பாதித்தால் - எந்தச் சுவை தேவை என்பதை நாம் அறிந்து கொண்டோம். உடலின் சுவைகளை நாம் கடந்துவிட்டோம். இனி, உணவுகளின் சுவைகளை அறிந்து கொள்வோம்

4

சுவைகளின் சமன்பாடு

நாம் கற்றுக் கொண்டிருக்கிற உணவு பற்றிய பாடங்களை இரண்டு பகுதிகளாகப் பிரிக்கலாம்.

1. சுவையும் உடலும்

ஒவ்வொரு சுவையின் தேவையும் எந்த உள்ளுறுப்பின் பலவீனத்தால் ஏற்படுகிறது என்பதை அறியும் முதல் பகுதி.

2. சுவையும் உணவும்

சுவையின் தேவையை ஈடு செய்யும் உணவுகளைப் பற்றிய இரண்டாவது பகுதி.

... இதில் முதல் பகுதியை அறிந்துள்ளோம். சுவைகளின் தேவை தன்னியல்பாக எழுவதுதான் இதன் அடிப்படையாகும். உடலின் சுவைத் தேவையைப் பூர்த்தி செய்வதிலும், உணவு உண்பதிலும் அளவு என்பது முக்கியமான காரணியாகும். அளவை மீறுவது எப்போதுமே ஆபத்தானது. ஒரு முறை நாம் உண்ணும் உணவு நம் உணர்வு ரீதியான தேவையை நிறைவு செய்ய வேண்டும். அளவு கடந்து ஒரே சுவையை வயிறுமுட்ட சாப்பிடுவது அக்குறிப்பிட்ட உள்ளுறுப்பை மேலும் பலவீனமாக்கும்.

உதாரணமாக,

வழக்கமாக நாம் உண்ணும் உணவை அளவுக்கு அதிகமாகச் சாப்பிட வேண்டும் என்பதற்காக புளிப்பான ஊறுகாயைச் சுவைக்கிறோம். உடலின் தேவையற்று நாம் பயன்படுத்துகிற ஊறுகாய் புளிப்பின் உச்ச சுவையாகும். இது நிச்சயமாகக் கல்லீரலைப் பாதிக்கும். கல்லீரல் சீர்கேட்டிற்குப் பிறகு எப்போதுமே புளிப்பின் தேவை இருந்துகொண்டேயிருக்கும். இது இயல்பான தேவை அல்ல. மாறாக, நம்முடைய சுவை அளவீட்டால் வந்த தேவை.

அதே போல- நம் குழந்தைகளுக்கு இனிப்பான சாக்லேட்டுகளை நாம் அறிமுகப்படுத்துகிறோம். செயற்கை மிகு இனிப்பான சாக்லேட்டுகள்- இனிப்பு தொடர்பான உறுப்பு இரைப்பையை பலவீனப்படுத்துகிறது. இப்போது, குழந்தைகள் எப்போதும் இனிப்பு உணவையே கேட்டுக்கொண்டிருப்பார்கள். இதுவும் இயல்பான சுவைத்தேவை அல்ல.

நீங்கள் காய்ச்சலை உணர்ந்திருக்கிறீர்களா?

காய்ச்சல் நம் உடலிலிருந்து நீங்கும்போது நாக்கு படிப்படியாக இயல்பிற்குத் திரும்பும். அப்போது ஏற்படுவது தான் இயல்பான சுவைத்தேவை. இந்த இயல்பான தேவைக்கு நாம் எடுத்துக் கொள்ளும் சுவை பலவீனமடைந்த உள்ளுறுப்பைச் சீர் செய்கிறது.

சுவையுள்ள உணவுகளை உண்பதற்கும் ஒரு நிபந்தனை உண்டு. அதுதான் பசி!.

பசி என்ற உடலின் தேவை அடிப்படையிலேயே சுவைகள் தரப்பட வேண்டும்.

இறுதியாக, சுவையை எப்படித் தேர்வு செய்வது?

நாம் அறிந்தவற்றின் அடிப்படையில், சுவைத் தேவையின் மூலம் நேரடியாக சுவையை உணரலாம்.

நாம் கண்டுபிடித்துள்ள 'சுவையை' எப்படிப் பயன்படுத்த வேண்டும்?

உள்ளுறுப்பினுடைய சீர்கேடு குறிப்பிட்ட சுவை அளவு கூடுவதாலோ அல்லது தேவையாலோ ஏற்படலாம். அந்தச் சுவை அவருடைய வழக்கமான உணவில் அதிகமாக இருந்தால் அச்சுவையை குறைத்துக் கொள்ள வேண்டும்.

அவருடைய உணவில் அக்குறிப்பிட்ட சுவை அறவே தவிர்க்கப்பட்டிருந்தால், அச்சுவையை அளவு மீறாமல் சேர்த்துக் கொள்ள வேண்டும்.

இவ்விதமாக, உடலின் சுவைத் தேவைகளை ஈடு செய்யும் உணவுகளை அறிய வேண்டும். ஒவ்வொரு உணவிலும் எந்த விதமான சுவைகளின் கலவை இருக்கிறது என்பதை இனி தொடரலாம்.

5

சுவைகளின் கலப்பு

நாம் சாப்பிடுகிற உணவு தனித்தனியான சுவைகளின் அடிப்படையில் இல்லை. எல்லா உணவுகளும் அறுசுவைகளின் கூட்டுத் தொகுப்பாகவே அமைந்துள்ளன.

சுவைகளைக் கண்டறிய சில வழிமுறைகள் உள்ளன. சுவை என்பது நாம் நாக்கின் மூலம் உணர்வது மட்டுமல்ல. சுவை என்பது தன்மை! நேரடியாக நாக்கில் வெளிப்படாமலும் சுவையானது மறைந்திருக்கும்.

இங்கே நாம் 'சுவை' என்ற சொல்லால் குறிப்பிடுவது அது உடலினுள் ஏற்படுத்தும் தன்மையையும் கணித்துத்தான். எனவே, சுவை என்பது வெளிப்பட வேண்டிய அவசியமில்லை. உடலின் மீதான தன் விளைவு மூலமாகவும் அது 'சுவை' என்ற பெயர் பெற முடியும்.

உதாரணமாக -

ஆப்பிள் பழம் வெளிப்படையான சுவையில் இனிப்பாகத் தெரிகிறது. ஆனால், புளிப்பின் தன்மையை மிகையாகக் கொண்டுள்ளது.

எப்படி இதை அறிவது?

புளிப்பின் தன்மை

1. நேரடியாக புளித்தல்
2. சில நாட்கள் கழிந்தபிறகு புளித்தல்
3. குழ, குழப்பாக இருத்தல் (புளிக்கரைசலைப் போல)
4. தன்னுடைய இயல்பான நிறத்திலிருந்து, பழுப்பு நிறமாக காற்றுப்பட்டவுடன் மாறுதல்
5. மாவுப் பொருளாக இருத்தல்

... போன்ற தன்மைகளின் அடிப்படையில் தீர்மானிக்க வேண்டும்.

இப்போது ஆப்பிளைக் கவனியுங்கள்...

- நேரடியான இனிப்பும், கொஞ்சம் புளிப்பும் இணைந்த சுவையைக் கொண்டுள்ளது.
- காற்றுப்பட்டவுடன் ஆப்பிளின் உட்பகுதி பழுப்பு நிறமாக மாறிவிடும்.
- மாவுப் பொருளாகவும் அமைந்துள்ளது.

இதன் அடிப்படையில் ஆப்பிள் புளிப்புத் தன்மையைக் கூடுதலாகவும், இனிப்பை அதற்கு அடுத்தபடியாகவும் - பிற சுவைகளை சிறுபங்காகவும் கொண்டிருக்கிறது.

இதுதான் சுவை அறியும் முறையாகும்!

ஒரே உணவில் அறுசுவைகளும் கலந்திருக்கும். நிறத்தால், மணத்தால், தன்மையால் அதன் சுவையை நாம் உணரமுடியும். எந்தச் சுவை பிற சுவைகளை விட மிகைத்திருக்கிறதோ அதுவே அவ்வுணவின் பிரதான சுவையாகக் கொள்ள வேண்டும்.

ஒவ்வொரு சுவையையும் பிரித்தறியும் இம்முறை மூலமே தொன்மையான மூலிகை மருத்துவம் அமைந்திருந்தது. சில சித்தர் பாடல்களிலும், பண்டைய நூல்களிலும் (பதார்த்த குணசிந்தாமணி, பஞ்ச கோசம்) மட்டுமே இவ்வகையான விளக்கங்கள் காணக் கிடைக்கின்றன. 1940 - களில் வெளிவந்த கந்தசாமி முதலியாரின் 'உணவு மருத்துவம்', 'பஞ்ச கோச விவேகம்' போன்ற நூல்கள் சுவைபற்றி ஓரளவு வெளிப்படுத்துகிறது. என்றாலும், மருத்துவத் தத்துவங்களின் தெளிவும், அனுபவ விளைவும் மட்டுமே சுவையின் தன்மைகளைப் புரிந்து கொள்ள வழிகாட்டும்.

அப்படியான தத்துவ வழிகாட்டலின் அடிப்படையில் சுவையின் தன்மைகளை நாம் அறிய முயல்வோம்.

இனிப்புச் சுவையின் தன்மைகள்:

- சுவையால் இனித்தல்
- பிசுபிசுப்பாக இருத்தல்
- பழங்களில் - விதைகள் கூட்டாக இருத்தல்
- மஞ்சள் நிறமாக இருத்தல்

... இத்தன்மைகளில் மிகைத்திருக்கும் உணவுகள் இனிப்புச் சுவையாகும்.

உதாரணமாக, வாழைப்பழத்தை எடுத்துக்கொள்ளலாம்.

- சுவை - இனிப்பும், புளிப்பும்
- பழம் - பிசுபிசுப்புத் தன்மையுடன் இருக்கிறது.
- விதைகள் - கூட்டாகக் காணப்படுகிறது
- நிறம் - மஞ்சளாக இருக்கிறது. எனவே இனிப்புச் சுவை மிகுந்தும், புளிப்பு குறைவாகவும், பிற சுவைகள் மறைந்தும் காணப்படுகின்றன.

இவ்வாறு நாம் சுவைகளின் தன்மைகளைக் கொண்டு அவற்றை அடையாளம் கண்டுகொள்ளலாம். இனிப்பு பற்றி ஒரேயொரு விசயத்தை அறிநது கொண்டு அடுத்த சுவைக்குச் செல்லலாம்.

இனிப்புச் சுவையின் மிகுதி - புளிப்புச் சுவையாக மாறுகிறது.

புளிப்புச் சுவையின் தன்மைகள்:

- சுவையால் புளித்தல்
- சில நாட்கள் கழித்துப் புளித்தல் (தோசை மாவு)
- குழ; குழப்பாய் இருத்தல் (வெண்டைக்காய்)
- பழங்களில் - ஒரு கூட்டிற்குள் பல விதைகள் சதையுடன் இணைந்து இருத்தல் (பலாப்பழம்)
- வெண்மை நிறமாக இருத்தல்.
- சதைப்பற்று கூடுதலாக இருத்தல்.

துவர்ப்புச் சுவையின் தன்மைகள்:

- சுவையால் - துவர்த்தல்
- ஒட்டும் தன்மையுடையது
- பழங்களில் - ஒரு கூட்டில் ஒரே விதை இருப்பது (மாம்பழம்)
- மரத்தின் நிறம்

கசப்புச் சுவையின் தன்மைகள்:

- சுவையால் - கசப்பு
- மணம் இருந்தாலே அது கசப்பைக் குறிக்கும்
- சதைப்பற்று குறைவாக இருக்கும்
- கறுப்பு நிறமாக இருப்பவை

காரச்சுவையின் தன்மைகள்:

- சுவையால் - காரம்
- நார் நாராகப் பிரிதல் (ஏலக்காய்)
- கரைக்கும் தன்மையுடையது
- பழங்களில் - ஒரே கூட்டில் பலவிதைகள் வரிசையாக அமைந்திருக்கும் (மிளகாய்)
- சிவப்பு நிறமாக இருக்கும்
- மாவாகாத பொருட்கள் (கருணைக்கிழங்கு)

உப்புச் சுவையின் தன்மைகள்:

- சுவையால் - உப்பு
- உடைக்கும் தன்மையுடையது
- நீர்த்தன்மை மிகுந்திருக்கும் (ஆரஞ்சு)
- பழங்களில் - ஒரே கூட்டில் பலவிதைகள் தனித்தனியாக அமைந்திருக்கும் (தர்பூசணி)
- பழுப்பு நிறமுடையது .. மேற்கண்ட சுவைகளின் தன்மைகளைக் கொண்டு மிகைத்திருக்கும் சுவையை அறியலாம்.

இன்னும், அசைவ உணவுகளில் பிராய்லர் கோழி சதைப்பற்றின் காரணமாக - புளிப்புச் சுவை எனவும், நாட்டுக்கோழி சதைப்பற்றுக் குறைவின் காரணமாக கசப்புச் சுவை எனவும், ஆடு - மாடு போன்ற கால்நடைகள் சக்கை சக்கையாகப் பிரிவதால் - காரத்தன்மை எனவும் பகுக்கலாம். நம் உடல் கேட்கும் சுவையை அறிந்து, அச்சுவையின் தன்மையைக் கொண்டுள்ள உணவை உடலிற்கு அளிப்பதன் மூலம் உள்ளுறுப்புக்களின் பலவீனங்களைக் களையலாம். அறுசுவை நலமாக்கலின் எளிமையான இரண்டு வழிமுறைகள் உள்ளன.

1. சுவை ஒழுங்குமுறை
2. எதிர்ச்சுவை அளித்தல்

ஒரு நபருக்குப் பிடித்த சுவை ஒன்று இயல்பாகவே அமைந்திருக்கும். உடலில் நோய் ஏற்படும் காலங்களில் எந்தச் சுவை வழக்கமாகப் பிடிக்குமோ அச்சுவையை மட்டும் முற்றிலும் தவிர்த்துவிட வேண்டும். நோயின் தீவிரம் குறைந்த பிறகு படிப்படியாக அச்சுவையை அளவு மீறாமல் சேர்த்துக் கொள்ளலாம்.

உதாரணமாக, ஒருவருக்கு வழக்கமாக புளிப்பு பிடித்த சுவையாக இருக்கும். இந்தப் புளிப்புச் சுவையைத் தொடர்ந்து பயன்படுத்தி வந்தால் அதன் உள்ளுறுப்பான கல்லீரல் பலவீனமடையும். இப்போது அவருக்கு அறிகுறிகள் மூலம் சீர்கேடு உணர்த்தப்படும். தொடர்ந்து தொந்தரவுகள் தலைதூக்கும். இந்த நாட்களில் புளிப்புச் சுவையை முற்றிலும் தவிர்த்துவிடுவது நலமடைய வழிவகுக்கும். மெதுவாகப் பசி மீண்டும் தோன்றும் போது (உடலில் தொந்தரவுகள் தோன்றும் போது பசி இருக்காது) புளிப்பைத் தவிர்த்து பிற சுவைகளுள்ள உணவைத் தரலாம்.

இம்முறை சுவை ஒழுங்கு முறையாகும்.

மற்றொரு முறை எதிர்ச்சுவை அளித்தல்!

நாம் ஏற்கனவே பார்த்தபடி ஒருவருக்கு வழக்கமாகப் பிடிக்கும் சுவையை தொந்தரவு காலங்களில் முற்றிலும் தவிர்த்துவிடுகிறோம்.

ஏன் தவிர்க்கிறோம்?... அவர் எந்தச் சுவையை எப்போதும் சாப்பிடுகிறாரோ அந்தச் சுவையே அவருடைய உடல்நலக் கேட்டிற்குக் காரணமாக அமைகிறது என்பதால் தானே!.

நோயுற்ற காலத்தில் இந்தச் சுவையை நிறுத்தி விடுவது நல்லது தான். அதே நேரம் அளவுக்கதிகமான இச்சுவையைக் குறைக்க மாற்றுச் சுவை உண்டா?

ஆம்! ஒவ்வொரு சுவைக்கும் எதிர்சுவை உண்டு. எந்தச் சுவை மூலம் நாம் தொந்தரவுகளை அடைந்தோமோ அதற்கு நேரெதிரான சுவையுள்ள உணவைச் சாப்பிடுவதன் மூலம் விரைவான குணம் பெறலாம்.

ஆறு சுவைகளின் எதிரெதிர் சுவைகள் இதோ:

இனிப்பு	-	காரம்
புளிப்பு	-	உப்பு
துவர்ப்பு	-	கசப்பு

... இவை ஒன்றுக்கொன்று எதிர்ச்சுவையாகும்.

ஒரு குறிப்பிட்ட சுவை அதிகரிப்பதால் ஏற்படும் தொந்தரவுகளை எதிர்ச்சுவை உணவுகள் மூலம் எளிமையாக்கிக் கொள்ளலாம்..

உதாரணமாக,

வீடுகளில் தோசைமாவில் புளிப்புச் சுவை கூடிவிட்டால் கொஞ்சம் உப்பைத் தூவி சமன் செய்வார்கள்.

அதே போல, இனிப்புச் சுவையை சமன் செய்யக் காரம் பயன்படுகிறது. நம் நாக்கில் இனிப்புச் சுவை அதிகரித்துவிட்டால், அதை விடக் குறைவான இனிப்பைக் (காபி, டீ) உணர முடியாது. எனவே, அதிகமாய் உள்ள இனிப்புச் சுவையை சமன் செய்ய காரத்தைப் பயன்படுத்தினால் போதும்.

நாம் காரமான உணவை உண்ணும் போது காரச் சுவையின் மிகுதியினால் விக்கல் உண்டாகும். இந்த விக்கலை தண்ணீர் அருந்துவதன் மூலம் கொஞ்சம் குறைக்கலாம். ஆனால், முழுமையாக நிற்க வேண்டுமானால், இனிப்புச் சுவையை பயன்படுத்தலாம். கொஞ்சம் இனிப்புப் பொருளை நாக்கில் சுவைக்கும் போதே விக்கல் நின்றுவிடுவதை உணர முடியும்.

இப்படி, எதிர்ச்சுவைகளைப் பயன்படுத்துவது 'எதிர்ச்சுவை அளிக்கும்' முறையாகும். இதுவரை நாம் அறிந்தவை - பாரம்பரியமான தனிச்சீர் உணவு முறையின் ஒரு பகுதியாகும்.

ஆறு சுவைகளையும் - அதன் வெளிப்பாடுகளையும் உணர்ந்து சுவைத் தேவையைப் பூர்த்தி செய்வது அனுபவத்தால் படிப்படியாக விளங்கும்.

மிகச் சுலபமான இரண்டே விசயங்கள் மூலம் உணவை மிக எளிமைப்படுத்துகிறது. - தனிச்சீர் உணவுமுறையின் இரண்டாவது பகுதி! அது என்ன?

6

தேக்கமும் நீக்கமும்

நமது உடலில் ஏற்படும் சுவைக் குறைபாடு அல்லது அதிகரிப்பால் உள்ளுறுப்புக்கள் பலவீனமடைகின்றன. குறிப்பிட்ட உள்ளுறுப்பின் சுவையை அறிந்து, அதைத் தருவதன் மூலமோ அல்லது அதனுடைய எதிர்ச்சுவையைத் தருவதன் மூலமோ நலமடையும் வழியை தனிச்சீர் உணவு முறையின் ஒரு பகுதியாக இதுவரை அறிந்தோம்.

அறிகுறிகள் மூலம் ஒவ்வொரு உள்ளுறுப்பையும் கண்காணித்து, தேவையான சுவையை அளிப்பது ஒரு முறை. ஆறு சுவைகளின் தன்மையைப் பொறுத்து அவற்றை உடலில் தொந்தரவை ஏற்படுத்தும் சுவைகள், நலமாக்கும் சுவைகள் என்று இரு கூறாகப் பிரித்து எளிமையான வழியில் நலம் தருவது தனிச்சீர் உணவு முறையின் இரண்டாவது பகுதியாகும்.

நாம் அறிந்த ஆறு சுவைகளை மும்மூன்றாகப் பிரித்து இரு வகைகளாக அறியலாம்.

1. அமிலத் தன்மையுடைய சுவைகள் (Acid)
2. காரத்தன்மையுடைய சுவைகள் (Alkaline)

இங்கே நாம் ஒரு விசயத்தில் தெளிவு பெறுவது அவசியம். 'அமிலம் - காரம்' என்ற வார்த்தைகள் இப்போது பயன்படுத்தப்படும் விஞ்ஞான வார்த்தைகள் அல்ல. இது PH எனப்படும் ஹைட்ரஜனின் சேர்மானத்தைக் கொண்டு 'அமிலம்/காரம்' எனப் பிரிக்கும் நவீன வேதியியல் முறை அல்ல. பாரம்பரியமாக நம் முன்னோர்களால் வழங்கப்பட்டு வரும் தனிச்சீர் உணவுமுறையின் தொன்மையான அறிவியல்.

நவீன வேதியியல் கூறும் அமிலம் / காரம் என்பவை அக்குறிப்பிட்ட பொருளின் தன்மைகளாகும். நாம் இங்கே அறியவுள்ள அமிலம்/ காரம் என்பவை அப்பொருட்கள் நம் உடலினுள் ஏற்படுத்தும் தன்மைகளாகும்.

சரி;

மீண்டும் சுவை பகுப்பிற்குத் திரும்புவோம். நாம் அறிந்த ஆறு சுவைகளில் மூன்று சுவைகள் அமிலத் தன்மையை உடலில் ஏற்படுத்தும் சுவைகளாகும்.

அவை-

1. இனிப்பு
2. புளிப்பு
3. துவர்ப்பு

இம்மூன்று சுவைகளும் பிசுபிசுப்பான, குழ குழப்பான ஒட்டும் தன்மையை உடலில் ஏற்படுத்தும் சுவைகளாகும். நம் உடலின் பல பகுதிகளில் தேங்கும் கழிவுகள் அனைத்தும் அமிலத் தன்மையுள்ள இந்த மூன்று சுவைகளால் ஏற்படுபவைதான்!.

உடலில் அமிலத் தன்மை தேங்குவது தான் பெரும்பாலான நோய்களுக்குக் காரணமாகும்.

நம் உடலில் எந்தப் பகுதியில் கழிவுகள் தேங்குகிறதோ அப்பகுதியில் சில தொந்தரவுகள் தோன்றும். தொந்தரவுகள் வெளிப்படும் பகுதிகளுக்குத் தகுந்தவாறு நோய்கள் வெவ்வேறு பெயர்களால் அழைக்கப்படுகின்றன.

உதாரணமாக,

கை, கால் மூட்டுகளில் கழிவுகள் தேங்கியுள்ள போது மூட்டுவலி (Rheumatic Arthritis) என்றும், தசைகளில் தேங்கி வலி ஏற்படும் போது தசைவலி (Muscle pain) என்றும் நுரையீரலில் தேங்கும் போது இதய அடைப்பு (Heart Block) என்றும் அழைக்கப்படுகின்றன. இவ்வாறுதான் அனைத்து விதமான தொந்தரவுகளும் உடலில் கழிவுகள் தேங்குவதாலும், அதனால் உள்ளுறுப்புக்கள் பலவீனமடைவதாலுமே தோன்றுகின்றன. இப்படியான கழிவுகள் தேக்கத்திற்கு மேற்கண்ட அமிலச் சுவைகளே காரணமாக அமைகின்றன. நம் உடலில் தேங்குகின்ற அனைத்துவிதமான கழிவுகளும் அமிலத் தன்மை உடையவைகளாகவே உள்ளன.

இன்னும் - அமிலம், காரம் என்னும் இரு தன்மைகளில் தேங்கும் தன்மை கொண்டது அமிலமாகும். உடலின் ஆரோக்கிய நிலையில் - உள்ளுறுப்புக்களின் சீரான நிலையில் அமிலத் தன்மை தேங்குவதில்லை. நமது முறையற்ற உணவு முறைகளால் அமிலத்

தன்மையுள்ள உணவுகள் அளவை மீறுகின்றன. மிகினும், குறையினும் நோயே!. இவ்வாறு அதிகரிக்கும் ஒற்றைத் தன்மையுள்ள உணவுகளால் நம் உடலில் கழிவுகள் தேங்குகின்றன. கழிவுகளின் தேக்கத்தால் உள்ளுறுப்புக்களின் அன்றாட இயக்கத்தில் பாதிப்பு ஏற்பட்டு, முழு உடலின் ஆரோக்கியத்தையும் பாதிக்கிறது..

அமிலத்தன்மையுள்ள சுவைகள் அளவை மீறும் போது தேக்கம் கொள்கின்றன.

மீதமுள்ள மூன்று சுவைகள் காரத்தன்மை (Alkaline) உள்ள சுவைகளாகும். இவை அமிலச் சுவைகளுக்கு நேரெதிரான தன்மைகளைக் கொண்டுள்ளன.

1. காரம்
2. உப்பு
3. கசப்பு

பிசுபிசுப்பான இனிப்புச் சுவைக்கு எதிராக கரைக்கும் தன்மை யுடைய காரமும், கொழகொழப்பான புளிப்புச் சுவைக்கு எதிராக - உடைக்கும் தன்மையுள்ள உப்பும், ஒட்டும் துவர்ப்புச் சுவைக்கு எதிராக உறிஞ்சும் தன்மையுள்ள கசப்புச்சுவையும் அமைந்துள்ளது. உடலில் தேங்குகின்ற தன்மையுள்ள கழிவுகளை கரைத்து, உறிஞ்சி, உடைத்து வெளியேற்றும் விதத்தில் காரத் தன்மையுள்ள சுவைகள் உடலில் செயல்படுகின்றன.

எனவே, காரத்தன்மை - அமிலத் தன்மைக்கு எதிரானது. நம் உடலில் அமிலத் தன்மை தேங்கும் இயல்புடையது, காரத்தன்மை வளியேறும் தன்மையுடையது. நம் உணவுகளில் உள்ள அளவு மீறும் அமிலச் சுவைகளால் தேக்கம் ஏற்படுகிறது என்பதை அறிந்தோம். அதேபோல, காரத்தன்மையுள்ள சுவைகள் அளவுமீறும்போது தானே வெளியேறும் இயல்பைக் கொண்டுள்ளன.

நேரெதிர் இயல்புகளைக் கொண்டுள்ள அமில, காரத் தன்மைகளின் சமமான கலப்பு உணவு உடலிற்கு ஊறு விளைக்காதது. எந்த அளவிற்கு அமிலச் சுவைகளுள்ள உணவை நாம் உண்கிறோமோ அவற்றைச் சமப்படுத்தும் காரத் தன்மையுள்ள சுவைகளைச் சேர்த்து உண்ண வேண்டும். தனிச்சீர் உணவு முறையின் அமில, கார பகுப்புச் சமன்பாட்டின் படியே பாரம்பரியமான உணவு முறைகள் அனைத்துமே அமைந்திருந்தன.

உதாரணத்திற்கு -

நம் உணவுமுறையின் எஞ்சிய பகுதியான அறுசுவை உணவு பதார்த்தங்களைச் சற்றுக் கவனிப்போம்.

நம்முடைய சிறப்பான மதிய உணவுகளை பகுப்போம்.

நாம் உண்ணும் சோறு - புழுங்கல் அரிசி என்றால் - காரத்தன்மையுடையது.

பச்சை அரிசி என்றால் - அமிலத் தன்மையுடையது.

குழம்பு வகைகள் - அமிலத் தன்மையுடையது. அதில் காரத்தன்மையுடைய கடுகு, கறிவேப்பிலை, வெங்காயம், மிளகாய் போன்றவற்றைத் தாளித்து ஊற்றி சமன்படுத்துவார்கள்.

உதாரணமாக,

சாம்பார் - அமிலம்

புளிக்குழம்பு - அமிலம்

ரசம் - காரம்

தயிர் - அமிலம்

நீர் கலந்த மோர் காரம் .. என சமன்பாடான உணவுகளாகவே இருக்கின்றன.

இன்னும் நாம் பயன்படுத்தும்...

கூட்டு - அமிலம்

பொறியல் - காரம்

அவியல் - அமிலம்

அப்பளம் - காரம்

... என சுவைப் பகுப்பு தொடர்கிறது.

நம்முடைய பாரம்பரிய உணவுமுறைகள் இத்தகைய சுவைப் பகுப்பின்படியே அமைந்திருந்தன. அவற்றை உண்பதற்கான வரிசை முறைகளும் கூறப்பட்டிருந்தன.

நம்முடைய உணவு மட்டும் தான் சரியானது. பிற பண்பாட்டு உணவு முறைகள் தவறானவை என்ற கூற்று தவறானது.

நம்முடைய அரிசி உணவைப் போன்ற வடநாட்டின் ரொட்டி உணவை எடுத்துக் கொள்வோம்.

நார்த்தன்மையுள்ள கோதுமை - காரம்

மொறுமொறுப்பான பூரி - காரம்

மாவுத் தன்மையுள்ள கிழங்குகள் - அமிலம்

கூட்டு - அமிலம்

அதேபோல சப்பாத்தி உணவுகள் போன்ற வடநாட்டின் அனைத்துப் பாரம்பரிய உணவுகளும் தன்மை பகுப்பின் அடிப்படையில் சரியாக அமைந்துள்ளன.

சீன உணவிற்கு வாருங்கள்.

அரிசி - காரம்

வேகவைத்தல் - அமிலம்

வறுத்தல் - காரம்

இவற்றின் சேர்மானம் ஃப்ரைடு ரைஸ் ஆக மாறுகிறது. சீன உணவுகள் - தனித்தனி வகைகள் தனித்தனியாகவே சமன் செய்யப்படுகின்றன. இந்திய உணவுகள் கூட்டாக சமன் செய்யப்படுகின்றன.

சமன்படுத்துதல், அல்லது சமப்படுத்துதலே சமைத்தல் ஆகும்.

நம் உணவுகளில் இவ்விரட்டைப் பகுப்பை அடிப்படையாகக் கொண்ட சுவைகள் சமப்படுத்தப்படுகின்றன. அளவை மீறாத அமிலமும், அதனைச் சமப்படுத்தும் காரமும் கொண்ட உணவுகள் நம் உடல்நலத்தைக் காப்பவைகளாக அமைந்துள்ளன.

அமிலத்தன்மையுள்ள சுவைகளின் அதிகரிப்பால் உடலில் கழிவுகள் தேக்கமடைந்து, தொந்தரவுகள் தோன்றுகின்றன. இவ்வாறான நேரங்களில் காரத்தன்மை அதிகமுள்ள சுவைகளை உணவில் எடுத்துக் கொண்டோமானால் அமிலத் தன்மையுள்ள கழிவுகள் வெளியேறும்.

அளவை மீறும் அமிலச் சுவைகள் - தேக்கமடையும் என்பதை அறிந்தோம். அளவை மீறும் காரச் சுவைகள் எவ்வாறு வெளியேறும்?

வாந்தி, வயிற்றுப் போக்கு, தும்மல், இருமல், காய்ச்சல் போன்ற உடனடித் தொந்தரவுகள் மூலம் காரத்தன்மை தானே வெளியேறுகிறது. பொதுவாகத் தொந்தரவுகளை தற்காலிகமானவை (Acute), நீடித்தவை (Chronic) என்று ஆங்கில மருத்துவத்தில் பிரிப்பார்கள். இவற்றில் தோன்றி, மறையும் தற்காலிகத் தொந்தரவுகளாக அறியப்படுபவைகள் அனைத்தும் காரத்தன்மை அதிகரிப்பால் ஏற்படுகின்றன.

நீடித்த தொந்தரவுகள் அனைத்தும் அமிலத்தன்மை அதிகரிப்பால் தோன்றுகின்றன.

அமில, காரத் தன்மையுள்ள உணவுகளை எவ்வாறு அடையாளம் கண்டுபிடிப்பது?

7

இரட்டைப் பகுப்பு முறை

தனித்தனியான சுவைகளை அறிவதைவிட அமிலம் / காரம் என்ற இரட்டைப் பகுப்பு மூலமாக எளிதில் சுவைகளைப் பிரித்து உணர முடிகிறது. உடலில் தேக்கத்தை ஏற்படுத்தும் அமிலச் சுவைகளும், வெளியேற்றும் தன்மையுள்ள காரச் சுவைகளும் எவை எவை என்பதை அறிந்துள்ளோம்.

இவ்வடிப்படையில் அமில, காரப் பகுப்பை பிரித்தறியும் தன்மைகளை ஒட்டுமொத்தமாக பார்க்கலாம்.

அமிலத் தன்மையைக் கண்டறிதல்:

1. நேரடியான சுவைகளில் இனிப்பு, புளிப்பு, துவர்ப்பு போன்றவற்றைக் கொண்டுள்ள உணவுகள்.
2. நொதித்தல் மூலம் புளிப்பை அடையும் உணவுகள்.
3. பிசுபிசுப்பாக, குழகுழப்பாக, ஒட்டும் தன்மையுள்ள உணவுகள்.
4. காற்றுடன் வினைபுரியும் உணவுகள்
5. பழங்களில் - பல விதைகள் கூட்டாக இருப்பதும், பல விதைகள் சதையுடன் ஒட்டிக் காணப்படுவதும், ஒரே ஒரு விதை இருப்பதும் அமிலத் தன்மையாகும்.
6. மாவுப் பொருளாக உள்ள உணவுகள்.
7. சதைப்பற்று கூடுதலாக உள்ள உணவுகள்
8. மஞ்சள், வெண்மை, மர நிறத்தில் காணப்படும் உணவுகள்.

... போன்றவை அமிலத் தன்மைக்கான உணவுகளாகும்.

காரத்தன்மையைக் கண்டறிதல்:

1. நேரடியான சுவைகளில் கசப்பு, காரம், உப்பு போன்றவற்றைக் கொண்டுள்ள உணவுகள்.
2. மணக்கும் பொருட்கள் காரத் தன்மையைக் கொண்டிருக்கும்.
3. சக்கை, சக்கையாக - நார், நாராகப் பிரியும் உணவுகள்.
4. சதைப்பற்றுக் குறைவாக இருக்கும் உணவுகள்.
5. கரைக்கும், உடைக்கும், உறிஞ்சும் தன்மையுள்ள உணவுகள்.
6. காரத்தன்மை, கூடுதலாகக் காணப்படும் உணவுகள்.
7. பழங்களில் - பல விதைகள் தனித்தனியாகவும் வரிசையுடனும் அமைந்திருப்பவைகள்.
8. கறுப்பு, சிவப்பு, பழுப்பு நிறங்களில் காணப்படும் உணவுகள்.

... போன்றவை காரத்தன்மைக்கான உணவுகளாகும்.

அமில, காரத்தன்மைகளை உணவில் கூடுதலாக்கும் சில முறைகளும் உள்ளன. அவற்றையும் அறிவது பலனளிக்கும்.

- உணவுகளில் சொத சொதப்பான தன்மை அமிலத்தை அதிகரிக்கும்.
- மொறுமொறுப்பான தன்மை காரத்தை அதிகரிக்கும்.
- அவித்தல் அல்லது வேகவைத்தல் அமிலத் தன்மையை அதிகரிக்கும்.
- பொறித்தல் அல்லது சுடுதல் காரத்தன்மையை அதிகரிக்கும்.
- தங்கம் - அமிலமாகவும், வெள்ளி - காரமாகவும் கருதப்படுகிறது.
- நீர் - காரத்தன்மையானது, நவீன வேதியியலில் - நீரை சமனாக (Nautral) கருதுவார்கள். ஆனால் பாரம்பரிய அறிவியல் நீரை காரத்தன்மையான பொருட்களில் முதன்மையானதாகக் குறிப்பிடுகிறது.
- உடலில் - மந்தமாக இருக்கும் வயிறு அமிலத் தன்மையானது.

- பசிக்கும் வயிறு - காரத்தன்மையுடையது.

- சமைத்தலில் - வதக்குதல் அமிலம். தாளித்தல் காரம்.

அமிலச் சுவை மிக அதிகமாக உடலில் தேங்கியிருந்தால் எந்தச் சுவையுள்ள உணவுகளை உண்டாலும் அமிலச் சுவையாகவே மாறுகிறது.

இன்னும் - சுவைக் கலப்பு உணவுகள், மரபணுமாற்ற உணவுகள் ... என நவீன உணவுகளின் வருகையும் நடைபெற்றுள்ளது. எந்த வகை உணவானாலும் அவற்றின் தன்மைகளை உணர்ந்து உட்கொண்டோமானால் உடல்நலக் கேடு இல்லை.

உதாரணமாக, வயிற்றுப் போக்கின் போது தயிர் சாப்பிடுவது போன்றவை பொதுப்பழக்கங்களாக உள்ளன. நீண்டகால வயிற்றுத் தொந்தரவால் ஏற்படும் வயிற்றுப் போக்கு அமிலத் தன்மையால் ஏற்படுவது. மீண்டும் அமிலத் தன்மையுடைய தயிர் நிலைமையை இன்னும் மோசமாக்கும். திடீர் வயிற்றுப் போக்கு காரத்தன்மையுடையது. இதற்கு சுவை அடிப்படையில் தேவை ஏற்பட்டால் தயிர் கொடுக்கலாம்.

இங்கே நாம் கவனத்தில் கொள்ள வேண்டிய முக்கியமான விசயம் ஒன்று உண்டு. உணவுகளைப் பற்றிய, மருந்துகளைப் பற்றிய விதவிதமான ஆலோசனைகள் நம் நாட்டில் இலவசமாகக் கிடைக்கும். இப்படியான பரிந்துரைகள் யூகங்களின் அடிப்படையில் கூறப்படுபவை இவற்றைக் கண்டபடி பின்பற்றினால் உடல் புதிய புதிய தொந்தரவுகளுக்கு உள்ளாகும்.

நாட்டு மருந்துகள், உணவுகள் போன்றவற்றில் போதிய தெளிவு உள்ளவர்களிடம் மட்டுமே ஆலோசனை கேளுங்கள்.

இன்னும் சிறந்த வழி - உங்கள் உடலிடமே ஆலோசனை கேட்பதுதான். உடல் - பசியை, பசியின்மையை அறிவிக்கும். உணவு - தேவையை, தேவையில்லாமையை அறிவிக்கும். சுவைகளில் - பிடித்ததை, பிடிக்காததை அறிவிக்கும்.

யார் யாரையோ நம்புவதைக் காட்டிலும் - உங்கள் உடலோடு உடனான அனுபவம் உலகத்தைப் புரிய வைக்கும். உடல் - ஒரு மந்திரச் சாவி!

தனிச்சீர் உணவுமுறையின் சுவை அடிப்படையிலான, பகுப்பு அடிப்படையிலான நோய் நீக்கும் முறைகளை அறிந்துள்ளோம்.

- உடலிற்கு எந்தச் சுவை தேவையோ அதனை அறிகுறிகளில் உணர்ந்து கொடுப்பது.
- எந்தச் சுவையால் உடல் கெட்டுப் போனதோ அந்தச் சுவையைத் தவிர்ப்பது.
- உடலைக் கெடுத்த சுவைக்கு எதிரான சுவையைக் கொடுப்பது.
- அமிலத் தன்மையுள்ள சுவைகளின் தேக்கத்தால் ஏற்படும் தொந்தரவுகளை காரச் சுவைகள் கொண்டு தடுப்பது... போன்ற விசயங்களைக் கற்றுத் தெளிந்திருக்கிறோம்.

நோயுற்ற காலங்களிலும், சாதாரண காலங்களிலும் உணவு எப்படி இருக்க வேண்டும்?

தனிச்சீர் உணவு முறையின் ஈடு இணையற்ற நிறைவுப் பகுதி இதோ!

8

பசித்தலும் - புசித்தலும்

பாரம்பரியமான உணவுச் சமன்பாட்டின்படி நம்முடைய உணவுகள் கட்டமைக்கப்பட்டிருந்தன. நாம் அறிந்தோ, அறியாமலோ அமில - காரத் தன்மைகளைச் சமப்படுத்தும் விதமான உணவுகளைப் பின்பற்றி வந்துள்ளோம். ஆனால், இப்போது மாறிவரும் உலகச் சூழலிற்கேற்ப நம் உணவுப் பழக்கமும் மாறியிருக்கிறது.

தனிச்சீர் உணவுமுறையின் சமன்பாடுகள் அனைவருக்கும் பொதுவானவையாகக் கற்றுத் தரப்படவில்லை. காரணம் தெரியாமல் பின்பற்றப்படும் சடங்குகளில் ஒன்றாகவே நமது உணவு முறையும் அமைந்துவிட்டது. அதன் விளைவாக இன்று நம் உணவுகள் சுவை மாறி, தடம் மாறி நோய்த் தன்மையுள்ளவையாக மாறிவிட்டன.

யார் யாருக்கு எதுவெல்லாம் லாபம் தருகிறதோ, அதுவெல்லாம் ஆரோக்கியமானது - என்று வியாபாரக் குரலில் உலகம் பேசத் துவங்கிவிட்டது. நம்முடைய உடல் நலத்தைப் பற்றிய கவலை நமக்கு ஏற்பட வேண்டிய அவசியமான காலம் இது.

பாரம்பரிய உணவுகளின் எச்சமாகக் கொஞ்சமும், மேலை - கீழை நாடுகளின் உணவுப் பழக்கங்களில் கொஞ்சமுமாக நம்முடைய உணவுகள் கலவை உணவுகளாக மாறிவிட்டன. அவை உடலின் உயிர் வேதியியலில் என்ன விதமான மாற்றங்களை ஏற்படுத்தும் என்ற கேள்வியே இல்லாமல் முன் வைக்கப்படுகின்றன.

நம் இன்றைய உணவுப் பழக்கத்தைக் கவனிப்போம்.

- இரவு தாமதமான தூக்கத்திலிருந்து காலை தாமதமாக எழுந்தவுடன் காபி அல்லது டீ (அமிலத்தன்மை)

- ஏழு மணிக்குக் காபி சாப்பிட்டால் ஒன்பது, பத்து மணிக்குத்தான் பசி ஏற்படும். என்றாலும், பசியற்ற நிலையில் 8 மணிக்கு டிபன். (பசியற்ற வயிறு - அமிலத் தன்மை)

- நம் காலை உணவுகள் பெரும்பாலும் மாவுப் பொருட்கள் இட்லி, தோசை, ஊத்தப்பம், வடை (அமிலத்தன்மை)
- காலை உணவு ஜீரணமாகாத நிலையில் மீண்டும் ஒரு காபி. (இரட்டை அமிலத் தன்மை)
- மதிய உணவு இடைவேளையில் - நம் வழக்கமான உணவு. 'அறுசுவை உணவு' என்று பெயரளவில் அழைக்கப்பட்டாலும் அமிலத் தன்மை மிகுந்த உணவு. சோறு - அமிலம், சாம்பார் - அமிலம், கூட்டு - அமிலம், தயிர் - அமிலம், ரசம் - அப்பளம் ... போன்ற சிற்சில கார உணவுகள். (பெரும்பகுதி - அமிலம்)
- மதிய உணவு ஜீரணமாகாத நிலையில் மீண்டும் ஒரு காபி. (இரட்டை அமிலத் தன்மை)
- மாலைச் சிற்றுண்டி உண்டவர்களுக்கு இரவு உணவுத் தேவை குறைவு. என்றாலும், நம்முடைய இரவுகள் கொண்டாட்டத்திற்கானவைகள் (பார்ட்டி, உபசரிப்பு) இரவு உணவாக காலையில் சாப்பிட்ட அதேவகை மாவுப் பண்டங்கள். அல்லது அமிலத்தன்மை கூடிய சோற்றுணவு (எஞ்சியது).

... இவ்வாறான நம் தினசரி உணவுப்பட்டியலில் எந்தத் தன்மை மிகுந்திருக்கிறது? சந்தேகமே இல்லாமல் அமிலத்தன்மை அதிகமாக உள்ளது.

இவற்றில், சிற்சில மாற்றங்கள் இருக்கலாம். எண்ணெய் குறைந்த சப்பாத்தி, உப்புமா(ரவை), மொறுமொறுப்பான உணவுகள், மிளகு இஞ்சி அதிகமாக்கப்பட்ட உணவுகள்... என காரத்தன்மையுள்ள உணவுகள் எப்போதாவதுதான் நம் தினசரிப் பட்டியலில் வருகிறது.

அமிலத் தன்மை - குறிப்பாக, இனிப்பும் - புளிப்பும் அதிகமான உணவுமுறையை நாம் கொண்டிருக்கிறோம். நம் அன்றாட உணவில் அமில உணவுகளைக் குறைத்துக் கொள்வதும், கார உணவுகளை சேர்த்துக் கொள்ளவும் உணவு மாற்றத்தில் அவசியமானதாகும்.

உணவுகளில் காரத் தன்மையை அதிகரிப்பது ஒரு வழி. இயல்பிலேயே காரத்தன்மையை ஏற்படுத்துவது எளிமையான இன்னொரு வழி.

நம் உடலின் இயற்கையிலேயே காரத்தன்மை அதிகமாவதற்கான வழிமுறைகள் அமைந்துள்ளன.

உணவுகளில் அமிலத்தன்மை கூடி, நீண்டகாலத் தேக்கம் ஏற்பட்டுள்ள அமிலத் தன்மையுள்ள உடல், எந்த வகையான சுவையை உட்கொண்டாலும் அமிலமாக மாறிவிடும் என்பதை நாம் எற்கனவே பார்த்தோம். இந்நிலையில் உணவ்ய்களில் காரத்தன்மையை அதிகரிப்பதை விட, இயற்கையிலேயே காரத்தன்மை மிகும்படியான இயல்புகளின் மூலம் நாம் உடல்நிலையைச் சமன்படுத்தலாம்.

இயற்கையிலேயே காரத்தன்மையை எப்படி அதிகரிப்பது?

பசியற்ற மந்தமான வயிறு அமிலத் தன்மையுடையது.

பசியுணர்வோடுள்ள வயிறு காரத்தன்மையுடையது.

நம் உடலின் உணவுத் தேவையை நமக்கு அறிவிப்பது - பசியுணர்வாகும். பசி ஏற்பட்ட பிறகு, உணவு உண்போமானால் - அந்த உணவு எவ்வகையில் இருந்தாலும், உடலால் காரத்தன்மை மிகுந்ததாக மாற்றிக்கொள்ளப்படுகிறது.

உதாரணமாக, குழந்தைகளின் அழுகை காரத்தன்மையுடையது. நம் குழந்தைகள் காரணமின்றி அழுவது அதன் உடல் சமநிலைக்கான தேவையாகும். குறிப்பாக, நுரையீரலில் சளி தேக்கமடைந்துள்ள குழந்தைகள் அழும் போது காரத்தன்மை அதிகரித்து கழிவுகள் வெளியேறுகின்றன.

அதே போல தண்ணீர் - காரத்தன்மை உள்ளது.

பசிக்கு உணவருந்துவதும், தாகத்திற்கு - தண்ணீர் குடிப்பதும் காரத்தன்மையை நிலைப்படுத்துவதாக அமைகிறது.

உடலில் தொந்தரவுகள் ஏற்பட்டுள்ள நாட்களில் பசி இருக்காது. அப்படி, சிறிதளவு பசி போன்ற உணர்வு இருந்தாலும் - உணவு உண்ணாமல் தொந்தரவு குறையும் வரை பொறுத்திருப்பது அமிலத் தன்மையால் தேங்கிய உணவுகளை வெளியேற்றி, காரத்தன்மை ஏற்படுவதற்கு வழிவகுக்கிறது.

நோயுற்ற காலங்களில் என்ன செய்யவேண்டும் என்பதை ஒரு சமஸ்கிருத பழமொழி விளக்குகிறது.

“லங்கனம் பரம ஔஷதம்”

“பட்டினியே அனைத்திற்குமான மருந்து”

... உடல் ரீதியான தொந்தரவுகள் ஏற்பட்டுள்ள காலங்களில்

பசியுணர்வோடு அல்லது பசியுணர்வற்று பொறுத்திருப்பது காரத் தன்மையை அதிகரிக்கும். தொந்தரவுகள் குறையும் வரை காரத்தன்மை உடலில் மிகுந்திருப்பது நன்மையானது.

வெறும் வயிற்றோடு காத்திருப்பது சிலருக்கு கஷ்டமானதாக இருக்கலாம். அப்படி முழுப் பட்டினி இருக்க முடியாதவர்கள் - அவ்வப்போது தண்ணீரை மட்டும் அருந்தலாம். காரத்தன்மையுள்ள வெறும் வயிற்றோடு, காரத் தன்மையுள்ள தண்ணீரை சிறிது, சிறிதாக அருந்துவதும் காரத்தன்மையை அதிகப்படுத்தும். இவ்வகையில், தண்ணீரோடு இருக்கும் விரதம் 'நீர் விரதம்' எனப்படும். பொதுவாக, விரதங்களை மூன்று விதமாகப் பிரிக்கலாம்.

1. முழு விரதம் (வெறும் வயிற்றோடு இருப்பது)
2. நீர் விரதம் (தண்ணீர் மட்டும் அருந்துவது)
3. பழ விரதம் (பழங்கள் மட்டும் உண்பது)

... இந்தப் பழ விரதத்தில் நீர்த்தன்மை அதிகமுள்ள பழங்களை உண்பது காரத்தன்மையை அதிகரிக்க உதவும். சதைப்பற்றுள்ள பழங்களை உண்பதையும், அதிகமாக உண்பதையும் தவிர்த்துவிட வேண்டும்.

உற்ற சுரத்திற்கும்

உறுதியாம் வாய்வுக்கும்

அற்றே வருமட்டும்

அன்னத்தைக் காட்டாதே!"

-என்கிறார் திருமூலர்.

தொந்தரவுகள் ஏற்பட்டிருக்கும் போது இவ்வகையில் காரத் தன்மையை அதிகரிக்கும் பழக்கங்களை கைக்கொள்வதும், சாதாரண நிலையில் உடலின் உணர்வுகளுக்கு மதிப்பளித்து - அவற்றை நிறைவேற்றுவதும் முழுமையான ஆரோக்கிய வாழ்விற்கு வழிவகுக்கும்.

தனிச்சீர் உணவு முறை - எளிமையான உணவுகளால் விளக்கப் பட்டுள்ளது. இன்னும், சமச்சீர் உணவுமுறை பற்றியும், உணவு தொடர்பான சில குழப்பமான விசயங்களையும் நாம் அறிந்து கொண்டோமானால் உணவு பற்றிய நம்முடைய அறிவு முழுமையடையும்.

சமச்சீர் உணவு என்றால் என்ன? அதனால் நம் உடலின் தேவை நிறைவேறுகிறதா? என்பதை அறிவோம்...

9

சமச்சீர் உணவின் கலப்படம்

சமச்சீர் உணவு முறை என்பது ஒரு சராசரி கணக்கின் அடிப்படையிலானது ஆகும். ஒரு மனிதனுக்குத் தேவையான ஒரு நாளின் உணவில் என்னென்ன சத்துகள் எந்தெந்த விகிதத்தில் கலந்திருக்க வேண்டும் என்பதை சமச்சீர் உணவுமுறை கூறுகிறது.

ஒரு மனிதன் 24 மணிநேரத்தில் எவ்வளவு தண்ணீர் அருந்துகிறான்? எவ்வளவு உணவு தேவை இருக்கிறது? என்பதன் கணக்கீட்டைக் கொண்டு சராசரித் தேவை மதிப்பிடப்படுகிறது.

ஒருவருடைய ஒரு நாளைய தண்ணீர்த் தேவை சராசரியாக 2 லிட்டர் என்று வைத்துக்கொள்ளலாம். இந்த 2 லிட்டருக்கு அதிகமாகவோ, குறைவாகவோ குடிப்பது உடல் நலனுக்கு ஏற்றதல்ல என்று ஒரு அளவீட்டை நிறுவுகிறது இம்முறை. கோடைகாலம், குளிர் - மழைக் காலம் என்ற வெப்பநிலை மாறுபட்டாலும் நீர்த்தேவை மாறுபடலாம். இன்னும், நம்முடைய உணவுகள் - நீர்த்தேவையை மாறுபடுத்துகின்றன. மாவுப் பொருட்களும் இனிப்பு உணவும், மசாலா உணவுகளும், அசைவ வகையும் தாகத்தை அதிகப்படுத்தும்.

உடல் தன்னுடைய தேவைக்கேற்ப - செரிமானத் தன்மை, பருவ காலம், உடல் வெப்பம், தேவை - போன்ற காரணிகளால் மாறுபட்ட தண்ணீர்த் தேவையை தானே அறிவிக்கிறது தாகத்தின் மூலம்!

ஒவ்வொரு தனிமனிதனின் தண்ணீர்த் தாகமும் தனித்தனியானவை. புறக்காரணிகளை மட்டும் வைத்து தேவையை அளவிடவோ, நிர்ணயிக்கவோ முடியாது. அகக் காரணிகள், புறக்காரணிகள் இரண்டின் நிலையைப் பொறுத்தும் உடல் தன் தேவைகளைத் தீர்மானிக்கிறது, நமக்கு அறிவிக்கிறது.!

எவ்வகையான சராசரி அளவீடும் - தனிமனிதத் தேவையை பூர்த்தி செய்ய முடியாது.

சமச்சீர் உணவுமுறையின் அடிப்படை அம்சங்கள் இரண்டு தன்மைகளால் ஆனவை.

1. கலோரி அடிப்படையிலான கணக்குகள்

2. புரதங்கள் வைட்டமின்கள் மற்றும் சத்துக்களை அடிப்படையாகக் கொண்டவை.

கலோரி - என்பது என்ன?

உடலின் சக்தி (Energy) தேவையைக் குறிக்கும் அளவீடு. சராசரியான கணக்கின்படி ஒவ்வொரு நபருக்கும் இத்தனை கலோரிகள் தினசரி தேவைப்படுகிறது. அதனை - நிறைவு செய்யும் விதமாக போதுமான கலோரியுள்ள உணவை நாம் அளிக்க வேண்டும் என்பதே கலோரி கணக்கு.

சராசரித் தேவை என்பது உயிருள்ள எந்த ஒரு பொருளுக்கும் பொருந்தாது என்பதை நாம் முன்பே அறிந்தோம்.

உதாரணமாக, உழைத்துக் களைத்த ஒருவருக்கு 80 கலோரிகள் தேவையிருக்கிறது. ஏ.சி.ரூமில் அமர்ந்திருக்கும் இன்னொரு நபருக்கு 20 கலோரிகளே போதுமானது. ஆனால், இருவருக்குமான சராசரி கலோரி எவ்வளவு?

80 + 20 =100 / 2 = 50 கலோரிகள்.

சராசரி கலோரியான 50 கலோரியை இருவருக்கும் கொடுத்தோமானால், 80 கலோரி தேவையுள்ளவருக்கு பற்றாக்குறையாகவும், 20 கலோரி தேவையுள்ளவருக்கு அதிகமாகவும் போய்ச் சேரும்.

இது- சராசரி கணக்காகும். நாம் உடலை ஓர் இயந்திரமாகப் பார்க்கிறோம். இந்த மோட்டார் பைக்கில் ஒரு லிட்டர் பெட்ரோலுக்கு 65 கிலோ மீட்டர் போகலாம் என்பதைப்போல, இத்தனை கலோரியுள்ள உணவைப் கொடுத்தால் இவ்வளவு வேலை செய்யும் என்று கருதுகிறோம்.

நம்முடைய பொருள் அடிப்படையிலான கணக்குகள் உயிருள்ள உடலில் செல்லுபடியாவதில்லை.

100 கலோரியுள்ள உணவை இருவர் ஒரே நேரத்தில் சாப்பிடுகின்றனர். ஒருவருக்கு 80 கலோரியும், இன்னொருவருக்கு 20 கலோரியும் தேவையுள்ளது. இப்போது - இயந்திரம் என்ன செய்யும்? எவ்வளவு

குறைகிறதோ அந்த அளவிற்கு தன் வேலையைக் குறைத்துக்கொள்ளும்.

ஆனால் - உயிருள்ள மனித உடல் அவ்வாறு செய்வதில்லை. தனக்குத் தேவையான சக்தியை கிடைக்கிற உணவுகளிலேயெ ஈடு செய்து கொள்ளும். தேவையற்ற உணவைச் சேமிக்காது. உடனே வெளியேற்றிவிடும். அடுத்தது - சத்துக்களை கணக்கிட்டு உடலிற்கு அளிப்பது.

சத்துக்கள் - என்பவை வைட்டமின்கள், மினரல்கள், கால்சியம், புரோட்டீன்... போன்றவைகளாகும், இவற்றில் உடலிற்கு எந்தவிதமான சத்து தேவையோ அதையே உணவில் தருவதாகும்.

உடலிற்குத் தேவையான சத்துக்களை உடலே உற்பத்திகொள்ளுமே தவிர, வெளியிலிருந்து தரப்படுபவைகள் உடலால் நிராகரிக்கப்படும்.

தன்னுடைய தேவைகளை தானே தயாரித்துக்கொள்ளும் தன்மையுடையதாக உடல் இருக்கிறது. இதற்கு மிகப்பெரிய நிரூபணங்கள் எதுவும் தேவையில்லை.

ஒரு தாயின் வயிற்றில் குழந்தை வளர்கிறது. அந்தச் சிசுவின் எலும்புகள் வளர்வதற்காக கால்சியமும், தசைகள் வளர கொலஸ்ட்ராலும், புரதமும், நரம்புகள் வளர - நார்ச்சத்தும், முழு வளர்ச்சி இயக்கம் நடைபெற குளுக்கோசும்.. இன்ன பிற தேவைகளையும் அப்பெண்ணின் உடலிற்கு யார் கொடுப்பது?

நம்முடைய ஆராய்ச்சிகள் வளர்ந்த இந்த நூற்றாண்டில் வேண்டுமானால் - உடலின் வளர்ச்சிக்கு இந்தச் சத்து என்று நாம் கொடுக்க முயலலாம். ஆனால், மனித இனம் தோன்றியதிலிருந்து குழந்தைகள் பிறந்துகொண்டுதான் இருக்கின்றன. அப்போது வயிற்றில் வளர்ந்த குழந்தைக்கு வளர்ச்சிக்கான சத்துக்களை யார் வழங்கியது? எப்போதுமே உடலின் தேவைகள் உடலாலேயே பூர்த்தி செய்து கொள்ளப்படுகின்றன.

ஓர் ஆய்வு மூலம் இதைப் புரிந்து கொள்வோம். 1959 ஆம் ஆண்டில் ஆராய்ச்சியாளர் லூயி கேர்வரான் சில பரிசோதனைகளை மேற்கொண்டார்.

பிரான்ஸ் நாட்டு கிராமப்புறங்களில் வளரும் கோழிகள் பற்றி ஆராய்ந்தார் கேர்வரான். கோழியின் இறகுகளிலும், அதன் கழிவுகளிலும், முட்டையிலும் கால்சியம் (Calcium) கூடுதலாகக் காணப்பட்டது. இவ்வளவு கால்சியம் கோழிக்கு எங்கிருந்து கிடைத்தது? என்பதை ஆராய்ந்தார்.

பாறைத்துகள்கள், மைக்கா போன்றவை மிகுந்த அந்தக் கிராமங்களில் கோழிக்குக் கொடுக்கப்பட்ட உணவு ஓட்ஸ் தானியம் மட்டும்தான். கோழியின் தினசரி உணவை ஆய்வு செய்து பார்த்தார் கேர்வரான். அதில் கால்சியம் மிகக் குறைவாகவே இருந்தது.

ஆனாலும், அந்த உணவைத் தின்று கோழியின் உடல் அதற்குத் தேவையான கால்சியத்தைத் தானே உற்பத்தி செய்து கொள்வதை உணர்ந்தார்.

அதேபோல பசுவின் பாலில் கால்சியம் உள்ளது. ஆனால் பசு உண்ணும் புல்லில் கால்சியம் இல்லை. மக்னீசியம் மட்டுமே உள்ளது. ஓர் உயிருள்ள உடலில் உள்ளே நடைபெறும் - சோதனை மூலம் விளக்கினார்.

நான்கு எலிகளைப் பிடித்து - அவற்றின் முன் கால்களை ஒடித்தார் கேர்வரான். நான்கு எலிகளுக்கும் எக்ஸ்ரே எடுக்கப்பட்டது. பின்பு, இரண்டு எலிகளுக்கு கால்சியம் மருந்தையும், இரண்டு எலிகளுக்குப் புல்லும், காய்கறிகளும் கொடுத்தார். இரண்டு வாரம் கழித்து எலிகளுக்கு எக்ஸ்ரே எடுக்கப்பட்டது.

காய்கறிகள் தின்ற இரண்டு எலிகளுக்கு கால் எலும்பு வளர்ந்து, ஒட்டி குணமாகி இருந்தது. கால்சியம் சாப்பிட்ட எலிகளுக்கு லேசாக எலும்பு வளர்ந்திருந்ததே தவிர, ஒட்டி குணமாகவில்லை.

"உயிர்களின் செயல்பாட்டில் ஒன்று - மற்றொன்றாக மாறுகிறது" என்ற தன் கருத்தை மெய்ப்பித்தார் லூயி கேர்வரான் (C.L.Kervaran -Biological Transmutation (1973)).

இதிலிருந்து நாம் என்ன தெரிந்துகொள்கிறோம்? நம் உடலிற்கு என்ன விதமான சத்துப்பொருள் தேவையோ அதை உடலே தயாரித்துக் கொள்கிறது. அதுவும் தேவையான சத்துப் பொருள் கொண்ட உணவு இல்லாமலேயே!. அப்படியானால் - கால்சியம் தேவையானால் உடல் எதிலிருந்தாவது எடுத்துக் கொள்ளும். நம் உணவில் கால்சியம் கொடுப்பது வீண் வேலை.

உடலிற்குள் நடைபெறும் வேதிவினைகள், உயிர் வேதியியலாகும். (Bio - Chemistry). நாம் உடலிற்கு வெளியில் ஏற்படுத்துவது வெறும் ரசாயன மாற்றங்களைத்தான். உடலினுள் நடைபெறும் வேதிமாற்றமும், வெளியில் நடைபெறும் ரசாயன மாற்றமும் உருவ அடிப்படையில் ஒரே மாதிரியாகத் தோற்றமளிக்கிறது.

தோற்றத்தை வைத்து தன்மையை முடிவு செய்ய முடியாது.

நம் உடலின் இரத்தத்தின் மூலக்கூறுகளும், பச்சிலை மூலிகையின் மூலக்கூறுகளும், பெருமளவில் ஒரே மாதிரியான உருவத்தைக் கொண்டுள்ளன. ஆனால் - நமக்குத் தெரியும் - பச்சிலை என்பது வேறு, இரத்தம் என்பது வேறு.

உடலிற்குள் உள்ள வேதிப் பொருட்களும், வெளியிலுள்ள பொருட்களுக்கும் உயிர்த்தன்மை வேறுபடுகிறது. உடலிற்குத் தேவையானவற்றை உடலே உற்பத்தி செய்துகொள்ளும். உடலின் தேவைகளை - அதன் அறிவிப்புக்களை நாம் உணர்ந்து, கடைப்பிடித்தால் போதும்.

உடல் தன்னைத்தானே சரி செய்து கொள்ளும்.

10

அயோடின் உப்பும், அஜினோமோட்டோவும்

"அஜினோமோட்டோ - எனும் சுவை கூட்டும் உப்பு உடலிற்குத் தீங்கு விளைவிப்பது. அது ஒரு மோசமான ரசாயனம். உலக ஆரோக்கியத்தைக் கெடுக்க சீனாவின் சதி" என்றெல்லாம் அஜினோ மோட்டோவைப் பற்றிய செய்திகள் தெரிவிக்கின்றன. ஒரு சில மருத்துவர் அமைப்புகளும் தெரிவிக்கின்றன.

நம்முடைய உணவுகளில் தவிர்க்க முடியாத அளவிற்கு 'அஜினோ மோட்டோ' மறைவாகப் பங்குபெற்றுவிட்டது. வீடுகளிலும், உணவகங்களிலும் மெல்ல மெல்ல அதன் பயன்பாடு அதிகரித்திருக்கிறது.

உலகம் முழுவதும் தேவைப்படும் அஜினோமோட்டோவின் இன்றைய அளவு - பத்தரை லட்சம் டன்கள் ஆகும். இந்தியாவில் பயன்படுத்தப்படும் அஜினோமோட்டோவின் அளவு- 5000 டன்கள் ஆகும்.

ஏறத்தாழ 100 ஆண்டுகளுக்கும் மேலாக புழக்கத்திலிருக்கும் இந்த உப்பு சீனாவிலிருந்தும், ஜப்பானிலிருந்தும் இறக்குமதி செய்யப்பட்டது.

அதெல்லாம் சரி. அஜினோமோட்டோ உடலிற்கு தீங்கு விளைவிக்குமா? இல்லையா? அதைப் புரிந்து கொள்வதற்கு அஜினோமோட்டோவின் தயாரிப்பு முறையைப் பார்த்தால் போதுமானது.

நாம் பயன்படுத்தும் சாதாரண உப்பு எங்கிருந்து நமக்குக் கிடைக்கிறது?

கடல் நீரைத் தேங்கச் செய்து, அதன் படிமானத்திலிருந்து எடுக்கப்படுவதுதான் நம்முடைய உப்பு, உவர்ப்புச் சுவையை அளிக்கக் கூடிய தன்மையுடையது.

இந்துப்பு - என அழைக்கப்படும் தாவர உப்பு மிகச் சிறந்த உப்பாக சித்த மருத்துவர்கள் பரிந்துரைக்கிறார்கள். இந்த இந்துப்பு - தாவரத்திலிருந்து பிரித்தெடுக்கப்பட்டு பயன்படுத்தப்படுகிறது.

அதேபோல - அஸ்கா சர்க்கரை (சீனி). இது கரும்பிலிருந்து பிரித்தெடுக்கப்பட்டு பயன்பாட்டிற்கு வருகிறது.

சாதாரண உப்பு, இந்துப்பு, சீனி, வெல்லம், கருப்பட்டி... இவற்றில் தீங்கு விளைவிப்பது எது?

இயல்பில் இவற்றில் எதிலுமே தீங்கு விளைவிக்கும் தன்மை இல்லை. சீனி, வெள்ளை உப்பு ... போன்றவற்றை வெண்மையாகக் காட்டுவதற்காகச் செய்யப்படும் சுத்திகரிப்பு (Bleaching) முறையே ரசாயனக் கலப்புள்ளதாக மாற்றுகிறது.

மேற்கண்டவைகளைப் போலவே - இயற்கையானவற்றிலிருந்து பிரித்தெடுக்கப்படும், ஓர் உப்புதான் - அஜினோமோட்டோ.

இவ்வுப்பு கரும்பிலிருந்தும், ஒரு வகைக் கிழங்கிலிருந்தும் (Topi-yoco) தயாரிக்கப்படுகிறது.

உப்பில், சீனியில், இந்துப்பில் இல்லாத புதிய பொருள் எதுவும், அஜினோமோட்டோவில் சேர்க்கப்படுவதில்லை. பின், ஏன் இது தீமையானதாக பரப்பப்படுகிறது? அமெரிக்காவின் வியாபாரத்தில் அஜினோமோட்டோ தவிர்க்க முடியாத இடத்தைப் பிடித்தது. அமெரிக்கா முழுவதும் இந்தச் சீன உப்பு வேகமாகப் பரவியது.

அஜினோமோட்டோவின் பின்னால் அமெரிக்க -ஜப்பான் சீன - அரசுகளுக்கு இடையேயான அரசியல் இருக்கிறது. அஜினோமோட்டோவைப் பற்றிய தன்னுடைய கட்டுரையில் டாக்டர். ஃபஸ்லூர் ரஹ்மான், MBBS,MD,MRHS,Ph.D., கூறுகிறார்.

"சீனர்களின் - ஜப்பானியர்களின் பொருளாதார பலம் அமெரிக்காவால் சகிக்க முடியாத அளவிற்கு வளர்ச்சி பெற்றுவிட்டது. அமெரிக்க மருந்துக் கம்பெனிகளின் விஞ்ஞானிகள் உலகத்தைக் குழப்பும் தங்களுடைய ஆராய்ச்சிகளை அறிக்கை என்ற பெயரில் பரப்பினர். இது விசமப் பிரச்சாரம்!" (நவம்பர் 2007 - ஹெல்த் டைம்)

'மோனோ சோடியம் குளுக்கோமேட்' எனும் வேதிப்பொருள் அஜினோமோட்டோவில் உள்ளது என்பது பிரச்சனையின் உள்ளடக்கமாகும். ஒவ்வொரு பொருளுக்கும் தனித்தனியான வேதிப் பெயர்கள் உள்ளன என்பதை அறிவோம். "நாம் பயன்படுத்தும் சமையல் உப்பின் வேதிப் பெயர் சோடியம் குளோரைடு, "நீங்கள் பயன்படுத்தும் சமையல் உப்பில் "சோடியம் குளோரைடு இருக்கிறது" என்று யாராவது கூறினால் எப்படிப்பட்ட நகைச்சுவையாக இருக்கும்?

அதேபோன்ற ஒரு விசயம்தான் - மோனோ சோடியம் குளுக்கோமேட். அஜினோமோட்டோவில் இருக்கிறது என்பதுவும்! ஏனென்றால் 'அஜினோமோட்டோ' என்ற உப்பின் வேதிப் பெயர்தான் மோனோ சோடியம் குளுக்கோமேட் (MSG).

இந்த வேதிப் பெயரை - ஆய்வு செய்து கண்டுபிடிக்க வேண்டிய அவசியமில்லை. அஜினோமோட்டோ உப்பை ஒரு ரூபாய்க்கு வாங்கி அதன் பாக்கெட்டைப் பார்த்தாலே போதும் - அதன் வேதிப் பெயர் அதில் இருக்கிறது.

நாம் பயன்படுத்தும் சாதாரண உப்பில் - அயோடின் சேர்க்கப்படுகிறது இப்போது. அயோடின் என்ற ஒரு பொருள் உடலில் குறைவாகவுள்ள காரணத்தால் நாம் அன்றாடம் பயன்படுத்தும் உப்பில் அதைக் கலந்திருக்கிறார்கள்.

உடலிற்குத் தேவையான எந்த ஒன்றையுமே உடலே உருவாக்கிக் கொள்ளும். தேவையற்றவைகளை வெளியேற்றவும் செய்யும்.

ஆனால், அயோடின் தேவையை நாம் வெளியிலிருந்து பூர்த்தி செய்ய முயல்கிறோம். அயோடின் தேவை என்பதும் இந்தியா முழுக்க ஒரே மாதிரி இல்லை. ஒரு சில பகுதிகளில் தான் அயோடின் பற்றாக்குறை இருக்கிறது என்று அரசே கூறுகிறது. ஆனால், அதற்கு நேர்மாறாக எல்லா மக்களும் பயன்படுத்தும் உப்பில் அயோடின் கலக்கப்படுகிறது.

தேவை இருப்பவர்களுக்கு அயோடின் கொடுப்பது அரசின் முடிவுப்படி சரியாக இருக்கலாம். தேவையற்றவர்களுக்குத் தரப்படும் அயோடின் உடலில் என்ன செய்யும்? என்று அரசிடம் கேட்டால் ஆங்கில மருத்துவர்கள் ஒரு பதிலைத் தருகிறார்கள். "கூடுதலான அயோடினை உடலே வெளியேற்றிவிடும்" என்ற பதில்தான் அது. தேவையற்றதை எப்படி உடல் வெளியேற்றுகிறதோ அதேபோல தேவையானதை உடலே தயாரித்துக் கொள்ளும் என்பதையும் நாம் உணர வேண்டும்.

இந்த அயோடின் உப்பு ஏற்படுத்தும் உடல் ரீதியான பாதிப்புகளை ஒப்பிடும் போது, அஜினோமோட்டோ ஒரு மிகச் சிறந்த இயற்கையான உப்பு!

நம்முடைய அசைவ உணவுகளில் அளவோடு பயன்படுத்தினால் அஜினோமோட்டோ சுவையையும், ஆரோக்கியத்தையும் கூட்டும்!

11

குடும்பத்திற்கான உணவு

ஆரோக்கியம் தரும் உணவுகளைப் பற்றி நாம் அறிந்துவந்துள்ளோம். நம்முடைய உணவுதானே நம் குடும்பத்திற்கான உணவாக இருக்கிறது என்று நீங்கள் நினைக்கலாம்.

நம்முடைய உணவு என்பது ஆண்களுக்கான உணவாக இருக்கிறது. குழந்தைகள் மற்றும் பெண்களுடைய உணவையே குடும்பத்திற்கான உணவாகக் கூற முடியும்.

முதலில் - **குழந்தைகளின் உணவு** பற்றிப் பேசலாம்.

குழந்தை - வயிற்றில் சிசுவாக இருக்கும் போது நாம் கொடுக்கிற வைட்டமின்கள், புரதங்களினால் தாய்மார்களின் உடல்தான் பாதிக்கிறது என்பதால் பிறந்த குழந்தையிலிருந்தே நாம் துவங்கலாம்.

ஒவ்வொரு மனிதனுக்கும் - தாகமும், பசியும் தனித்தனியே இருப்பதைப் போலவே ஒவ்வொரு குழந்தைக்கும் தாகமும், பசியும் இருக்கும்தானே!. நாம் நம்முடைய தாகத்திற்குத் தண்ணீர் குடிப்பதற்குப் பதில் குளிர்ந்த உணவுகளை அல்லது நீர்த்த உணவுகளைக் கொடுத்தால் தாகம் தீர்ந்துவிடுமா?

தாகத்தைத் தீர்ப்பது தண்ணீரால் மட்டுமே முடியும் உணவுகள் - வேறு, தண்ணீர் - வேறு!.

நாம் குழந்தை பிறந்தது முதல் பேசுகிற வரைக்கும் அக்குழந்தைக்கு கேட்கத் தெரியாது என்பதாலேயே தண்ணீர் தருவதேயில்லை.

ஒரே ஒருநாள் தண்ணீர் குடிக்காமல் நீங்கள் இருந்து பார்த்திருக்கிறீர்களா?

பிறந்த குழந்தையின் தாகத்தை நாம் ஒரு வருடத்திற்கு மறுதலிக்கிறோம். தண்ணீரை அதன் கண்களில் காட்டுவதேயில்லை.

குழந்தை வார்த்தையின் மூலம் தான் தண்ணீர் கேட்கவில்லையே

தவிர, தன் அழுகையின் மூலம் தான் தாகத்தைத் தெரிவிக்கிறது. குழந்தையின் உணர்வுகள் புரியும் பெற்றோருக்கு அதன் அழுகையின் வேறுபாட்டையும் புரிந்துகொள்ள முடியும்.

குழந்தை அழும்போது - முதலில் தண்ணீர் கொடுங்கள். தண்ணீரை அக்குழந்தை தட்டிவிட்டு மீண்டும் அழும். இது பசிக்கான அழுகை!. தண்ணீரைக் குடித்துவிட்டு அழுகையை நிறுத்திவிட்டால் - இது தாகத்திற்கான அழுகை. இவ்விரண்டு அழுகைக்குமான வேறுபாட்டை உணர - அக்குழந்தையை கவனித்துக்கொண்டிருந்தாலே போதும். குழந்தைகளின் தாகம் முறையாக நிறைவேறும் போது பசியும் ஒழுங்குபடும். ஆரோக்கியம் மேம்படும்.

சிறுநீரகம் தான் உடலின் நீர்ச் சமநிலையை பாதுகாக்கிற உறுப்பு என்பதையும், அச்சிறுநீரகத்தின் சக்தி கெடும்போது பயம் என்ற உணர்ச்சியை ஏற்படுத்தும் என்பதையும் நாம் ஏற்கனவே அறிந்துள்ளோம்.

தாகம் தணிக்கப்படாத நிலையில் குழந்தைகளின் நீர்ச் சமநிலை பாதிக்கப்பட்டு - சக்தி மாற்றம் நிகழ்கிறது. இதன் விளைவாக தாகம் தணிக்கப்படாத குழந்தைகள் பய உணர்ச்சிக்கும், தொடர்ச்சியாக கோப உணர்ச்சிக்கும் ஆளாகின்றன. எதைப் பார்த்தாலும் பயப்படுவதும், எதையாவது கேட்டு முரண்டு பிடித்து கோபப்படுவதும் நீர்ச்சமநிலை பாதிப்பால் விளைகின்றன.

முதல் மூன்று - நான்கு மாதங்களுக்குத் தண்ணீரும், தாய்ப்பாலும் போதுமானவை. நான்கு, ஐந்தாம் மாதங்களில் கறி- எலும்புகளின் சூப் அல்லது காய்கறி, கீரைகளின் சூப், பழரசம் மிதமான உப்புச் சுவையில் கொஞ்சம் கொஞ்சமாகக் கொடுத்துப் பழக்கலாம். ஆறு, ஏழாம் மாதங்களில் நம்முடைய உணவுகளில் மெதுவானவைகள், பழங்கள், சோறு போன்றவற்றை தனித்தனியான உணவுகளாக பிசைந்து, கூழாக்கிக் கொடுக்கலாம். தினசரி நாம் கொடுக்கும் உணவுகள் ஒரேவகையாக இல்லாமல் படிப்படியாகக் குறைத்துக் கொண்டு பிற உணவுகளை அதிகப்படுத்தலாம்.

டப்பாக்களில் அடைத்து விற்கப்படும் 'இயற்கையான பன்னாட்டு உணவுகளை' குழந்தைகளின் கண்களிலேயே காட்டவேண்டாம்.

பற்கள் முளைக்கிற போது - திட உணவுகளின் தேவையை குழந்தைகள் அறிவிக்கின்றன.

பட்டியல் போட்டுக்கொண்டு குழந்தைகளுக்கான உணவைக்

கொடுக்கக் கூடாது. பெற்றோருக்கும் குழந்தைக்குமான உணர்வுப் பூர்வமான தொடர்பால் குழந்தையின் மாற்றங்களை ஒட்டி அதன் உணவுகளும் மாறுபட வேண்டும்.

குழந்தைகளின் உணவு என்று வரும் போது - அவர்களின் உடல் மாற்றங்களையும் நாம் புரிந்து கொள்ள வேண்டும். குழந்தைகள் பிறந்த முதல் நாளிலிருந்து சிறுநீர் கழிப்பதற்கு முன்பும், மலம் கழிப்பதற்கு முன்பும் சிறிய அழுகையால் அச்செயலை நமக்கு அறிவிக்கின்றன. குழந்தை மலம் போகப் போகிறது என்று பெற்றோர்கள் குழந்தையின் மாற்றத்தைக் கொண்டே உணர்ந்து கொள்ள முடியும். குழந்தைகளின் உணரும் தன்மை மிகவும் நுட்பமானது. வெப்பம் அதிகமாதல், சிறிய சத்தங்களுக்குக் கூட அதிர்தல் என்பவை குழந்தைகளின் உணர்வு நுட்பத்தை நமக்கு விளக்கும்.

சிறுநீர், மலம் கழிக்கும்போது குழந்தையின் அல்லது பெற்றோரின் தூக்கத்திற்குத் தொந்தரவு வரக்கூடாது என்று எண்ணிக்கொண்டு சிறுநீர், மலம் கழிக்க நாம் ஒரு ஏற்பாடு செய்கிறோம். உறிஞ்சும், உலரும் தன்மையுள்ள டயாப்பர்ஸ் பேடுகளை (Huggies, Snuggies, Pampers) குழந்தைகளின் இடுப்பிற்குக் கீழ் ஒரு தினசரி உடையைப்போல கட்டி விடுகிறோம்.

எப்போதுமே வெற்று உடம்போடு இருக்க விரும்பும் குழந்தைக்கு இந்தக் கட்டாய உடை, அதுவும் 24 மணி நேர உடை கூடுதல் சுமையாகும். இரண்டு, மூன்று வயதுகளில் கூடுதலாகச் சுமக்கப் போகும் புத்தக மூட்டைகளை ஒப்பிடும் போது இந்தச் சுமை ஒன்றுமே இல்லைதான். இந்தக் கூடுதல் செயற்கை உடை என்ன செய்கிறது?

1. டயாப்பர்ஸ் கட்டியிருக்கும் தைரியத்தில் நாம் குழந்தைகளை பயப்படாமல் 'அதிலேயே' மலம் - சிறுநீர் கழிக்கும்படி தூண்டிக் கொண்டே இருக்கிறோம். விளையாடும்போது, தூங்கும்போது அக்குழந்தைகள் தங்களுடைய உணரும் தன்மையை படிப்படியாக இழக்கிறார்கள். எப்போதும் டயாப்பர்ஸ் கட்டிப் பழக்கப்பட்ட குழந்தைக்கு ஒருநாள் அதனைக் கட்டாமல் விடுங்கள். அன்று சிறுநீர் போவதும், மலம் கழிப்பதும் குழந்தையின் கவனமின்றி தானே நிகழ்வதை உணர்வீர்கள். குழந்தைகளின் மலம் - சிறுநீர் கழிக்கும் உணர்வுகளை நாமே மழுங்கடிக்கிறோம். நாம் விரும்பினால் இந்த உணரும் தன்மையை மீண்டும் உடலே உருவாக்கிக் கொள்ளும். ஆனால் நாம் டயாப்பர்ஸ் கட்டுவதை விட்டுவிட்டு உடலோடு முழுமையாக ஒத்துழைக்க வேண்டும்.

2. நம் உடலில் இருந்து வெளியேறும் கழிவுகள் - மிகவும் மோசமானவை.

"சிறுநீரை அடக்கிக் கொண்டே இருந்தால் சிறுநீரகங்கள் பாதிக்கப்படலாம். சிறுநீர்ப் பையில் கற்கள் உருவாகும். "மலத்தை அடக்கிக் கொண்டே இருந்தால் மலக்குடல் பலவீனமாகும். உடல் வெப்பம் கூடும். பசி மாறுபடும்' என்பவை எல்லாம் நாம் அறிந்ததுதான். உடலால் உள்ளே வைத்திருக்க முடியாத இரசாயனக் கலப்பைத்தான் உடல் கழிவாக வெளியேற்றுகிறது. அதுவும் அடக்க முடியாத அவசரத்தோடு!. இவ்வளவு மோசமான சிறுநீரையும், மலத்தையும் டயாப்பரில் சேமித்து பலமணி நேரங்கள் குழந்தையோடு ஒட்டி வைத்திருப்பது நன்மையானதா? மாட்டுச் சாணத்திலிருந்து எரிவாயு தயாரிக்க முடிகிற அளவிற்கு மலத்தில் ரசாயனக் கலப்பு மிகுந்திருக்கிறது. அவற்றை நீண்ட நேரம் சேமித்து அதன் வெப்பத்தை உடலிற்குள்ளேயே அனுப்ப முயல்கிறோம். உடலால் வெளியேற்றப்பட்ட கழிவுகள் மீது குழந்தைகள் நாள் முழுக்க அமர்ந்திருக்கின்றனர். உடல்நலக் கேடுகளை குழந்தைகளுக்கு நம் பொறுமையின்மையால் பரிசளிக்கிறோம் என்பதை நாம் உணர்ந்து கொள்ள வேண்டும்.

இனி.. பெண்களின் உணவுகள்.

ஆண்களுக்கும், குழந்தைகளுக்குமான ஆரோக்கிய உணவுகளுக்குப் பொறுப்பேற்படுத்திக் கொள்ளும் பெண்களின் உணவுகள் - உணவு முறைகள் மிகவும் நலிவடைந்தவை, அல்லது கவனம் பெறாதவை. குழந்தைகளும், ஆண்களும் ஆரோக்கியமாக இருந்தாலும், இல்லாவிட்டாலும் - பெண்களின் உணவுகள் ஆரோக்கியமானதாக இருப்பதில்லை.

அதிகாலையில் எழுந்துவிடும் பெண்களுக்கு உணவு வேளையில் அனைவருக்கும் முன்பாகவே பசி வரவேண்டும். ஆனால், அவர்களுடைய உணவு எல்லோருக்கும் கடைசியாக இருக்கும்.

பசியுணர்வு பற்றிய பிரக்ஞையே - இப்படியான வழமையினால் - பெண்களுக்குத் தெரிவதில்லை. ஆரோக்கியத்தின் அடிப்படை உணர்வான பசி - மறக்கடிக்கப்படுகிற போது என்னென்ன விதமான உடல் தொந்தரவுகள் உள்ளதோ அனைத்தும் பெண்களுக்குத் தான் ஏற்படுகிறது.

பசி மட்டுமல்ல, பெண்களின் உடல் ரீதியான - மன ரீதியான எல்லா உணர்வுகளும் மறக்கடிக்கப்பட்டு விடுகின்றன. உடலின் உள்ளுறுப்புக்களும் - உணர்ச்சிகளுக்குமான தொடர்பை நாம் அறிந்திருக்கிறோம்.

அகக் காரணிகளின் காரணமாக பெண்களின் மன உணர்ச்சிகளும், புறக்காரணிகளின் காரணமாக உடல் பாதிப்புகளும் ஏற்பட ஒவ்வொரு குடும்பமும் குறிப்பாக ஆண்களும் காரணமாக உள்ளோம்.

உணவு முறைகளில் முறையற்ற உணவுகளால் ஆனது பெண்களின் உணவு. பெண்களின் உணர்வுகளை அறிந்து அவர்களுக்கான உடல் - மன நலத்திற்கான உணவு முறையை அமைத்துக் கொள்ள நாம் துணை நிற்க வேண்டும்.

பெண்களின் உடல் நலம் - வெறும் உணவு சம்பந்தப்பட்டதல்ல.

உணவு முறைகளில் துவங்கி - கருத்தடை சாதனங்கள், குடும்பக் கட்டுப்பாடு போன்று நாமே ஏற்படுத்திக் கொள்ளும் வழிமுறைகளும் பெண்களின் உடலையே பதம் பார்ப்பதாக அமைந்துவிடுகிறது.

பிரசவத்தில் ஏற்படுத்தப்படும் சிசேரியன் ஆபரேசன்களால் பாதிக்கப்பட்ட பெண்களுக்கு முப்பது, நாற்பது ஆண்டுகள் கடந்தாலும் அதனால் ஏற்படும் உடல் ரீதியான பாதிப்புக்கள் அகல்வதேயில்லை.

இன்றைய பெண்களில் அடி முதுகுவலியும், இடுப்பு வலியும், குதிங்கால் வலியும் இல்லாத பெண்கள் குறைவு என உறுதியாகச் சொல்லலாம். கர்ப்பப்பை தொடர்பான தொந்தரவுகளே இப்போதிருக்கும் பெண்கள் நோய்கள் பெரும்பாலானவற்றிற்கு காரணமாக இருக்கிறது.

செயற்கை கருத்தடை சாதனங்கள் அனைத்தும் பெண்களின் உடலிலேயெ பொருத்தப்படுகின்றன.

மனித உடல் எப்போதுமே அந்நியப் பொருட்களைத் தனக்குள்ளே அனுமதிப்பதில்லை. விதவிதமான உடல் - மனத் தொந்தரவுகளை பெண்களுக்கு அளிக்கும் சாதனங்களாகக் கருத்தடை முறைகள் உள்ளன. இன்னும், உலகில் உள்ளுறுப்புக்கள் நீக்கப்பட்டவர்களின் தொகையில் முதலிடத்தில் எப்போதும் பெண்களே இருப்பார்கள். ஏனெனில், பெண்களின் கர்பப்பையை மிகச் சுலபமான நீக்கி-தூக்கி எறியும் போக்கும் அதிகரித்துள்ளது. அறுத்தெறியப்படும் உறுப்புக்களில் உலகிலேயே முதல் இடத்தைப் பிடித்திருக்கிறது பெண்களின் கர்ப்பப்பை.

பெண்களின் ஆரோக்கியம் என்பது ஆண்களைப் போலவே - தனித்தன்மையானதாக, தனியானதாக மாறும்போதுதான் பெண்களின் உணவும் முழுமையானதாக அமையும்.

நமது உடலின் உணர்வுகளை நாம் படிப்படியாக உணர்கிறபோதே. அதே உணர்வுகள் நமக்கு மட்டுமல்ல அனைவருக்கும் பொதுவானது என்பதையும் விளங்கிக் கொள்ள வேண்டியது அவசியமாகும்!.

12

ஆரோக்கியம் பற்றிய புரிதல்

நாம் இதுவரை உணவின் சுவைகளை எவ்வாறு உடலிற்குப் பொருத்தமானதாக அமைத்துக் கொள்வது என்பதையும், உள்ளுறுப்புக்கள் மற்றும் சுவைகளுக்கு இடையிலான தொடர்புகளையும், எளிமையான உணவு முறைகளையும் அறிந்து வந்துள்ளோம்.

நம்முடைய உடல் ஆரோக்கியத்தோடு இருக்க வேண்டுமென்றால் - உடல் குறித்த, உடல் நலம் குறித்த புரிதல் அவசியம்.

நம் உடலில் மூன்று பள்ளங்கள் எப்போதும் இருக்க வேண்டும்.

1. முகத்திற்கும் - நெஞ்சிற்கும் இடையிலான கழுத்துப் பள்ளம்
2. பின் தலையின் கீழுள்ள பிடறிப் பள்ளம்
3. வயிற்றுப் பள்ளம்.

... மேற்கண்ட மூன்று இடங்களும் சிறிய அளவிலான பள்ளங்களோடு இயல்பாக அமைந்திருக்க வேண்டும். மாறாக, கழுத்துப் பள்ளங்களிலும், பிடறியிலும் பள்ளம் மூடி குண்டாக மாறுவதும், வயிற்றுப் பள்ளம் மாறி தொப்பையாக மாறுவதும் உடல் ஆரோக்கித்தைச் சீர்குலைப்பவை.

முதற்கட்டத்திலேயெ இவ்விசயங்களை கவனத்தில் கொண்டு, உணவு முறைகளில் மாற்றம் செய்தோமானால் உடல்நலத்தைத் திரும்பப் பெறலாம்.

சாதாரண நிலையில் நாம் சில நடைமுறைகளை ஒழுங்குபடுத்திக் கொண்டால், தொந்தரவுகள் ஏற்படுவதைத் தவிர்த்துக் கொள்ள முடியும்.

- தூக்கம் என்பது மிக முக்கியமானதாகும். சீனாவின் ‘உடல் கடிகாரத்தின்படி’ இரவு 11.00 மணி முதல் அதிகாலை 3.00 மணி

வரை தூக்கம் அவசியமானதாகும். ஏனெனில், நள்ளரவு நச்சுக்களை ஒழுங்குபடுத்தும் கல்லீரலின் பணி நடைபெறும் நேரமாகும். இந்த நேரத்தில் தூங்காத போது கல்லீரல் ரசாயனங்களால் சோர்வடையும். உடலின் தசைகளும், நரம்புகளும், கண்களும் சோர்வடைகின்றன. மனநிலையில் எரிச்சலும், கோபமும் தோன்றுகின்றன. இரவு என்பது ஓய்விற்கானது என்பதை உணர்ந்து, அதனை நடைமுறைப்படுத்தினால், நிலையான எதிர்ப்புச் சக்தி மேம்பாடு உடலில் இருக்கும்.

- நம்முடைய வேலைத் தன்மைக்கேற்ப உணவுகளை தேர்வு செய்ய வேண்டும். உணவிற்குப் பின் வேலை செய்ய வேண்டிய அவசியம் இருந்தால் - நம்முடைய உணவு நீர்த்தன்மை (Liquid) மிகுந்ததாக இருக்க வேண்டும். அதேபோல, உணவிற்குப் பின் ஓய்விற்கான நேரம் இருந்தால் நம்முடைய உணவு கடின உணவாக இருக்கலாம். உணவு இரைப்பையில் ஜீரணிக்க ஓய்வு அவசியம். 'உணவு உண்ட பிறகு கடுமையாக உழைக்க வேண்டும்' என்ற கருத்து உண்மையல்ல. அது முதலாளிகளுக்கு நன்மையளிப்பதாக இருக்கும்.

- பசியை உணர்தல் என்பது ஒரு தியானமாகும். உடலின் உணர்வுகளை நாம் அறிய முயல்கிற போது மனதின் இயல்புகளையும் கற்கத் துவங்குகிறோம். ஞானம் என்ற வடமொழிச் சொல்லின் பொருள் தெளிவு என்பது. நாம் தெளிவை அடைய வேண்டும் என்றால், தியானம் அவசியம். தியானம் என்பது கண்களை மூடிக் கொண்டு புற உலகை நிராகரிப்பது அல்ல. நம்மைச் சுற்றி உள்ளவற்றையும், நம்மைப் பற்றியும் நம் உணர்வுகள் மூலமாக சிந்தனையின் வழியே புரிந்துகொள்வதே தியானமாகும். பசி என்ற வெளிப்பாட்டின் மூலம் உணர்வுகளை சிந்தித்து ஞானம் பெறுவோம்.

- பசி என்ற உணர்வைத் தொடர்வதன் மூலம் பசியின் உடல் ரீதியான வெளிப்பாட்டிற்கு முந்திய மன உணர்வைப் பெற முடியும். பசிக்கான மன உணர்வே - உடல் உணர்வின் முதல் நிலையாகும்.

- உணவின் அளவு என்பது ஒவ்வொரு நபருக்கும், ஒவ்வொரு நேரத்திற்கும் மாறுபடும். இரண்டு பேரின் உணவு அளவை ஒரு மாதிரியாக நிர்ணயிக்க முடியாது. அவரவரின் உணவுத் தேவையைத் தனித்தனியாக அவரவரே உணர முடியும்.

நிறைவாக ஒன்று.

நம்மைச் சுற்றியுள்ளவர்கள் கூறும் மருத்துவ ஆலோசனைகளை கண்மூடித்தனமாகப் பின்பற்ற வேண்டாம். உங்களுடைய சிந்தனைக்கு எது சரி எனப் படுகிறதோ அதை மட்டும் செயலாக்குங்கள். நீங்கள் பின்பற்றி, நடைமுறைப்படுத்தாத எந்த ஒன்றையும் பிறருக்கு ஆலோசனையாகக் கூறவும் வேண்டாம்.

ஆரோக்கியம் பற்றிய நமது புரிதல் கண்விழித்தலில் இருந்து துவங்குகிறது.

அதிகாலை எழுவது - அன்றைய பசியை, கழிவு நீக்கத்தை, ஆரோக்கியத்தைத் தீர்மானிப்பதாக அமையும்.

"புத்தியதற்கு பொருந்து தெளிவளிக்கும்

சுத்த நரம்பிணறல் தூய்மையுறும் பித்தொழியும்

தாளமதில் வாதபித்தம் தத்தம்நிலை மன்னும்

அதிகாலை விழிப்பின் குணத்தைக் காண்"

-என்பது தேரையர் பாடல்.

மனித வாழ்வு நேர்கோடானது அல்ல. அவ்வப்போது வாழ்வின் வழியில் உடல்- மன ரீதியான தவறுதல்கள் நிகழ்கின்றன. அவற்றின் தவறு பற்றிய எச்சரிக்கை நம் மனத்தால் - உடலால் தரப்படுகிறது. பின்பு, அதே விதமான தவறுதல்கள் தொடராமல் நம்மைச் சரிசெய்து கொள்ள வேண்டும். அவ்வாறு, தன்னைத் தானே சரிசெய்து கொள்ளும் தன்மையோடுதான் உடலின் - மனதின் இயற்கை அமைந்துள்ளது.

நம்மைப் போன்ற உடல்நலமும், மனநலமும் உலகில் அனைவருக்குமான பொதுச் சொத்து என்பதை உணர்ந்து, நம்மைப் பற்றிய அக்கறை எந்த அளவு நமக்கு உள்ளதோ அதே அளவு பிறரைப் பற்றிய அக்கறையும் நமக்கு இருப்பதே ஆரோக்கியமான - முழுமையான வாழ்விற்கு வழியமைக்கும்.

நமக்கும் - உலகிற்குமான பொது நன்மையை விரும்புவோம்!.

பகுதி - 3
உடல்நலம் உங்கள் கையில்
சிகிச்சையின் எளிமை

1

நமக்கு நாமே...

இன்றைய மருத்துவ உலகத்தின் போக்கு நம்மை அச்சுறுத்துவதாக உள்ளது.

விவசாயத்தில் மரபணு மாற்றப்பட்ட பயிர்கள், உணவில் 'ஹைபிரிட்' பழங்கள், உயிர்ச்சக்தியற்ற உணவுகள், கால்நடைகளில் கறிக்காக வளர்க்கப்படும் தன்மை மாற்றம் செய்யப்பட்ட ஆடுகள், பிற உயிரினங்களில் முட்டையிடாத கோழிகள், குஞ்சு பொறிக்காத முட்டைகள்... எனத் தொடர்கிற வியாபாரத்திற்கான நவீன கண்டுபிடிப்புகள் மருத்துவத்தையும் விட்டுவைக்கவில்லை.

மக்கள் சேவையாக அறியப்பட்ட மருத்துவம் படிப்படியாக முழு நேர வியாபாரமாக, லாப நோக்கத்திற்காக எதையும்செய்யும் தொழிலாக மாறிவருகிறது. உணவு, இருப்பிடம், காற்று, நீர்... என்ற அடிப்படைத் தேவைகளில் ஒன்றாக மருத்துவத்தையும் சேர்க்க வேண்டிய அவசியம் இன்று ஏற்பட்டிருக்கிறது.

மருத்துவம் என்பது தனித்துறையாக நம் அன்றாட வாழ்க்கையிலிருந்து வேறுபடுத்தப்பட்ட ஒன்றாக நாம் பார்க்க வேண்டியதில்லை. நம் உடலைப் பற்றிய தெளிவு நமக்கு ஏற்படும்போது நம்முடைய மருத்துவத் தேவைகளை நாமே நிறைவேற்றிக்கொள்ள முடியும்.

உடலைப் பற்றிய அடிப்படையான அறிவைப்பெற பட்டப்படிப்போ, மருத்துவக் கல்வியோ அவசியமில்லை. எதையும் சிந்தித்து, உணர்ந்து, விளங்கிக்கொள்ளும் தன்மை இருந்தால் மட்டும் போதுமானது.

உடலை நாம் தனித்தனியான உதிரிபாகங்களின் இணைப்பாகப் பார்க்கும்போது உடல் சிக்கலானதாக, புரிந்துகொள்ளக் கடினமானதாக மாறுகிறது. ஆனால், உண்மையில் உடலின் இயக்கம் மிகவும் எளிமையானது. ஒத்திசைவான, ஒழுங்கமைவுடன் அமைந்துள்ள உடலை அதன் அறிவிப்புகளின் வாயிலாகவே உணரமுடியும்.

உடல் தன்னைத் தானே சீர்படுத்திக்கொள்ளும் தன்மையோடு அமைந்துள்ளது. அதன் இயல்பை அறிந்து உடலோடு இயற்கையின் தொடர்பை நாம் உணர்ந்துகொள்கிறபோது அதன் ரகசியங்கள் வெளிப்படுகின்றன.

அக்குபங்சர் என்ற மகத்தான ஞானத்தால் உடலைப் பற்றிய தெளிவை நாம் பெற இருக்கிறோம்.

- உங்கள் உடல் நிலையில் ஏற்படும் திடீர் மாற்றங்கள் பயமுறுத்துகின்றனவா? அந்த மாற்றங்கள் ஏன் ஏற்பட்டன? அவற்றிலிருந்து விடுபடுவது எப்படி என்ற தெளிவு உங்களுக்கு ஏற்படுமானால் பயம் என்ற உணர்ச்சி மறைந்துவிடுமல்லவா?

- வயிற்றுப் போக்கு, வாந்தி, காய்ச்சல், தலைவலி, சளி, வலி... இவைகள் ஏன் ஏற்படுகின்றன என்பதை நாம் அறிந்திருந்தோம் என்றால், அவை ஏற்படுவதற்கு முன்பே நாம் தவிர்த்துக் கொள்ளலாம். ஏற்பட்ட பின்பும் எளிமையான வழிமுறைகள் மூலம் விடுபடவும் செய்யலாம்.

- உலகையே அச்சுறுத்தும் கொடிய நோய்களைக்கூட, உடலின் இயல்பை அறிவதன் மூலம் அறவே விரட்டலாம். நம்மையும் நம் குடும்பத்தையும் உடல்நலக் கேட்டிலிருந்து விடுவிக்கலாம்.

- கடுமையான தொந்தரவுகள் உடலில் ஏற்பட்டு இருக்கும் போது, அது எந்த உறுப்பால் ஏற்பட்டது என்பதையும், உடல் அதை எதிர்த்து என்ன செய்து கொண்டிருக்கிறது என்பதையும் நாம் அறிந்து கொண்டால் நோய்க்கான சிகிச்சை எளிமையானதாக மாறுகிறது.

சிகிச்சையும் அதைப்பற்றிய தெளிவும் இருந்தால் நோய்களைப் பார்த்து நாம் பயப்பட வேண்டியதில்லை. அதனால் ஏற்படும் பொருளாதாரச் சீரழிவும் நமக்கில்லை.

உடலைத் துன்பத்திற்குள்ளாக்கும் நோய்களுக்கு எதிராய் நாம் என்ன செய்யப்போகிறோம் தெரியுமா? உங்களுடைய ஒரே ஒரு விரலைக் கொண்டு தோலின் மேற்புறத்தில் தொட்டால் மட்டும் போதும்!

எங்கு தொட வேண்டும்? தொடுவதால் உடலில் என்னவிதமான மாற்றங்கள் நிகழ்கின்றன?... போன்ற கேள்விகளுக்கான பதில்களை பின்வரும் பக்கங்களில் பெறுவீர்கள்.

உங்கள் வரவு நலம் தரும் வரவாகுக!

2

முகத்தில் தெரியும் அகத்தின் அழகு!

உலகில் நாம் அறிந்திருக்க வேண்டிய அடிப்படையான விசயமே உடலைப் பற்றிய அறிவுதான். இதைத்தவிர, நாம் பெற்றுவரும் பொருள் அடிப்படையிலான அனைத்து விசயங்களும் உடல் அறிவின் முன் வீணானவையே!.

மிகப் பெரிய செல்வந்தர்கள், தன் அறிவின் உழைப்பின் உயர்வால் வசதியடைந்த நடுத்தர குடும்பத்தினர், வறுமைக் கோட்டிற்குக் கீழுள்ளவர்கள் இவர்கள் அனைவருடைய பொருளாதாரத்தையும் சீர்குலைப்பதாக இருப்பது நோய் பற்றிய அச்சம்தான்.

உடல் பற்றிய தெளிவு உலகிலுள்ள அனைத்து வகை பொருட்களின் மீதான தெளிவாக மாறுகிறது.

நம் முன்னோர்களின் சிந்தனைத் திறனால், அறியும் ஆற்றலால் கண்டுணரப்பட்ட அறிவியல் ரீதியான உடலியலை நாம் இப்போது படிக்க இருக்கிறோம். நவீன விஞ்ஞான அடிப்படையில் கருவிகளைக் கொண்டு, பிணங்களை அறுத்துப் பார்த்துப் பெற்ற பட்டறிவல்ல இது. உணரும் தன்மையைக்கொண்டு அறியப்பட்ட உடலியல்.

சுமார் 5000 வருடங்களுக்கு முன்பாகவே உடல் பற்றிய சிந்தனைகளில் அக்காலத்திய மக்களில் சிலர் மேலோங்கியிருந்தனர். அப்படியான உடலறிவு கொண்டோர் மக்கள் கூட்டத்திற்கான ஆரோக்கிய வழிகாட்டிகளாக மாறினார்கள். நாம் கற்கப் போகிற உடலின் இயக்கங்கள் அனைத்தும் ரகசியங்களாக பாதுகாக்கப்பட்டவை. அவற்றின் மதிப்பு கருதி அதனை மலிவுபடுத்திவிடக் கூடாது என்ற எண்ண மிகுதியால் காப்பாற்றுவதாக நினைத்து படிப்படியாக மறைத்துவிட்டார்கள். மக்களிடம் சென்று சேராத எதுவும் நிலைப்பதில்லை என்ற வரலாற்று உண்மையின்படி, மறைத்து வைக்கப்பட்ட அனைத்தும் அழிந்துபோயின.

பயன்பாட்டு முறைகள் அழிந்து போனாலும் கூட அடிப்படையான

தத்துவங்கள் இன்றும் இருக்கின்றன. தத்துவத்தின் வழியான சிந்தனைகள் மூலம் பயன்பாட்டு வழிமுறைகளைத் திரும்பப்பெற முடியும்.

அவ்வாறு, மீட்டெடுக்கப்பட்ட மறுஉருவாக்கம் செய்யப்பட்ட அக்குபங்சர் உடலியலையும், அதன் எளிமையான சிகிச்சை முறைகளையும் நாம் அறிந்துகொள்வோம்.

உடல் பற்றிய நம் பாடத்திற்கு வருவோம்.

நாம் ஒருவரைப் பார்த்த உடனே நம் கவனத்தில் விழுவது அவருடைய புறத்தோற்றம். குறிப்பாக முகம்!. முகத்தின் மூலம் அகத்தை அறியும் வழியை நாம் தொடர்வோம்.

மனித உடல் இயற்கையின் ஒழுங்கமைவோடும், சிந்தனையில் தெளிவு பெறுமாறும் அமைந்துள்ளது.

முகத்தில் அமைந்துள்ள ஒவ்வொரு உறுப்பும் உடலின் உள்ளுறுப்புக்களில் ஒன்றை பிரதிபலிப்பதாக அமைந்துள்ளது.

நம்முடைய மூக்கு அமைந்திருக்கும் விதம் உள்ளுறுப்புக்களில் நுரையீரலை ஒத்திருக்கிறது. ஒரு மையத் தடத்தில் இணைந்துள்ள இரட்டை அறைகள் மூக்கிலும், நுரையீரலிலும் ஒரேமாதிரியாக உள்ளன. இன்னும், நுரையீரலும் மூக்கும் சுவாசம் தொடர்பான நேரடியாக இணைக்கப்பட்ட உறுப்புக்களாகவும் இருக்கின்றன.

நுரையீரலின் வெளிப்புற உறுப்பு மூக்கு.

நமது உடலின் மார்புக் கூட்டிற்குள் சுருங்கி விரியும் அமைப்போடு உள்ள நுரையீரலின் அதன் சக்தி ஓட்டத்தின் மாறுபாடுகளை மூக்கின் மூலம் உணரலாம்.

மூக்கில் ஏற்படும் எல்லாவிதமான மாறுதல்களும் நுரையீரல் சக்தி மாறுபாட்டை பிரதிபலிப்பதாகும்.

இங்கே ‘சக்தி மாறுபாடு’ என்றால் என்னவென்பதை விளங்கிக்கொள்வது அவசியமானதாகும்.

நம் உடலில் இரத்த ஓட்டம் நடைபெறுவதை நாம் அறிவோம். இரத்தம் ஓட்டத்தின் மூலமாக உடலின் ஒவ்வொரு அணுவும் தனக்குத் தேவையான உணவைப் பெறுகின்றது. நாம் உண்ணும் உணவிலிருந்து செரிமானத்தின் மூலமாக சத்துக்கள் உருவாகின்றன. இவைகள்தான் உடலின் ஒவ்வொரு பகுதியிலுள்ள அணுவிற்கும் இரத்த ஓட்டத்தின் மூலம் கொண்டு செல்லப்படுகின்றன.

இரத்த ஓட்டம் என்பது இரத்த நாளங்களின் வழியே தன் ஓட்டத்தைத் துவக்கி, சிறிய நுண்ணிய இரத்தக் குழாய்களின் மூலம் உடலின் அனைத்துப் பகுதிகளுக்கும் செல்கிறது. இரத்த நாளங்கள் நடைமுறையில் நாம் நரம்புகள் என்றும், இரத்தக் குழாய்கள் என்றும் கூறிவருகிறோம். நரம்புகள் என்பது உண்மையில் இரத்தக் குழாய்களைக் குறிக்கும் சொல் அல்ல.

இதைப்போன்ற, ஒரு மறைவான அமைப்பே சக்தி ஓட்டம் என்பதாகும். இந்த சக்தி ஓட்டத்திற்கான ஓடுபாதைகள் நம் உள்ளுறுப்புக்களுக்குத் தேவையான சக்தியை தோலின் மூலம் கிரகித்து, ஓடுபாதைகளின் மூலம் பெறுகிறது உடல்.

மூக்கின் மூலம் நடைபெறும் காற்று சுவாசத்தைப் போலவே, தோலின் மூலமும், சக்தி சுவாசம் நடைபெறுகிறது. தோலின் மேல் அமைந்துள்ள சக்தி நாளங்கள் (Meridians) ஒவ்வொரு உள்ளுறுப்போடும் தொடர்பு கொண்டிருக்கின்றன.

பொருள் அடிப்படையிலான தேவைகளை இரத்த ஓட்டமும், சக்தி அடிப்படையிலான தேவைகளை சக்தி ஓட்டமும் நிறைவு செய்கின்றன. இந்த சக்தி ஓட்டத்தில் அதன் கிரகிப்பில் ஏற்படும் கோளாறுகள் அக்குறிப்பிட்ட உள்ளுறுப்பின் இயக்கத்தில் மாறுபாட்டை ஏற்படுத்துகின்றன. இந்த சக்தி மாறுபாடே படிப்படியாக உள்ளுறுப்பின் நேரடி பாதிப்பாக மாறுகிறது.

ஒரு உள்ளுறுப்பின் இயக்கக் குறைவு என்பது அதன் சக்தி ஓட்டத்தைப் பொறுத்து ஏற்படுகிறது. இங்கே, நாம் 'சக்தி மாறுபாடு', 'சக்தி குறைவு' என்று குறிப்பிடுவது நேரடியான உள்ளுறுப்பின் பாதிப்பு இல்லை. நேரடி பாதிப்பின் முதல் நிலையையே நாம் இங்கே பேசிவருகிறோம்.

உள்ளுறுப்பின் பாதிக்கப்பட்ட நிலையிலும் கூட, அதன் அடிப்படைச் சக்தி ஓட்டத்தை சீர்படுத்துவதன் மூலம் படிப்படியாக அவ்வுறுப்பு இயல்புக்குத் திரும்புகிறது.

சக்தி நாளங்கள், அதைச் சீர்படுத்துவது ... போன்ற விசயங்களைப் பிறகு பார்க்கலாம். இப்போது முகத்திற்குத் திரும்புவோம்.

நுரையீரலின் வெளியுறுப்பு மூக்கு!.

நுரையீரலில் ஏற்படும் சக்தி மாறுபாட்டைப் பிரதிபலிக்கும் பகுதியாக மூக்கு அமைந்துள்ளது.

அடுத்து... காது.

நம்முடைய காதுகள் உள்ளுறுப்புக்களில் எதை நினைவுபடுத்துகிறது?

தனித்தனியான இரட்டை உறுப்புக்களின் வாயிலாக ஒரே செயலைச் செய்யும் சிறுநீரகங்களை (Kidneys) நம் காதுகள் பிரதிபலிக்கின்றன. சிறுநீரகங்களின் வடிவமும், காதுகளின் வடிவமும் ஒரே மாதிரியானவை.

சிறுநீரகத்தின் சக்தி மாறுதல்களை அதன் வெளியுறுப்பான காதுகள் மூலமாக அறியலாம்.

சிறுநீரகம் என்பது ஒரு உறுப்புதான். அது இரண்டு பகுதியாக அமைந்திருக்கிறதோ தவிர, இரண்டு உறுப்புக்கள் இல்லை.

அக்குபங்சர் மருத்துவம் சிறுநீரகத்தில் தான் மனித உயிர்ச்சக்தி அமைந்திருப்பதாகக் கூறுகிறது. தன் ஆயுளில் பெரும்பகுதியைக் கடந்த மனிதருக்கு சிறுநீரகத்தில் இருக்கும் உயிரின் தன்மையைக் குறிக்கும் விதமாக காதுகளின் கேட்கும் திறன் குறைகிறது. இவ்வாறு, சிறுநீரகத்தின் புற உறுப்பாக காதுகள் கருதப்படுகின்றன.

நம்முடைய கண்களின் வடிவம் உள்ளுறுப்புக்களில் கல்லீரலை பிரதிபலிப்பதாக அமைந்துள்ளது.

மஞ்சட்காமாலை பாதிப்பினால் கல்லீரல் சீர்கெடும் போது அது கண்களிலும் பிரதிபலிக்கிறது. அதேபோல, மது அருந்தும் மனிதனுடைய கல்லீரல் நிலையை கண்கள் அறிவிக்கின்றன.

கல்லீரலின் வெளிப்புற உறுப்பு கண்கள்.

அடுத்தது நாக்கு! நாக்கினுடைய கூம்பு வடிவம் உள்ளுறுப்புக்களில் இதயத்தை ஒத்திருக்கிறது.

இதயத்தின் சக்தி மாறுபாட்டை பிரதிபலிக்கிற வெளிப்புற உறுப்பாக நாக்கு அமைந்துள்ளது.

அக்குபங்சர் தத்துவத்தின்படி, மனதை இயக்கக்கூடிய இடமாக இதயம் கருதப்படுகிறது. மனநிலைக் குழப்பம் ஏற்பட்டுள்ளவரின் நாக்குகள் வார்த்தை உச்சரிப்பில் குழறும். நடுங்கும்.

அதேபோல, நாம் மகிழ்ச்சியானாலும், துக்கம் ஆனாலும் இதயம் அமைந்துள்ள மார்புப் பகுதியைத்தான் பிடித்துக் கொள்கிறோம். மனசு லேசாவதை இதயம் இலேசாவதாகத்தான் உணர்கிறோம்.

மனது என்பது இதயத்தோடு தொடர்புடையது ஆகும். இதயத்தின் வெளிப்புற உறுப்பாக நாக்கு அமைந்துள்ளது.

இறுதியாக... உதடுகள்.

நம் உதடுகளின் வடிவத்தை உள்ளுறுப்பில் மண்ணீரலோடு ஒப்பிடலாம். மண்ணீரலின் சக்தி மாறுபாட்டை அதன் இயக்கக் குறைவை உதடுகள் மூலமாக நாம் அறியலாம்.

உதடுகள் வறண்டிருக்கின்றன என்றால் மண்ணீரலின் குளிர்ச்சி குறைந்துள்ளது என்பதை அறியலாம். இன்னும், செரிமான இயக்கத்தின் முழுமுதல் உறுப்பாக மண்ணீரல் அறியப்படுவதால் உதடுகளின் வறட்சி செரிமானக் குறைவை தெரிவிப்பதாகவும் உள்ளது.

இங்கு நாம் உள்ளுறுப்புக்கள் ஐந்தையும், அதன் வெளிப்புற உறுப்புக்களையும் மட்டுமே அறியத் துவங்கியுள்ளோம். ஒவ்வொரு உள்ளுறுப்பும் என்னவிதமான வேலையைச் செய்கின்றன என்பதையெல்லாம் அடுத்தடுத்த பகுதிகளில் காணலாம்.

நாம் அறிந்துள்ள உள்ளுறுப்புக்களையும், அவற்றை பிரதிபலிப்பதாக அமைந்துள்ள வெளிப்புற உறுப்புக்களையும் ஒன்றாய் பார்க்கலாம்.

உள்ளுறுப்பு	புற உறுப்பு
நுரையீரல்	மூக்கு
சிறுநீரகம்	காதுகள்
கல்லீரல்	கண்கள்
இதயம்	நாக்கு
மண்ணீரல்	உதடுகள்

நாம் படிக்கிற ஒவ்வொரு உள்ளுறுப்பையும் அதன் வெளிப்புற உறுப்போடு இணைத்து காட்சிப்படுத்தி நினைவில் நிறுத்திக் கொள்ளுங்கள்.

உடலின் நிலையை அதன் நோயை அறியும் முறைகளில் புற உறுப்புக்களின் பங்கு முக்கியமானது.

நோயறிதலின் ஒரு நிலையை நாம் கடந்திருக்கிறோம்.

அடுத்து... துணை உறுப்புக்களை அறியலாம்!.

3

துணைகளின் சேர்க்கை

நம் உடலின் இயக்கத்தைத் தீர்மானிக்கிற உள்ளுறுப்புக்கள் ஐந்தோடும் அறிமுகம் ஆகிவிட்டோம். இந்த ஐந்து உறுப்புக்களே பிற உடல் உள்ளுறுப்பு, வெளியுறுப்புக்களின் இயல்பையும் கட்டுப்படுத்துகின்றன.

அக்குபங்சர் அடிப்படையாகக் கூறும் இதே ஐந்து உறுப்புக்களை சித்த மருத்துவம் ராஜ உறுப்புக்கள் என்று அழைக்கிறது. ராஜ உறுப்புக்கள் ஐந்தின் பலமே உடல் ஆரோக்கியத்தை முடிவு செய்கிறது. உடலில் அமைந்துள்ள சிறு உறுப்புக்கள் அனைத்தின் இயக்கத்தையும் இந்த ராஜ உறுப்புக்களே சீர்படுத்துகின்றன.

நாம் இங்கே கற்றுக் கொண்டிருக்கிற அனைத்தும் தொன்மையான புரிதல்கள். இவற்றை நவீன விஞ்ஞான அறிவைக் கொண்டு எடை போட முயல வேண்டாம். ஏனெனில், விஞ்ஞானம் என்பது இன்னும் வளர வேண்டிய வளர்ந்து கொண்டிருக்கிற குழந்தை. விஞ்ஞானம் இப்போதுதான் சில அக்குபங்சர் புள்ளிகளையும், அதன் சக்தி நாளங்களையும் அறிந்து கொண்டிருக்கிறது. அக்குபங்சர் அறிவியலை நவீன கருவிகள் அறிய வேண்டுமானால் இன்னும் அவை வளர வேண்டியிருக்கிறது.

5000 வருட பாரம்பரியத்தை, 200 வருட குழந்தை அறிய முயல்வது கடினமானது தானே? காலமும் பொறுமையும் கொண்டு நவீனம் வளர நாமும் உதவுவோம்.

எனவே, இங்கே நாம் அறிந்து வருகிறவற்றை ஒப்பிட்டுப் பார்த்தீர்களானால் அடிப்படையான உடலின் இயல்பை அறிய முடியாது. நம்முடைய பாடங்களின் வாயிலாக சிந்தனையின் மூலமாக இந்தப் பாரம்பரிய அறிவு உங்களுக்கு விளங்கத் துவங்கிவிட்டால் நவீன மருத்துவத்தின் அத்தனை கூறுகளையும் உங்களால் பிரித்தறிய முடியும்.

ஒப்பீடு இன்றி நமக்குக் கற்பிக்கப்பட்டவற்றை சற்றே ஒதுக்கி வைத்துவிட்டு, நம் அறிதலைத் தொடரலாம்.

இதயம், மண்ணீரல், நுரையீரல், சிறுநீரகம், கல்லீரல் ஆகிய முக்கிய உள்ளுறுப்புக்களையும், அவற்றின் மாற்றங்களைப் பிரதிபலிக்கும் புற உறுப்புக்களையும் பார்த்தோம்.

முகத்தில் துவங்கி இப்போது அகத்திற்கு வந்துவிட்டோம்.

நாம் அறிந்த முக்கிய உறுப்புக்கள் ஐந்தும் குளிர்ச்சியானவைகளாகும். இவற்றின் துணை உறுப்புக்கள் ஒவ்வொன்றும் ஒவ்வொரு முக்கிய உறுப்பின் பணிகளில் உதவும் தன்மையோடு ஜோடி, ஜோடியாக அமைந்துள்ளன. உள்ளுறுப்புகளையும், அவற்றின் துணை உறுப்புக்களையும் காண்போம்.

உள்ளுறுப்பு	துணை உறுப்பு
இதயம்	சிறுகுடல்
மண்ணீரல்	இரைப்பை
நுரையீரல்	பெருங்குடல்
சிறுநீரகம்	சிறுநீர்ப்பை
கல்லீரல்	பித்தப்பை

...இந்த ஐந்து ஜோடி உறுப்புக்களும் எந்த அடிப்படையில் இணைந்துள்ளன? என்பதை நாம் பார்க்கும் முன்னர் இவற்றின் பொதுவான வேலை என்ன என்பதை அறியலாம். ஒவ்வொரு உள்ளுறுப்பின் அடிப்படை வேலையாக இருப்பது ஒன்றே ஒன்றுதான். தனக்குள் வருபவற்றிலிருந்து சக்தியை கிரகித்துக் கொண்டு, எஞ்சியதை வெளியேற்றுவதே எல்லா உறுப்புக்களின் பிரதான பணியாகும்.

நாம் மேற்கண்ட ஒவ்வொரு உறுப்பின் செயல்பாடும் இந்த அடிப்படையில் அமைந்துள்ளதா என்பதை உதாரணத்திற்காகப் பார்ப்போம்.

- தனக்குள் வரும் இரத்தத்தை மடை மாற்றி அழுத்தம் கொடுத்து வெளியேற்றுகிறது இதயம்.

- தனக்குள் வரும் உணவை அரைத்து சக்தியை பெற்றுக் கொண்டு, உணவுக் கூழை வெளியேற்றுகிறது இரைப்பை.

- இரைப்பையிலிருந்து பெற்ற உணவுக் கூழை செரித்து சத்துக்களைப் பெற்றுக்கொண்டு எஞ்சியதை வெளியேற்றுகிறது சிறுகுடல்.

- சிறுகுடலிலிருந்து வந்த உணவு மிச்சத்தில் எஞ்சிய சக்தியை உறிஞ்சிவிட்டு, மலமாக வெளியே தள்ளுகிறது பெருங்குடல்

- தனக்கு இரைப்பையிலிருந்து கிடைத்த உணவின் சக்தியை, தேவைக்குத் தகுந்து பிரித்தனுப்புகிறது மண்ணீரல்

- சுவாசம் மூலமாக உள்ளே வந்த காற்றிலுள்ள ஆற்றலைப் பிரித்தெடுத்துக் கொண்டு, மிஞ்சிய அசுத்தக் காற்றை வெளியே அனுப்புகிறது நுரையீரல்

- தனக்குள் வந்த இரத்ததிலுள்ள ரசாயனங்களை, நச்சுத்தன்மையை அகற்றி விட்டு, சுத்தமான இரத்தத்தை வெளியேற்றுகிறது கல்லீரல்.

- கல்லீரலில் இருந்துவந்த பித்த நீரைச் சேமித்து, தேவைக்கேற்ப செரிமானத்திற்கு உதவுகிறது பித்தப்பை.

- இரத்தத்தில் கலந்துள்ள கழிவுப் பொருட்களை பிரித்தெடுத்து வெளியேற்றுகிறது சிறுநீரகம்.

- சிறுநீரகத்திலிருந்து வரும் கழிவுகளிலிருந்து எஞ்சியுள்ள சக்தியை எடுத்துக்கொண்டு, சிறுநீரை வெளியேற்றுகிறது சிறுநீர்ப்பை.

நாம் பார்த்த பத்து உறுப்புக்கள் மட்டுமல்ல, உடலில் அமைந்துள்ள எல்லா உறுப்புக்களின் வேலையுமே இது ஒன்றுதான்.

சக்தியைக் கிரகிப்பதும், எஞ்சியதை வெளியேற்றுவதும் ஆன இயக்கங்களிலும் பங்குண்டு. அவற்றின் முக்கியமான பணிகளை நாம் பின்னர் அறியலாம்.

துணை உறுப்புக்களான சிறுகுடல், இரைப்பை, பெருங்குடல், சிறுநீர்ப்பை, பித்தப்பை... ஆகியவை ‘பை’ வடிவ உறுப்புக்களாகும்.

இவற்றில் இரைப்பை, சிறுகுடல் நேரடியாக உணவோடும், பெருங்குடல், சிறுநீர்ப்பை நேரடியாக கழிவுகளோடும், பித்தப்பை சேமிப்புப் பையாகவும், தொடர்போடு அமைந்துள்ளன. துணை உறுப்புக்களின் ஒரே ஒரு வேலை சக்தி உட்கிரகிப்பும், கழிவு வெளியேற்றமும் ஆகும்.

ராஜ உறுப்புக்களின் பணிகளில் இத்துணை உறுப்புக்கள் பங்கேற்பனவாக உள்ளன. உடலில் இன்னும் சில உறுப்புகள் இருக்கின்றன என்றாலும் இந்த 10 உறுப்புக்களை மட்டுமே கூறுகின்றீர்களே? என்று நீங்கள் நினைக்கலாம்.

நாம் உடலின் அரசனாக கற்பனை செய்து கொண்டிருக்கும் மூளை (Brain) கூட முக்கியமான உறுப்பில்லை எனலாம். ஏனெனில், ஐந்து ராஜ உறுப்புக்களின் பிரதிபலிப்பு பகுதியாகவும், ஆளுகைக்குட்பட்ட பகுதியாகவுமே மூளை அமைந்துள்ளது.

ராஜ உறுப்புக்களின் பணிகளில் உதவுவதற்கான தொடர்பாகவே மூளை செயல்படுகிறது.

உதாரணமாக, "மது அருந்தியவருடைய சிறுமூளை பாதிக்கப்படுவதால் அவர் நினைவு தடுமாறுகிறது" என்று கூறப்படுகிறது. ஒருவர் மது அருந்தினால் கல்லீரல் தான் பாதிப்படைகிறது. கல்லீரலின் ஆதிக்கத்திற்கு உட்பட்ட மூளையின் ஒரு பகுதியில் கல்லீரலின் பாதிப்பு பிரதிபலிக்கிறது. நினைவு தடுமாற்றம் கல்லீரலில் இருந்துதான் சிறுமூளைக்குச் செல்கிறது.

இவ்வாறு, ஐந்து உறுப்புக்களின் ஒருங்கிணைந்த பிரதிபலிப்புப் பகுதியாகத்தான் மூளை இருக்கிறது. மூளையின் கட்டுப்பாட்டில் இவ்வுறுப்புக்கள் இல்லை என்பதை நாம் சிந்தித்து உணர வேண்டும்.

உடலின் இயக்கத்திற்குக் காரணமான ஐந்து உறுப்புக்களையும், அவற்றில் துணை வெளிப்புற உறுப்புக்கள் எவை எவை என்பதையும் நாம் அறிந்துள்ளோம்.

உள்ளுறுப்பு	துணை உறுப்பு	புற உறுப்பு
இதயம்	சிறுகுடல்	நாக்கு
மண்ணீரல்	இரைப்பை	உதடுகள்
நுரையீரல்	பெருங்குடல்	மூக்கு
சிறுநீரகம்	சிறுநீர்ப்பை	காதுகள்
கல்லீரல்	பித்தப்பை	கண்கள்

உள்ளுறுப்பு மற்றும் துணை உறுப்பிற்கு இடையிலான தொடர்பு என்ன என்பதையும், இவ்வுறுப்புக்களுக்கிடையில் சக்தி பரிமாற்றம் எவ்வாறு நடைபெறுகிறது என்பதையும் இனி அறியலாம்.

4

உடலும் உலகமும்

நாம் உள்ளுறுப்புக்களின் வாயிலாக உடலையும், அதன் இயல்பையும் உணர்ந்து வருகிறோம். இன்னும், உடல் பற்றிய தெளிவைப் பெற உலகத்தின் அமைவைப் புரிய முயல்வோம்.

'உடலே உலகம்; உலகமே உடல்' (Micro cosm in Macro Cosm; Macro cosm is Micro cosm) என்று கூறக் கேள்விப்பட்டிருக்கிறோம்.

இவ்வுலகம் நிலம், நெருப்பு, காற்று, நீர், மரம் என்ற ஐந்து அடிப்படைச் சேர்க்கையினால் ஆனது. இவைகள் பொருட்களாலான தன்மைகள்!.

நிலத்தின், நெருப்பின், காற்றின், நீரின், மரத்தின் தன்மைகளால் ஆனது உலகம்.

"நிலம் தீ நீர் வளி விசும்போடு ஐந்தும்
கலந்த மயக்கம் உலகம் ஆதலின்"

என்று உலகின் தன்மையை தமிழின் பழம்பெரும் நூலான தொல்காப்பியம் குறிப்பிடுகிறது.

'பஞ்சபூதங்கள்' என்று வடமொழியில் அழைக்கப்படும் இந்த மூலகங்களின் இணைவுதான் மனித உடலும்! உலகிலுள்ள இதே தன்மைகளின் ஒருங்கிணைந்த உருவமாக நமது உடல் அமைந்துள்ளது.

நெருப்பு

நிலம்

காற்று

நீர்

மரம்

... என்ற ஐந்து மூலகங்கள் உலகில் இருப்பது வெளிப்படையாகக் காணும்படி அமைந்துள்ளது. ஆனால், இத்தன்மைகள் உடலில் எங்கே உள்ளன?

இவை ஐந்தும் பொருட்கள் அல்ல, தன்மைகள் என்பதை முன்பே அறிந்துள்ளோம். இத்தன்மைகள் உடலின் உள்ளுறுப்புக்கள் மூலம் இயங்குகிறது. எந்தெந்த மூலகங்களோடு, எந்தெந்த உள்ளுறுப்புக்கள் தொடர்பு கொண்டுள்ளன என்பதை அறியலாம்.

நெருப்பு மூலகம்

நெருப்பினுடைய தன்மை வெப்பத்தைத் தருவதாகும். நம் உடலில் வெப்பத்தோடு நேரடியாக தொடர்பு கொண்டுள்ள உறுப்புக்கள் எவை? இதயமும், அதன் துணை உறுப்பான சிறுகுடலும். இதயம், இரத்த ஓட்டத்தின் மூலம் உடலின் வெப்பத்தைப் பராமரிக்கிறது.

அதேபோல, சிறுகுடல் வெப்பத்தால் உணவுகளை சிதைத்து, அதிலிருந்து வெப்ப சக்தியைப் பெறுவதாக அமைந்துள்ளது.

உடலில் நெருப்பு மூலகத்தின் பணிகளை இதயமும், சிறுகுடலும் நிறைவேற்றுகின்றன. இவற்றில் இதயத்தோடு துணைநிற்கும் உறுப்பாக சிறுகுடல் விளங்குகிறது.

நிலம் மூலகம்

நில மூலகத்தின் தன்மை தன்னுள் விழுகிற விதையைத் தன்வயப்படுத்தி, அதன் ஆற்றலை வெளிப்படுத்துவதாகும். நம் உடலிற்குத் தேவையான ஆற்றலை உணவிலிருந்து வெளிப்படுத்தும் உறுப்பு மண்ணீரல். உணவு செரிமானத்தில் மண்ணீரலோடு இணைந்து உதவுவது இரைப்பை.

நிலம் மூலகத்தை 'மண்' என்ற சொல்லாலும் குறிக்கலாம். 'மண்' என்ற சொல்லைக் கொண்டிருக்கும் மண்ணீரல் நிலம் மூலகத்தின் பிரதான உறுப்பாகும்.

காற்று மூலகம்

உலகத்தின் உயிர்ச்சக்தியை வழங்குவது காற்றாகும்.

'ஆக்ஸிஜன்' என்ற ஆங்கிலச் சொல்லை 'உயிர்வளி' என்று தமிழ் கூறுகிறது. உயிர்ப்பை அளிக்கும் காற்றோடு தொடர்புடைய உடல் உறுப்பு நுரையீரல், காற்றிலிருந்து உயிர்ச்சக்தியைப் பெற்று

உடலிற்குத் தருவது இவ்வுறுப்பின் தலையாய பணியாகும்.

அதேபோல, காற்றின் மூலம் கழிவுகளைச் சிதைக்கும் வேலையை பெருங்குடல் செய்கிறது. காற்று மூலகத்தின் பணிகளை உடலில் நுரையீரலும், பெருங்குடலும் செய்கின்றன.

நீர் மூலகம்

நீர் என்பது சுத்திகரிப்பதும், குளிர்ச்சியுமாகும். நீர் முலகத்தோடு நேரடியாகத் தொடர்புடைய உடல் உறுப்புக்கள் சிறுநீரகமும், சிறுநீர்ப்பையும் ஆகும்.

இந்த இரண்டு உறுப்புக்களின் பெயர்களிலும் 'நீர்' அமைந்துள்ளது. இரத்தத்திலிருந்து கழிவுகளைப் பிரித்து, அவற்றை சிறுநீராக மாற்றி சிறுநீரகங்கள் சிறுநீர்ப்பை மூலமாக வெளியேற்றுகிறது.

நீர் மூலகப் பணிகளை உடலில் செய்வதற்கு சிறுநீரகமும் அதன் துணை உறுப்பான சிறுநீர்ப்பையும் உதவுகின்றன.

மரம் மூலகம்

மரம் என்றாலே பசுமை தான். உலகத்தின் நச்சுக்களை உட்கிரகித்து, அவற்றை தன்வயப்படுத்தி பூமியின் பசுந்தன்மையைக் காப்பது மரமாகும்.

உடலின் நச்சுத்தன்மையை உட்கிரகித்து, தன்வயப்படுத்தி உடலைச் செழுமையாக வைத்திருப்பது கல்லீரலாகும். மரத்தைப் போலவே கல்லீரலும் அதன் ஒரு பகுதியை வெட்டினாலும் வளரும் தன்மையுடையது.

நம் உடலில் மர மூலகத்தின் பணிகளை கல்லீரல் மேற்கொள்ள, அதற்குத் துணையாக பித்தப்பை செயல்படுகிறது.

... இவ்வாறு உலகின் ஐந்து மூலகங்கள் உடலின் மூலகங்களாக பரிணமிக்கின்றன.

மூலகங்களையும், அவற்றின் உள்ளுறுப்புக்களையும், வெளியுறுப்புக்களையும் வரிசைப்படுத்துவோம்.

மூலகம்	உள்ளுறுப்பு	துணையுறுப்பு	வெளியுறுப்பு
நெருப்பு	இதயம்	சிறுகுடல்	நாக்கு
நிலம்	மண்ணீரல்	இரைப்பை	உதடுகள்
காற்று	நுரையீரல்	பெருங்குடல்	மூக்கு
நீர்	சிறுநீரகம்	சிறுநீர்ப்பை	காதுகள்
மரம்	கல்லீரல்	பித்தப்பை	கண்கள்

ஐந்து மூலகங்களின் இயல்பான இயக்கம் உடல் நலத்தைத் தருகிறது. இவற்றில் ஏற்படும் சீர்கேடு உள்ளுறுப்புக்களின் பணிகளை பாதித்து, அவை வெளிப்புற உறுப்புக்களின் மூலமாக வெளிப்படுகின்றன.

ஒவ்வொரு வெளிப்புற உறுப்பின் மாற்றமும், உடலில் உள்ளே இருக்கும் மூலகங்களில் ஒன்றும், உள்ளுறுப்புக்களும் பாதிப்படைந்து இருப்பதைக் கூறுகிறது.

மூக்கின் மாற்றம் - நுரையீரல் சக்திக் குறைவையும், மூலகத்தின் சீர்கேட்டையும் நமக்கு அறிவிக்கிறது.

கண்களின் மாற்றம் - கல்லீரல் சக்திக் குறைவையும் மர மூலகத்தின் சீர்கேட்டையும் நமக்கு அறிவிக்கிறது.

... இவ்வாறு ஒவ்வொரு வெளிஉறுப்பும் அது சார்ந்த உள்ளுறுப்பின் நிலையையும், மூலகத்தின் நிலையையும் நமக்கு அறிவிக்கிறது.

புற உறுப்புக்களின் மாற்றம் என்பது இயல்பாக இருப்பதிலிருந்து மாறி தொந்தரவாக இருப்பதைக் குறிக்கிறது.

நம்முடைய உறுப்புக்களின் இருப்பை சாதாரண நிலையில் நாம் அறிவதில்லை. உதாரணமாக, நமக்கு கை இருக்கிறது என்ற எண்ணம் அதில் ஏதாவது தொந்தரவு ஏற்படும் போதுதான் தோன்றுகிறது. அப்படி, இயல்பான நிலையிலிருந்து வெளி உறுப்புக்கள் தொந்தரவு தருபவையாக மாறுவது மூலகச் சீர்கேட்டைக் குறிக்கிறது.

மூலகம் உள்ளுறுப்பு வெளியுறுப்பு என்ற மூன்று விசயங்களையும் மீண்டும் மீண்டும் படித்து மனதில் நிறுத்திக் கொள்ளுங்கள். இது தான் நோயை அதன் சிகிச்சையை அறியும் முதல் நிலை.

ஒருவர் மூக்குத் தொந்தரவோடு இருக்கிறார் என்றால், அவருடைய நுரையீரலும் காற்று மூலகமும் பாதிக்கப்பட்டிருப்பதை அறியலாம்.

அவர் உடலில் காற்று மூலகத்தைச் சீர்படுத்தினால் நுரையீரல் இயல்புக்குத் திரும்பும். மூக்கில் ஏற்பட்ட தொந்தரவும் மறையும்.

மேற்கண்ட முக்கியமான விசயங்கள் இவ்வாறு சிகிச்சையோடு தொடர்புடையனவாக அமைந்துள்ளன.

சரி, சிகிச்சையை எப்படி மேற்கொள்வது?

நாம் இன்னும் சில அடிப்படைப் பாடங்களைக் கற்ற பின்னால் சிகிச்சைக்கு வருவோம்.

▪ மூலகங்களின் பலவீனம் உள்ளுறுப்புக்களை பாதிக்கிறது. வெளியுறுப்புக்களிலும் வெளிப்படுகிறது. அப்படியானால் மூலகங்களின் சீர்கேட்டிற்கு எது காரணம்?

▪ வெளிப்புற உறுப்புக்களை மட்டுமே வைத்துக் கொண்டு நோயை அறிந்து விட முடியுமா?

... மேற்கண்ட கேள்விகளுக்கு விடைகண்ட பின்னரே நாம் சிகிச்சை பற்றி அறியலாம்.

5

நோய் முதல் நாடி

நம்முடைய இயற்கை விதிமீறல்களால் கழிவுகள் உடலின் உள்ளுறுப்புகளில் தேங்குகிறது.

நம் உடலின் இயற்கைத் தேவையைப் புறக்கணிப்பதே இயற்கை விதி மீறலாகும். இவ்வாறு, உள்ளுறுப்புக்களில் கழிவுகள் தேங்குகின்றன. எந்த உறுப்பில் அக்கழிவுகள் தேங்குகின்றனவோ அந்த உறுப்பையும் அது சார்ந்த மூலகத்தையும் பாதிக்கின்றன. இதனால் மூலகச் சீர்கேடு ஏற்படுகிறது.

ஒரு மூலகம் சீர்கெடும்போது அதோடு தொடர்புடைய பிற மூலகங்களும் பலவீனம் அடைகின்றன.

ஒரு மூலகமும் இன்னொரு மூலகமும் எந்த அடிப்படையில் தொடர்பு கொண்டுள்ளன?

ஒவ்வொரு மூலகமும் தனக்கான சக்தியை உணவு, காற்று, நீர், பிரபஞ்ச சக்தி போன்ற அனைத்தில் இருந்தும் பெறுகிறது. இச்சக்தியை முழுமையாகப் பெற வேண்டுமென்றால், உடலின் ஐந்து ராஜ உறுப்புக்களும் முழுமையாக இயங்க வேண்டும். கழிவுகள் தேங்கியுள்ள ஒரு உறுப்பு சரிவர இயங்கவில்லை என்றால், அது அவ்வுறுப்பு சார்ந்த மூலகத்தைப் பாதிக்கிறது என்பதை அறிந்தோம்.

உதாரணமாக நுரையீரலில் சளிக்கழிவு தேங்கியுள்ளது. இப்போது நுரையீரலின் இயல்பான இயக்கம் பாதிக்கப்பட்டு, அதன் மூலகத் தன்மையான காற்றும் சீர்கெடுகிறது.

ஒவ்வொரு தனி மூலகமும் இன்னொரு மூலகத்தின் சக்தியைப் பெறுகிறது.

- நிலம் மூலகம் நெருப்பு மூலகத்திலிருந்து சக்தியைப் பெற்று இயங்குகிறது.

- காற்று மூலகம் நிலம் மூலகத்திலிருந்து சக்தியைப் பெற்று இயங்குகிறது.
- நீர் மூலகம் காற்று மூலகத்திலிந்தும்
- மரம் மூலகம் நீர் மூலகத்திலிருந்தும்
- நெருப்பு மூலகம் மரம் மூலகத்திலிருந்தும் சக்தியைப் பெற்று பலமடைகின்றன.

... இது சக்தி சுழற்சியாகும். இச்சுற்றை நாம் ஒரு வரைபடம் மூலம் உணரலாம்.

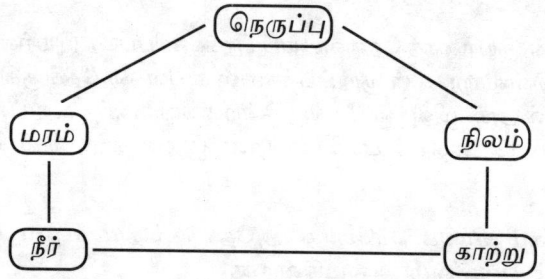

இந்த சுழற்சி உடலின் உள்ளுறுப்புக்களிலும் சக்திப் பரிமாற்றமாக நிகழ்கிறது.

தன்னுடைய இயல்பான பணிகளை முடித்துவிட்டு, எஞ்சிய சக்தியை 'சுழற்சி'யின் அடிப்படையில் அடுத்த உறுப்பிற்குக் கொடுக்கிறது.

- இதயம் மண்ணீரலிற்கும்
- மண்ணீரல் நுரையீரலிற்கும்
- நுரையீரல் சிறுநீரகத்திற்கும்
- சிறுநீரகம் கல்லீரலிற்கும்
- கல்லீரல் இதயத்திற்கும்

... சக்திப் பரிமாற்றத்தை நிகழ்த்துகின்றன.

ஒரு மூலகம் இன்னொரு மூலகத்திற்குத் தன்னுடைய சக்தியைப் பகிர்ந்துகொள்கிறது அல்லவா? இதில் கொடுக்கிற மூலகம் தாயாகவும், பெறுகிற மூலகம் சேயாகவும் கருதப்படுகிறது.

உதாரணமாக,

நெருப்பிலிருந்து நிலம் சக்தியைப் பெறுகிறது.

இதில் கொடுப்பது நெருப்பு தாய் மூலகம்

பெறுவது நிலம் சேய் மூலகம்

... என அறியலாம்.

இதே சக்திச் சுழற்சியை இன்னொரு விதமாகவும் அறியலாம்.

தாய் மூலகம் தன் சேய் மூலகத்திற்கு சக்தியைக் கொடுக்கிறது.

தாய் மூலகத்தில் சக்திக்குறைபாடு ஏற்பட்டால் இந்தச் சுற்று என்ன ஆகும்?

தாய் முழுமையான சக்தியோடு இருக்கும் போதுதான் சேய்க்கு சக்திப் பரிமாற்றம் முழுமையாக நிகழும். தன்னுடைய சக்தியே குறைபட்டுப்போய் இருக்கும்போது சேய்க்குப் போதுமான அளவு சக்தியை தாய்மூலகம் தராது.

உதாரணமாக, நில மூலகத்தின் சக்தி குறைபட்டிருந்தால், காற்று மூலகத்தில் சக்திக்குறைபாடு தோன்றும்.

இதிலிருந்து நாம் என்ன விளங்குகிறோம்?

ஏதாவது ஒரு மூலகம் சீர்கெட்டிருந்தால் அதற்குக் காரணமாக அதன் தாய் மூலகமும் இருக்கும்.

அதெப்படி தாய் மூலகம் காரணம்?

சேய் மூலகம் தனியாக பலவீனம் அடைந்திருந்தால், சக்தி நிறைந்த அதன் தாய் மூலகம் தன் சக்தியின் மூலம் சேயின் பலவீனத்தைப் போக்கி இருக்க முடியும் அல்லவா?

தாய் மூலகமும் பலவீனமாக இருப்பதால் தான் சேய் மூலகத்தின் பாதிப்பைச் சீர்படுத்த முடியவில்லை.

எனவே, இந்தச் சுற்றிலிருந்து நாம் எதை அறிந்துகொள்கிறோம்?

- ஒரு மூலகம் பலமானதாக இருந்தால், அதற்கு அந்த மூலகமும், அதன் தாய் மூலகமுமே காரணமாக இருக்கிறது.

- ஒரு மூலகம் பலவீனமானதாக இருந்தால், அதற்கு அந்த மூலகமும் அதன் தாய் மூலகமுமே காரணமாக இருக்கிறது.

... இந்த இரு விசயங்களையும் நாம் சக்தி பரிமாற்றச் சுற்றுக்களின் மூலம் உணர்கிறோம். நாம் அறிந்த இவ்விசயங்கள் எங்கு பயன்படும்?

சிகிச்சையில் மிக முக்கியமான பகுதியை இந்த மூலகத்தைக் கண்டுபிடிக்கும் முறைதான் பெறப்போகிறது.

ஒரு உள்ளுறுப்பு சீர்கெட்டுள்ளது என்பதை அதன் வெளிப்புற அறிகுறிகள் மூலம் நாம் உணர்கிறோம். எந்த மூலகம் சீர்கெட்டுள்ளது என்பதை அந்த உறுப்பைக் கொண்டு உணர்கிறோம்.

இப்போது, சிகிச்சை அளிக்க வேண்டுமானால் சீர்கேடு அடைந்த ஒரு மூலகத்திற்கு மட்டும் சிகிச்சை அளித்தால் போதாது. அதன் தாய் மூலகத்திற்கும் சேர்த்து சிகிச்சை அளிக்க வேண்டும். சிகிச்சை பற்றிய இவ்விசயத்தை சக்திப் பரிமாற்றச் சுற்றுதான் நமக்கு அறிவிக்கிறது.

இச் சுற்றில் எது தாய் மூலகம்? எது சேய் மூலகம்? என்பதையும், அம்மூலகத்தோடு தொடர்புடைய உள்ளுறுப்பு எது என்பதையும், உள்ளுறுப்போடு தொடர்புடைய புற, உறுப்பு எது என்பதையும் மீண்டும் படித்துப்பார்த்து நினைவில் கொள்ளுங்கள்.

எந்த உள்ளுறுப்பு பலவீனம் அடைந்துள்ளது என்பதை அதன் வெளியுறுப்பு மூலமாக கண்டறியும் முறையை நாம் அறிந்தோம்.

இன்னும் சில எளிமையான நோயறிதல் முறைகளையும் காண்போம்.

6

சுவை உணர்வும், மன உணர்ச்சியும்!

ஒவ்வொரு உள்ளுறுப்பும், ஒரு புற உறுப்போடு தொடர்பு கொண்டிருக்கிறது. அப் புறஉறுப்புகளின் தொந்தரவுகளைக் கொண்டே உள்ளுறுப்பின் நிலையை அறியலாம்.

அதேபோல ஒவ்வொரு உள்ளுறுப்பும் ஒரு சுவையோடு தொடர்பு கொண்டிருக்கிறது. அச்சுவைகளின் மேலுள்ள விருப்பு வெறுப்புக்களைக் கொண்டும் உள்ளுறுப்புக்களின் நிலையை நாம் அறியலாம்.

உதாரணமாக, இனிப்புச் சுவை மண்ணீரலை பிரதிபலிப்பதாக அமைந்துள்ளது. ஒருவருக்கு இனிப்புச் சுவை எப்போதுமே தேவைப்பட்டாலோ அல்லது பிடிக்காவிட்டாலோ மண்ணீரல் சீர்கெட்டுள்ளது என்பதை அறியலாம்.

அதேபோல, இதே இனிப்புச் சுவையை அதிக அளவில் தொடர்ந்து சாப்பிட்டு வந்தாலும் மண்ணீரல் சீர்கேடு அடையும்.

- ஒரு சுவை அதிகமாக எப்போதும் தேவைப்படுவதையோ அல்லது பிடிக்காமல் இருப்பதையோ வைத்து சீர்கேடடைந்த உள்ளுறுப்பைக் கண்டுபிடிக்கலாம்.

- ஒரே சுவையை அளவுமீறி உண்ணும் போது அந்தச் சுவை அதனோடு தொடர்புடைய உள்ளுறுப்பை பாதிக்கிறது.

உள்ளுறுப்புகளையும் அவற்றின் சுவைகளையும் பட்டியலிடுவோம்.

இதயம்	கசப்பு
மண்ணீரல்	துவர்ப்பு, இனிப்பு
நுரையீரல்	காரம்
சிறுநீரகம்	உப்பு
கல்லீரல்	புளிப்பு

வீட்டுக்கு ஒரு மருத்துவர் | 173

... இப்படி ஒவ்வொரு உறுப்பையும் நாம் படிக்கும் போதே, அவற்றின் வெளியுறுப்பையும் மூலகத்தையும் நம் நினைவில் கொண்டுவர வேண்டும். இவ்வாறு, உள்ளுறுப்போடு தொடர்புடைய ஒவ்வொன்றையும் நாம் நினைவில் நிறுத்திக் கொண்டேயிருந்தால் எந்த ஒரு தொந்தரவுள்ள நபரைப் பார்த்தாலும் எந்த உள்ளுறுப்பு பலவீனம் என்பதையும், எந்த மூலகத்திற்கு சிகிச்சை தேவை என்பதையும் எளிதாக அறிய முடியும்.

நோயறிதலையும், சிகிச்சையையும் எளிமையாக மாற்றிக் கொண்டால், நோய்களிலிருந்தும் மருந்துகளில் இருந்தும் நம்மால் விடுபட முடியும்.

இவ்வாறு, சுவையுணர்வின் வெளிப்பாட்டைக் கொண்டும் உள்ளுறுப்பின் நிலையை அறியலாம்.

தொடர்ந்து உள்ளுறுப்பிற்கும் மன உணர்ச்சிக்குமான தொடர்பை அறிவோம்.

சுவை உணர்வைப் போலவே, ஒவ்வொரு உணர்ச்சியும் ஒவ்வொரு உள்ளுறுப்பை பாதிக்கிறது. உள்ளுறுப்பின் பாதிப்பு மன உணர்ச்சியை ஏற்படுத்துகிறது.

தமிழில் உடல் நலம் பாதித்த ஒருவர் தன் இயல்பிற்குத் திரும்புவதைக் குறிக்க மூன்று சொற்கள் பயன்பாட்டில் உள்ளன.

நலமடைதல், குணமடைதல், சுகமடைதல்.

நலம் என்ற சொல் உள்ளுறுப்புக்கள் தன் இயல்பிற்குத் திரும்புவதையும், குணம் என்ற சொல் மனது தன்னியல்புக்குத் திரும்புவதையும் குறிக்கிறது.

உடலும், மனதும் தன்னியல்பிற்குத் திரும்புவதை சுகம் என்ற சொல் குறிக்கிறது.

இச் சொற்களின் மூலம் ஆரோக்கியம் என்பது உடல்நலம், மனநலம் இணைந்தது என்பதையும், உடல் மனதையும், மனது உடலையும் பாதிக்கும் என்பதையும் அறிய முடிகிறது.

இயல்புக் குணமான அமைதி கெடுவதே உணர்ச்சி அல்லது குணக்கேடு எனப்படுகிறது. ஒவ்வொரு உள்ளுறுப்பும் மனதில் ஏற்படுத்தும் குணக்கேடுகளை வரிசையாகக் காண்போம்.

- அதிக மகிழ்ச்சி, பெருமை... என்ற உணர்ச்சி இதயத்தின் வெளிப்பாடாகும் இதயத்தின் சக்தி ஓட்டம் குறைவுபடும்போது பெருமை தோன்றுகிறது. அதேபோல, பெருமை என்ற உணர்ச்சி தோன்றுவதால் இதயத்தின் சக்தி ஓட்டம் மாறுபடுகிறது.

- கவலை என்ற உணர்ச்சி மண்ணீரலின் வெளிப்பாடாகும். மண்ணீரலின் சக்தி ஓட்டம் மாறுபடும் போது கவலை ஏற்படுகிறது. அதேபோல, கவலை தோன்றுவதாலும் மண்ணீரல் பாதிப்படைகிறது. உதாரணமாக, பசி ஏற்பட்டிருக்கும் நிலையில் ஒருவருக்கு கவலைதரும் செய்தி சொல்லப்பட்டால் பசி அவருக்கு மறைந்துவிடும். அதேபோல, பசி ஏற்பட்டு சாப்பிடமுடியாத நிலையில் மனதில் கவலை தோன்றும்.

- துக்கம் என்ற உணர்ச்சி நுரையீரலின் வெளிப்பாடாகும். நுரையீரல் பாதிப்பு துக்கத்தையும், துக்கம் நுரையீரல் பாதிப்பையும் ஏற்படுத்துகிறது. துக்கத்தால் அழும் ஒருவருக்கு நுரையீரல் கோளாறான மூச்சிரைப்பு ஏற்படுகிறது.

- பய உணர்ச்சி சிறுநீரகத்தின் வெளிப்பாடாகும். பயம் சிறுநீரகத்தையும், சிறுநீரக பாதிப்பு பயத்தையும் ஏற்படுத்துகிறது. குழந்தைகளை பயமுறுத்தினால் சிறுநீரகம் பலமிழந்து உடனே சிறுநீர் கழித்து விடுவார்கள். அதேபோல, சிறுநீரக நோயாளிகள் பய உணர்ச்சியால் பாதிக்கப்பட்டிருப்பார்கள்.

- எரிச்சல் கல்லீரலின் வெளிப்பாடாகும். எரிச்சல், கோப உணர்ச்சி கல்லீரலையும், கல்லீரல் பாதிப்பு எரிச்சல், கோபத்தையும் ஏற்படுத்துகிறது. மது அருந்திய ஒருவருடைய கல்லீரல் சக்தி குலைவால் எரிச்சலும், கோபமும் தோன்றுகின்றன. அதே போல, கோபமுள்ளவர்களுக்கு கல்லீரல் பாதிப்பினால் ரத்த அழுத்தமும், வியர்வையும் ஏற்படுகின்றன.

... இவ்வாறு ஒவ்வொரு உணர்ச்சியும் ஒவ்வொரு உறுப்பிலிருந்து அதன் பாதிப்பினால் வெளிப்படுகிறது. இந்த ஐயுணர்ச்சிகளிலிருந்து தான் எல்லாவிதமான விரும்பத் தகாத எண்ணங்களும் தோன்றுகின்றன.

இதைத்தான் ஆங்கிலேயேர்கள்

"ஆரோக்கியமான உடலிலிருந்து தான் ஆரோக்கியமான சிந்தனை பிறக்கும்" (Sound Body; Sound Mind) என்று கூறுகிறார்கள்.

இப்போது உணர்ச்சிகளையும் உள்ளுறுப்புக்களையும் பட்டியலிடலாம்.

இதயம்	பெருமை
மண்ணீரல்	கவலை
நுரையீரல்	துக்கம்
சிறுநீரகம்	பயம்
கல்லீரல்	கோபம்.

இதுவரை நாம் அறிந்துள்ளவற்றை நினைவுபடுத்திவிட்டுத் தொடர்வோம்.

- உடலின் அனைத்து விதமான இயக்கங்களுக்கும் ஐந்து உள்ளுறுப்புக்களே காரணமாக உள்ளன.

- ஒவ்வொரு உள்ளுறுப்பும் முகத்தில் அமைந்துள்ள ஒரு வெளியுறுப்போடு தொடர்பு கொண்டுள்ளது.

- ஐந்து மூலகங்களுடைய தன்மையைப் பிரதிபலிப்பதாக உள்ளுறுப்புக்கள் அமைந்துள்ளன.

- ஒவ்வொரு மூலகமும் இன்னொரு மூலகத்திற்கு சக்தி அளிப்பதாக அமைந்துள்ளது.

- உள்ளுறுப்பு ஒவ்வொன்றும் ஒரு சுவையைக் கொண்டுள்ளது.

- மனதில் ஏற்படும் உணர்ச்சிகள் உள்ளுறுப்பையும், உள்ளுறுப்பு உணர்ச்சியையும் பாதிக்கின்றன.

- வெளிப்புற உறுப்பு, சுவை, மன உணர்ச்சி போன்றவற்றில் ஏற்படும் மாற்றங்களை வைத்து உள்ளுறுப்பின் பாதிப்பையும் மூலகச் சீர்கேட்டையும் அறிய முடியும்.

இதுவரை நாம் அறிந்தவற்றை ஒருங்கிணைந்த ஒரு பட்டியலின் மூலம் நினைவுபடுத்திக் கொள்வோம்.

மூலகம்	உள்ளுறுப்பு	வெளியுறுப்பு	சுவை	உணர்ச்சி
நெருப்பு	இதயம்	நாக்கு	கசப்பு	பெருமை
நிலம்	மண்ணீரல்	உதடுகள்	துவர்ப்பு	கவலை
காற்று	நுரையீரல்	மூக்கு	காரம்	துக்கம்
நீர்	சிறுநீரகம்	காதுகள்	உப்பு	பயம்
மரம்	கல்லீரல்	கண்கள்	புளிப்பு	கோபம்

உள்ளுறுப்பின் மாற்றங்களை பல்வேறு விதங்களில் நமக்கு அறிவிக்கிறது உடல்.

வெளியுறுப்பு, சுவை, மனநிலை மாற்றங்கள் மட்டுமல்லாது இன்னும் சில வழிகளிலும் தன் பலவீனத்தை உள்ளுறுப்புக்கள் நமக்குத் தெரிவிக்கின்றன.

தொடர்ந்து அவற்றையும் அறிந்துகொள்ளலாம்.

7

நிறங்களின் வெளிப்பாடு

உடலின் இயல்பு மாறியிருப்பதை உள்ளுறுப்புக்களின் சக்தி சீர்கெட்டு இருப்பதை நாம் பல வழிகளிலும் அறிந்து வருகிறோம்.

உடலின் உள்ளே இருக்கும் முக்கிய உறுப்புக்களின் மாற்றம், முகத்தின் உறுப்புக்களிலும், சுவை மாறுபாட்டிலும், உணர்ச்சி வெளிப்பாட்டிலும் வெளிப்படுகிறது. உடலில் தோன்றும் நிறங்களின் மூலமும் உள்ளுறுப்பு மாற்றத்தை உணரலாம்.

ஒவ்வொரு மூலகத்திற்கும் ஒரு நிறம் இருக்கிறது. அந்நிறம் உடலின் இயல்பிற்கும் மாறாக வெளிப்படுமானால் அது ஒரு மூலகத்தின் சீர்கேடாகும்.

மூலகங்களையும் அவற்றோடு தொடர்புடைய நிறங்களையும் பார்ப்போம்.

நெருப்பு	சிவப்பு
நிலம்	மஞ்சள்
காற்று	வெண்மை
நீர்	கறுப்பு
மரம்	பச்சை

... இந்த நிறங்கள் இயல்புக்கு மாறாக உடலில் தோன்றுமானால் அது வெளிப்புற அறிகுறிகளில் ஒன்றாகும்.

நாம் ஏற்கனவே அறிந்துள்ளவற்றையும் நிறங்களையும் தொடர்புப்படுத்தி சீர்கேடு அடைந்துள்ள மூலகத்தைக் கண்டறியும் சோதனைகளை மேற்கொள்வோம்.

- கண்கள் சிவப்பாதல்

  இதில் கண்கள் கல்லீரலையும், கல்லீரல் மர மூலகத்தையும் குறிக்கிறது. சிவப்பு நெருப்பு மூலகத்தையும் காட்டுகிறது.

மேற்கண்ட மாற்றம் மர, நெருப்பு மூலகங்கள் பாதிப்படைந்துள்ளதை வெளிப்படுத்துகிறது.

- கண்களில் மஞ்சள் நிறம்

    கண்கள் (கல்லீரல்) மர மூலகத்தையும், மஞ்சள் நிறம் நில மூலகத்தையும் குறிக்கிறது.

மர, நில மூலகங்கள் சீர்கேடு அடைந்துள்ளன.

- நாக்கில் வெண்மை நிறம்

    நாக்கு (இதயம்) நெருப்பு மூலகத்தையும், வெள்ளை காற்று மூலகத்தையும் குறிக்கிறது.

இதில் நெருப்பு, காற்று மூலகங்கள் பாதிப்பு அடைந்துள்ளன.

இவ்வாறு, நிறங்கள் வெளிப்படும் பகுதிகளைக்கொண்டு பாதிப்படைந்துள்ள மூலகங்களைக் கண்டறியலாம்.

இப்படி, மூலகங்களைக் கண்டுபிடிப்பதுதான் சிகிச்சை அளிப்பதற்கான வழிமுறையை எளிமையாக்கும்.

வெளிப்புற உறுப்புக்கள், குணமாறுபாடு, சுவை மாறுபாடு, நிற மாறுபாடு... போன்ற மாற்றங்களை நமக்கு தெரியப்படுத்துவதன் மூலம் உடல் தன் சீர்கேட்டை வெளிப்படுத்துகிறது.

மேற்கண்ட மாற்றங்கள் எந்த உள்ளுறுப்போடு தொடர்புடையது என்பதை அறிந்து, அவ்வுள்ளுறுப்போடு தொடர்புடைய மூலகம் எது என்பதையும் கண்டுகொள்ள வேண்டும். சீர்கெட்ட மூலகம் எது என்பதை அறிந்தபின்பு சிகிச்சைக்கான வழிமுறையை அறிவோம்.

அறிகுறிகள் → உள்ளுறுப்பு → மூலகம்

... மேற்கண்ட அடிப்படையில் நாம் அறிந்த வழிகளில் உடலின் அறிவிப்புக்களைக் கொண்டு மூலகத்தைக் கண்டுணரலாம்.

உடல் தன்னுடைய மாற்றங்களை மிகச்சிறிய அளவில், சிறு தொந்தரவுகளாக அறிந்துகொள்ளும் அளவில் இதுவரை வெளிப்படுத்தியது.

இயற்கை சீற்றங்களுக்கு முன்பான அறிவிப்புக்கள் முடிந்த நிலையில் வருகிறது ... பூகம்பம்.

இனி... உள்ளுறுப்புக்கள் தங்கள் பாதிப்பை தொந்தரவுகள் மூலம் பல பகுதிகளில் வெளிப்படுத்துகிறது.

8

உணர்வு உணர்ச்சி மிரட்சி

சுவை உணர்வுகள், நிறமாற்றங்களின் மூலம் தன் அறிவிப்புக்களை வெளிப்படுத்திய உடல், பின்பு உணர்ச்சிகளின் மூலம் வெளிப்படுத்தியது. இறுதிக்கட்டத்தில் ஏற்படும் தொந்தரவுகள் நமக்கு மிரட்சியை ஏற்படுத்துபவைகளாக வெளிப்படுகின்றன.

இந்த வெளிப்பாட்டைத்தான் நாம் நோய் என்று கூறுகிறோம். நோயின் ஆரம்பநிலை என்று மருத்துவர்கள் கூறுவார்கள்.

ஒவ்வொரு உள்ளுறுப்பும் எந்தெந்த பகுதிகள், செயல்கள் மூலம் தன் வெளிப்பாட்டை நிகழ்த்தும் என்பதை இப்போது பார்க்கலாம்.

முதலில் இதயத்தின் சக்திநிலை மாறுபாட்டால் உடலின் சில பகுதிகளில் தொந்தரவுகள் தோன்றும்.

- உடல் வெப்ப நிலையில் மாறுபாடு
- மனநிலை மாறுபாடு
- மார்புக்கூடு, முழங்கை பகுதிகளில் தொந்தரவு
- வியர்வையின் தன்மையில் மாறுபாடு

... போன்றவற்றின் மூலம் இதயத்தின் சக்தி மாறுபாட்டை உணரமுடியும்.

நாம் இயல்பாக, உடல் நலத்தோடு இருக்கும் போது உடலின் எந்த ஒரு உறுப்பும் தன் இருப்பை நமக்கு உணர்த்துவதில்லை.

ஒருவருக்கு கையில் அடிபட்டுவிட்டது. இப்போது

அந்தக் கையில் வலியும், வீக்கமும் ஏற்படுகிறது. கையில் வலியோ, தொந்தரவோ ஏற்படாதவரையில் நாம் அந்தக் கை பற்றிச் சிந்தித்திருப்போமா? இயல்பு மாற்றத்தின்போது மட்டும்தான்

நம்முடைய உடல் தன்னுடைய இருப்பை அறிவிப்பாக வெளியிடுகிறது. இதைத்தான் ஆங்கிலத்தில் 'Disease'.

Dis + Easy = Disease

நம்முடைய உடலின் எளிமையான தன்மை அல்லது இயல்புத்தன்மை மாறுபடுவதுதான் Disease.

இங்கே நாம் ஒவ்வொரு உள்ளுறுப்பின் பாதிப்பால் உடலின் வெளிப்புறத்தில் மாறுபாடுகள் தோன்றும் பகுதிகளை அறிந்துகொண்டிருக்கிறோம். இதயத்தின் சக்திக் குலைவால், உடல் வெப்பநிலை, மனநிலை, வியர்வை, மார்புப் பகுதி, முழங்கை போன்ற பகுதிகளில் இயல்புமாற்றம் ஏற்பட்டு தொந்தரவுகளாக வெளிப்படுகின்றன.

உதாரணமாக,

உடலின் வெப்பநிலை கூடுவது, அல்லது குறைவது, மனக்குழப்பத்தினால் அரைகுறைத் தூக்கம், மனநிலை, ஒன்றாக இல்லாமல் தெளிவற்று இருப்பது, வியர்வையில், நாற்றம் கூடுவது வியர்வை அதிகரிப்பது, முழங்கை மற்றும் மார்புக்கூட்டுப் பகுதியில் தொந்தரவு ஏற்படுவது போன்றவைகள் இயல்பிற்கு மாற்றமான செயல்களாகும்.

இவ்வாறு, ஒவ்வொரு உள்ளுறுப்பின் வெளிப்புற இயல்பு மாற்றத்தை நாம் புரிந்துகொள்வோம். அவ்வகையான மாற்றங்கள் வெளிப்படும், இடங்களைத் தொடர்ந்து கவனிக்கலாம்.

இங்கு, மண்ணீரல் சக்தி ஓட்டத்தின் இயல்பு மாற்றம் பிரதிபலிக்கும் பகுதிகளைக் காண்போம்.

- இரத்தம்
- ஜீரணம்
- வயிற்றுப்பகுதி
- உள்ளுறுப்புக்களின் நிலைத்தன்மை
- ஈறுகள், எச்சில்

... போன்றவற்றில் இயல்பு மாற்றம் ஏற்படுவது மண்ணீரல் குறைபாட்டை உணர்த்துகிறது.

அடுத்தது நுரையீரல்

நுரையீரலின் சக்திக் குறைபாட்டை பிரதிபலிக்கும் இடங்கள்.

- காற்று
- மலம்
- சுவாசம்
- தோள்பட்டை, பின் கழுத்துப் பகுதிகள்
- தோல்
- உடலிலுள்ள ரோமங்கள் (தலைமுடி தவிர்த்து)
- சளி

... இதே போன்று, சிறுநீரகங்களின் சக்தி மாறுபாட்டை பிரதிபலிக்கும் இடங்களைக் காண்போம்.

- நீர் சுரப்புக்கள்
- இனப்பெருக்க உறுப்புக்கள்
- மூட்டுக்கள்
- தலைமுடி, நகங்கள்
- எலும்புகள், பற்கள்
- தொண்டை, குரல்
- சிறுநீர்

இயல்பு மாறுபாட்டை நாம் விளங்கிக்கொள்ள பட்டியல் தயாரித்தோமானால் ஐந்து ராஜ உறுப்புக்களின் வெளிப்பாட்டில் உலகில் தோன்றியுள்ள, தோன்றப் போகிற அனைத்துவிதமான நோய்களும் அடங்கும். ஒவ்வொரு பகுதியில் ஏற்படும் இயல்பு மாறுபாட்டை உங்களின் தனித்த சிந்தனைக்கு விடுவதே புரிதலை ஏற்படுத்தும்.

ஐந்தாவது உறுப்பான கல்லீரலை, அதன் சக்திக் குறைபாட்டால் பிரதிபலிக்கும் பகுதிகளைத் தொடர்வோம்.

- *பித்த(ம்) நீர்*
- *தசைகள், நரம்புகள்*
- *கண்ணீர்*
- *உடலின் சமநிலை*

... இவற்றில் ஏற்படும் மாற்றங்கள் கல்லீரல் குறைபாட்டை அறிவிக்கின்றன.

உடலின் உட்புறம் ஏற்படும் மாற்றங்களை அறிய வெளிப்புற மாற்றங்கள் உதவுகின்றன.

வெளிப்புற உறுப்புக்களின் தொந்தரவுகளும், உடலின் நிறமாற்றமும் வெளிப்படும் உணர்ச்சிகளும் சுவையுணர்வும்... என பல்வேறு வகையான அறிகுறிகள் மூலம் ராஜ உறுப்புக்களின் நிலையை நாம் அறிய முடியும்.

உடலின் உள்ளுறுப்புக்களின் அமைப்பைப் பற்றி எந்த தேவையுமின்றி, அதன் இயக்கத்தைக் கொண்டே உடலை அறியும் முறையை நாம் கற்றுக்கொண்டுள்ளோம்.

நாம் அறிந்த உள்ளுறுப்புக்களை அதன் வெளிப்பாடுகளை நினைவுபடுத்திக் கொள்வோம்.

9

ராஜாக்களின் குறைபாடு

உடலின் இயக்கத்தை நிர்வகிக்கும் ஐந்து ராஜ உறுப்புக்களின் ஒட்டுமொத்தமான வெளிப்புற அறிகுறிகளை அறியலாம்.

வெளிப்படும் அறிகுறிகள் ஒவ்வொன்றையும் நாம் தனித்தனியாகப் புரிந்துகொண்டு பலவீனமடைந்துள்ள உள்ளுறுப்பைக் கண்டறிந்து அதன் மூலம் மூலகத்தை அறிய வேண்டும். ஏனெனில், சீர்கேடு அடைந்துள்ள மூலகத்தை அறிந்த பிறகுதான் சிகிச்சை அளிக்க முடியும்.

புற அறிகுறிகள், மாற்றங்களைக் கொண்டு நோயறியும் முறையை வரிசைப்படுத்திப் புரிந்துகொள்வோம்.

இதயம் (நெருப்பு) மூலகம்

- நாக்கில் ஏற்படும் தொந்தரவுகள்
- கசப்புச்சுவை இயல்புக்கு மாறாக பிடித்தல் அல்லது வெறுத்தல்
- கர்வமும், பெருமையும் வெளிப்படுதல்
- உடலின் எந்தப் பகுதியிலாவது சிவப்பு நிறம் தோன்றுதல்.
- உடலின் இயல்பான வெப்ப நிலையில் ஏற்படும் மாறுபாடு
- மனநிலை மாற்றம், தூக்கமின்மை
- மார்புப்பகுதி, முழங்கையில் தொந்தரவுகள்
- வியர்வையில் இயல்பு மாற்றம்.

... இவைகள் இதயத்தின் சக்திக் குறைபாட்டையும், நெருப்பு மூலகத்தின் சீர்கேட்டையும் நமக்கு அறிவிக்கின்றன. இவற்றில் அனைத்துத் தொந்தரவுகளும் இருக்கவேண்டுமென்று

அவசியமில்லை. உடல்நலக் குறைபாடு உடையவர் கூறும் பிரதானத் தொந்தரவு (Master Symptom) மேற்கண்டவைகளில் இருக்கும் ஒன்றை ஒத்துப்போனால் போதும். அது நெருப்புச் சீர்கேட்டைக் குறிக்கிறது.

இதேபோன்றுதான் பிற மூலகங்களின் சீர்கேட்டைக் கண்டறிவதும். பிரதான அறிகுறியானது எந்த மூலகத்தின் வெளிப்பாடு என்பதை அறிந்தால் போதுமானது.

மேலே நாம் கண்ட அறிகுறிகள் சமன்பாடு போன்ற சுருக்கம்தான். இவைகளில் ஒவ்வொன்றையும் நாம் விளக்கினோம் என்றால் உலகில் உள்ள அல்லது தோன்றப் போகும் எல்லாவிதமான தொந்தரவுகளையும் அடக்கிவிடலாம். இவ்வறிகுறிகள் ஒவ்வொன்றையும் நாம் சிந்தித்துத் தெளிவடைந்தால், இச்சிறிய சமன்பாடே உலகம் முழுவதும் உள்ள அறிகுறிகளை அறியும் வழியாக மாறும்.

உதாரணமாக ‘சிவப்பு நிறம் தோன்றுதல்’ என்ற ஒரு அறிகுறியை உடலில் எங்கெல்லாம் காண முடியும்?

- கண்களில் சிவப்பு நிறம் தோன்றுதல் *(மரம், நெருப்பு)*
- மூட்டுக்களில் வீங்கி, சிவப்பாகுதல், *(நீர், நெருப்பு)*
- நகங்களில் சிவப்பு நிறம் தோன்றுதல் *(நீர், நெருப்பு)*
- அடிபட்ட பகுதிகளில் வீக்கமும், சிவப்பு நிறமும் ஏற்படுதல் *(நெருப்பு, மரம்)*
- தோலின் நிறம் சிவத்தல் *(காற்று, நெருப்பு)*
- மூக்கு சிவப்பாதல் *(காற்கு, நெருப்பு)*
- உதடுகள் புண்ணாகி சிவத்தல் *(நிலம், நெருப்பு)*
- நாக்கு சிவத்தல் *(நெருப்பு)*
- ஈறுகள் வீங்கிச் சிவப்பாதல் *(நிலம், நெருப்பு)*

... இவ்வாறு ஒரே ஒரு அறிகுறியை இன்னும் விதவிதமாக நாம் பார்க்க முடியும், மேலே நாம் அறிந்தவைகளில் சிவப்பு நெருப்பைக் குறிக்கிறது. இந்த நிறமாற்றம் எந்தப் பகுதியில் தோன்றுகிறதோ அது தொடர்புடைய மூலகமும் பாதிப்படைந்துள்ளது என்பதை அறியவேண்டும்.

நாம் இதுவரை அறிந்துவந்த ஒவ்வொரு அறிகுறியையும் தொந்தரவாக வெளிப்படும் விதத்தை சிந்தித்து எளிதாக அறியமுடியும்.

சரி, நாம் பிற மூலகங்களின் ஒட்டுமொத்த அறிகுறிகளைத் தொடரலாம்.

மண்ணீரல் (நிலம் மூலகம்)

- உதடுகளில் ஏற்படும் தொந்தரவுகள்
- துவர்ப்பு, இனிப்புச் சுவைகள் இயல்புக்கு மாறாகக் கூடுதலாகப் பிடிப்பது அல்லது வெறுப்பாக இருப்பது.
- கவலை உணர்ச்சியோடு இருப்பது
- மஞ்சள் நிறம் தோன்றுவது
- இரத்தம் தொடர்பான நோய்கள்
- பசி, ஜீரணம் போன்றவற்றின் தொந்தரவுகள்
- வயிறு, குடல் பகுதிகளின் நோய்கள்
- உள்ளுறுப்புக்கள் தன் நிலையிலிருந்து கீழ் இறங்குதல்
- ஈறுகள், எச்சில்

...போன்றவை நிலம் மூலகத்தின் சீர்கேட்டை அறிவிப்பவைகளாகும்.

நுரையீரல் (காற்று, மூலகம்)

- மூக்கில் ஏற்படும் தொந்தரவுகள்
- காரச்சுவையின் இயல்பு மாறுபாடு
- துக்கமும், அழும் உணர்ச்சியும் தோன்றுவது
- வெள்ளை நிறம் தோன்றுவது
- சளித் தொந்தரவுகள்
- மலம் தொடர்பான தொந்தரவுகள்
- வாயுத் தொந்தரவுகள்

- சுவாசக் கோளாறுகள்
- தோள்பட்டை, பின் கழுத்துப் பகுதிகளின் தொந்தரவுகள்
- தோல் நோய்கள்
- உடலில் உள்ள ரோமங்களின் (தலைமுடி தவிர்த்து) மாற்றங்கள்

இவைகளில் ஏற்படும் தொந்தரவுகள் காற்று மூலகத்தின் சீர்கேட்டை அறிவிப்பவைகளாகும்.

சிறுநீரகம் (நீர் மூலகம்)

- காதுகளில் ஏற்படும் தொந்தரவுகள்
- உப்புச் சுவை அதிகம் தேவைப்படுவது அல்லது வெறுப்பு ஏற்படுவது.
- பயம் தோன்றுதல்
- கறுப்பு நிறம் ஏற்படுதல்
- உடலிலுள்ள எல்லாவிதமான நீர்ச்சுரப்புக்களில் ஏற்படும் தொந்தரவுகள்
- இனப்பெருக்க உறுப்புக்களின் தொந்தரவுகள்
- உடலின் அனைத்து மூட்டுக்களின் தொந்தரவுகள்
- தலைமுடி, நகங்களில் ஏற்படும் மாறுபாடுகள்
- எலும்புகள், பற்களில் தோன்றும் தொந்தரவுகள்
- தொண்டைப்பகுதி மற்றும் குரலில் ஏற்படும் கோளாறுகள்
- சிறுநீர் தொடர்பான தொந்தரவுகள்

...போன்றவை நீர் மூலகத்தின் சீர்கேட்டைக் குறிப்பவையாகும்.

கல்லீரல் (மரம் மூலகம்)

- கண்களில் ஏற்படும் மாறுபாடுகள், தொந்தரவுகள்
- புளிப்புச் சுவை அதிகமாகத் தேவைப்படுவதும், வெறுப்பு ஏற்படுவதும்

- எரிச்சலும், கோபமும் ஏற்படுவது
- பச்சைநிறம் தோன்றுவது
- தலைச்சுற்றல், வாந்தி போன்ற தொந்தரவுகள்
- காரணமற்ற தலைவலி, உடல்வலிகள்
- தசைகளில் ஏற்படும் கோளாறுகள்
- நரம்பு தொடர்பான தொந்தரவுகள்
- கண்ணீர் தொடர்பான மாற்றங்கள்

...போன்றவை மர மூலகத்தின் சீர்கேடு ஆகும்.

நாம் வரிசையாக ஐந்து மூலகங்களின் மாற்றங்களை உணரும் அறிகுறிகளை முழுமையாக அறிந்துள்ளோம். இவ்வறிகுறிகளில் ஏதாவது ஒன்று தோன்றினாலும் அது தொடர்பான மூலகச் சீர்கேடு என்பதை நாம் நினைவில் கொள்ளவேண்டும்.

அதேபோல, உடலில் ஒரே ஒரு மூலகம்தான் சீர்கெட வேண்டும் என்பதில்லை. ஒன்றுக்கு மேற்பட்ட மூலகங்களும் சீர்கெடலாம். அறிகுறிகள் மூலம், எந்த மூலகங்கள் சீர்கெட்டுள்ளன என்பதை நாம் அறிந்துகொள்வது சிகிச்சையை எளிமையாக்கும்.

அறிகுறிகளை நாம் அறிவதில் இரண்டு விசயங்களை கவனத்தில் கொள்ளவேண்டும். அவற்றை நினைவுபடுத்திவிட்டு நோயறிதல் (Diagnosis) முறையை நிறைவு செய்யலாம்.

1. ஆங்கில மருத்துவ அடிப்படையில் நவீனக் கருவிகளைக் கொண்டு கண்டுபிடிக்கப்படும் முடிவுகளை வைத்து மூலகச் சீர்கேட்டைக் கண்டறிய முயலவேண்டாம். அப்படி, இரு நோயறியும் முறைகளைக் கலப்பது குழப்பத்தை ஏற்படுத்தும்.

உதாரணமாக, மஞ்சள் காமாலை ஏற்பட்டுள்ள ஒருவருக்கு சிறுநீர் பரிசோதனை முடிவின்படி அதனை உறுதி செய்வார்கள். ஆங்கில மருத்துவம் மஞ்சள் காமாலையை கல்லீரல் (Liver) தொடர்பான நோயாக மட்டும் பார்க்கிறது. ஆனால், அக்குபங்சர் நோயறிதல் முறையின் மூலம் அணுகினால், இந்தக் கல்லீரல் பாதிப்பு (மரம் மூலக சீர்கேடு) எந்த உறுப்பால், மூலகத்தால் ஏற்பட்டது என்பதையும் அறியமுடியும். அதேபோல, கல்லீரல் பாதிப்பைக் கண்களின்

மூலமும், தசை வலியின் மூலமும் எளிமையாக அறியமுடியும். கண்களில் மஞ்சள் நிறம் தோன்றுவது மரம் மூலகமும், நில மூலகமும் பாதிப்படைந்ததைக் காட்டும்.

டெஸ்ட்டுகளின் அடிப்படையில் நோயறிதல் என்பது பாதிப்பு வெளிப்படும் இடத்தை மட்டுமே அறியமுடியும். உடலின் வெளிப்புற அறிகுறிகளின் மூலம் நோயறிவது எளிமையான சிகிச்சைக்கு வழிவகுக்கும்.

2. ஒருவருடைய அறிகுறிகள் மூலம் அவருடைய உள்ளுறுப்பின் சக்தி மாறுபாட்டை அறிந்துவிட்டோம். இந்த அறிகுறிகள் தோன்றுவதற்கு சக்தி ஓட்ட மாறுபாடுதான் காரணம். உள்ளுறுப்பின் சிதைவு அல்ல!.

உதாரணமாக, மூட்டு வலியுள்ள ஒருவருக்கு சிறுநீரக சக்திக் குறைபாடு என்று அறிகிறோம். இதனை 'சிறுநீரகக் கோளாறு' என்று நாம் புரிந்து கொள்வதும், பிறரிடம் சொல்வதும் குழப்பத்தை ஏற்படுத்தும்.

சக்திக் குறைபாடு ஏற்பட்டு, அது சரியாகாத நிலைமையில் அறிகுறிகள் வெளிப்படுகின்றன. இந்த வெளிப்பாடு படிப்படியாக கடுமையான தொந்தரவுகளாக மாறுகின்றன.

இதற்குப் பிறகும் நாம் அவ்வுறுப்புக்களின் சக்திக் குறைபாட்டைச் சமன் செய்யாத நிலைமையில் இறுதியாக உறுப்புச் சிதைவும், நேரடியான உறுப்புப் பாதிப்பும் ஏற்படுகிறது. எனவே சக்தி மாறுபாடு என்பதை நாம் சரியாகப் புரிந்துகொள்வது அவசியமானது.

எந்தவிதமான தொந்தரவுகளை நாம் கண்டாலும் அது எந்த உறுப்பின் சக்தி மாறுபாடு என்பதையும், எந்த மூலகத்தின் சீர்கேடு என்பதையும் அறியமுடியும் அல்லவா?

சில சோதனைகள் மூலம் அவற்றை விளங்கிக் கொள்ளலாம்.

10

மூலகச் சோதனைகள்

அக்குபங்சர் மருத்துவத்தின் 'நோயறிதல்' முறையான கேட்டறிதலின் வழிமுறைகளை அறிந்து வந்துள்ளோம். வெளிஉறுப்புக்களின் மாற்றங்கள் மூலமும், உணர்ச்சிகளின் வெளிப்பாடுகளின் மூலமும், சுவையுணர்வின் மூலமும், நிறங்கள் தோன்றுவதன் மூலமும், உடலின் சில குறிப்பிட்ட பகுதிகளில் ஏற்படும் தொந்தரவுகள் மூலமும் பலவீனம் அடைந்துள்ள உள்ளுறுப்பையும் அதன் மூலகத்தையும் கண்டறிய முடியும்.

இந்த அடிப்படையில் வெவ்வேறு விதமான அறிகுறிகளுக்கு மூலகத்தைக் கண்டறியும் சோதனைகளைச் செய்து பார்க்கலாம்.

அறிகுறிகள் ➔ உள்ளுறுப்பு ➔ மூலகம்

...என்ற சமன்பாட்டின்படி மூலகம் தேர்வு செய்வோம்.

- கண்வலி?

    மரம் (கல்லீரல்)

- சளி

    காற்று (நுரையீரல்)

- மலச்சிக்கல்?

    காற்று (பெருங்குடல்)

- தொண்டை வலி?

    நீர்(சிறுநீரகம்)

- காதுவலி?

    நீர் (சிறுநீரகம்)

- வயிற்றுவலி ?

    நிலம் (மண்ணீரல்)

- தோலில் எரிச்சல்?

    காற்று, மரம் (நுரையீரல், கல்லீரல்)

- கர்ப்பப்பை தொந்தரவு?

    நீர் (சிறுநீரகம்)

- தோள்பட்டை வலி?

    காற்று (நுரையீரல்)

- தசைகளில் வலி?

    மரம் (கல்லீரல்)

- மூட்டுக்களில் வலி?

    நீர் (சிறுநீரகம்)

- மூட்டுக்கள் சிவந்து வலி?

    நெருப்பு, நீர் (இதயம், சிறுநீரகம்)

- முடி உதிர்தல்?

    நீர் (சிறுநீரகம்)

- தலைவலி?

    மரம் (கல்லீரல்)

- கோபமும், வியர்வையும்?

    மரம், நெருப்பு (கல்லீரல், இதயம்)

- பசியின்மை?

    நிலம் (மண்ணீரல்)

- நகங்களில் பிளவு?

    நீர் (சிறுநீரகம்)

- தசைப்பிடிப்பு?

    மரம் (கல்லீரல்)

- தூக்கமின்மை?

  நெருப்பு (இதயம்)

- பச்சை நிறத்தில் வாந்தி?

  மரம் (கல்லீரல்)

- நாக்கில் புண்?

  நெருப்பு (இதயம்)

- பற்களில் வலி?

  நீர் (சிறுநீரகம்)

- இடுப்பு வலி?

  நீர் (சிறுநீரகம்)

- பயமும், நரம்புத் தளர்ச்சியும்?

  நீர், மரம் (சிறுநீரகம், கல்லீரல்)

- கை, கால்களில் நடுக்கம்?

  மரம் (கல்லீரல்)

... இவை தனித்தனி அறிகுறிகள். ஒரே நபருக்கு பல தொந்தரவுகள் இணைந்தும் தோன்றலாம்.

... இவ்வாறு நாம் கேள்விப்படும் ஒவ்வொரு அறிகுறியையும் மூலகமாக மாற்றி அறியவேண்டும். இவ்வாறு எளிமையாக மூலகம் அறிவதன் மூலம் நோயறிதல் முறை மிகவும் எளிமையாகிறது.

இதன் மூலம் நாம் அறிவது உறுப்புக்களின் சிதைவிற்கு முந்தைய நிலை என்பதால் நோயின் முதற்கட்டத்திலேயே அறிந்து, அதன் தொந்தரவுகளைத் தவிர்த்துக் கொள்ளலாம். நோய் முற்றிய நிலையிலும் அறிகுறிகளின் மூலம் அறிந்து மூலகச் சீர்கேட்டைச் சரி செய்வதன் மூலம் ஆரோக்கியத்தைத் திரும்பப் பெறலாம்.

நாம் இதுவரை அறிந்த ஒவ்வொரு அறிகுறியையும், நினைவுபடுத்திக் கொண்டு, மூலகங்கள் சக்தியைப் பரிமாறும் சுழற்சியையும் நினைவில் நிறுத்தி 'சிகிச்சை' பகுதிக்குச் செல்லலாம்.

11

நலமாதலின் வரலாறு

இந்நூலை எளிமையாக அணுகும் வகையில் இரண்டு பகுதிகளாகப் பிரித்து அறியலாம்.

இதுவரை நாம் கடந்து வந்த முதல் பகுதி 'நோயறிதல்' பகுதியாகும். எல்லா வகையான அறிகுறிகளையும் கொண்டு பாதிப்படைந்த உள்ளுறுப்பு, மூலகம் இவற்றைக் கண்டறியும் விதத்தில் இப்பகுதி அமைந்துள்ளது. இனி தொடரப்போகும் இரண்டாவது பகுதி சிகிச்சையளிப்பது தொடர்பானதாகும்.

எளிமையான சிகிச்சை அளிப்பதற்கு ஆதாரமானது நோயறிதல் முறையேயாகும். நாம் அறிந்துவந்துள்ள பத்து அத்தியாயங்களையும் அவற்றில் கூறப்பட்டுள்ள விசயங்களையும் ஒருமுறை நினைவுபடுத்திக் கொள்ளுங்கள்.

சிகிச்சை அளிப்பது குறித்த விவரங்களுக்கு நாம் செல்லும் முன்னால் இச்சிகிச்சை முறை தோன்றிய வரலாறு பற்றிக் கொஞ்சம் பார்க்கலாம்.

சுமார் எட்டாயிரம் வருடங்களுக்கு முற்பட்ட சீனாவின் தாவோயிச தத்துவங்களில் அக்குபங்சர் மருத்துவ முறையின் கூறுகள் காணக்கிடைக்கின்றன. ஆதாரப்பூர்வமான சீன வரலாற்றின் படி கி.மு. 2697 - 2596 காலத்தில் வாழ்ந்த அரசர் ஒருவரால் (Hung-di) இந்த மருத்துவ விவரங்கள் முதன்முதலில் தொகுக்கப்பட்டன. இந்நூல்தான் அக்குபங்சரின் மூல நூலாக (Neijing) கருதப்படுகிறது.

அக்குபங்சர் மருத்துவத்தில் 4500 வருட வரலாற்றில் கோடிக்கணக்கான மக்கள் பின்பற்றி வந்த விவரங்களும், பல தலைமுறைகளாக வம்சங்கள் (Dynasty) பாதுகாத்த விவரங்களும், ஆயிரக்கணக்கான நூல்கள் மற்றும் வரைபடங்களில் வெளியான விவரங்களும் அடங்கியுள்ளன. இவ்விவரங்களுக்குள் நாம் செல்லாமல் இம்மருத்துவ முறையின் தொன்மையையும் நம்பகத் தன்மையையும் மட்டும் புரிந்துகொண்டு தற்காலத்திற்கு வந்துவிடலாம்.

அக்குபங்சர் என்ற இந்தச் சீன மருத்துவ முறை 19 ஆம் நூற்றாண்டில் உலகம் முழுக்க பரவத் தொடங்கியது. இன்று உலகில் நூற்றுக்கும் மேற்பட்ட நாடுகளில் சிகிச்சைக்குப் பயன்பட்டுவரும் இம்முறை 1962 இல் உலக சுகாதார நிறுவனத்தால் (W.H.O) அங்கீகரிக்கப்பட்டது. பல நாடுகளில் அக்குபங்சருக்கான பல்கலைக் கழகங்களும், கல்லூரிகளும் நடைபெற்று வருகின்றன.

உடலில் ஊசிகுத்தி சிகிச்சை அளிக்கும் முறையாக அறியப்பட்ட அக்குபங்சர் நவீன மயப்படுத்துதல் மற்றும் கருவிகளைப் பயன்படுத்துதல் போன்ற முறைகளின் வருகையால் அதன் அடிப்படையிலிருந்து மாறுபட்டு இன்று குழம்பிய நிலைமையில் உள்ளது.

இந்தியாவில் 1980 - களிலேயே அக்குபங்சர் முறை பரவிவிட்டது. என்றாலும், வலிகளுக்கு மட்டும் சிகிச்சை அளிக்கும் அரைகுறை மருத்துவமாகவும், பல ஊசிகளை உடல் முழுவதும் குத்தி மின்சாரம் செலுத்தும் குழம்பிய நிலையிலும் இருந்தது.

1984 ஆம் ஆண்டில் ஆங்கில மருத்துவத்தில் பட்டம் பெற்ற மருத்துவர்கள் டாக்டர். பஸ்லூர் ரஹ்மான், டாக்டர். சித்திக் ஜமால் (டாக்டர் சகோதரர்கள்) அக்குபங்சர் முறையைப் பின்பற்றத் துவங்கினர். 'ஆங்கில மருத்துவ முறை மனிதர்களுக்கு எதிரானது' என்று அறிவித்து, அம்முறையைத் தூக்கி எறிந்துவிட்டு டாக்டர் சகோதரர்கள் தங்கள் மருத்துவப் பணியைத் துவக்கினார்கள்.

அக்குபங்சரின் குழப்பமான நிலையை அறிந்துகொண்ட அவர்கள் நோயறிதல் மற்றும் சிகிச்சை முறையை மீட்டுருவாக்கம் செய்தார்கள். அக்குபங்சர் தத்துவங்களின்படி, இந்தியச் சாயலோடு பிறந்த புதிய அக்குபங்சரைத்தான் இப்போது நாம் கற்றுக்கொண்டிருக்கிறோம்.

ஊசிகள் இல்லாமலேயே ஒரு மென்மையான தொடுதல்மூலம் உடல் தன் கழிவுகளை வெளியேற்றிவிடும் என்பதை உணர்ந்த 'இந்திய அக்குபங்சரின் தந்தை' டாக்டர். பஸ்லூர் ரஹ்மான் தன்னுடைய ஒன்றரை லட்சத்திற்கும் அதிகமான நோயாளிகளைக் கொண்டு உலகிற்கு நிரூபித்தார்.

உடல் முழுவதும் ஊசிகளைச் செருகி, மின் சாதனங்களையும் மூலிகை மருந்துகளையும் பயன்படுத்தும்முறை இன்றைய சீன அக்குபங்சர் முறையாகும்.

ஒரே ஒரு ஊசி அல்லது விரலின் மூலம் தொடுதல், எந்த ஒரு கருவிகளையும் பயன்படுத்தாத சிகிச்சையாக 'இந்திய அக்குபங்சர்' முறை திகழ்கிறது. தமிழகத்தில் இம்முறையிலான மருத்துவர்கள் ஆயிரத்திற்கும் மேற்பட்டோர் உள்ளனர்.

2003 ஆம் ஆண்டு இந்திய அரசு அக்குபங்சர் முறையை சிகிச்சை முறையாக (Therapy) ஏற்றுக்கொண்டதற்குப் பின்னால், தமிழகத்தில் பல பல்கலைக்கழகங்களில் அக்குபங்சர் பாடமாக மாறியுள்ளது.

ஊசிகளையும், கருவிகளையும் பயன்படுத்தும் சீன அக்குபங்சரை விட எளிமையான இந்திய அக்குபங்சர் சிகிச்சை தமிழகத்தில் லட்சக்கணக்கான மக்களால் பின்பற்றப்பட்டு வருகிறது.

நம் உடலின் அமைந்துள்ள பத்தே புள்ளிகள் மூலமாக நமது உடல்நலத்தை எப்படி மீட்கலாம்? என்பதை இனி அறியலாம்.

12

புள்ளிகளைத் தேர்வு செய்தல்

உடலில் தோன்றும் எல்லாவகையான தொந்தரவுகளையும் அறிகுறிகளாகக் கொண்டு, பாதிப்படைந்த மூலகத்தைக் கண்டறியும் வழிமுறையை நாம் அறிந்துள்ளோம். அப்படி, பாதிப்படைந்த மூலகத்தை அது பிரதிபலிக்கும் புள்ளியைத் தூண்டுவதன் மூலம் எல்லாவிதமான தொந்தரவுகளில் இருந்தும் எளிமையாக விடுபட முடியும்.

நாம் மூலகங்களை பிரதிபலிக்கும் புள்ளிகள் அமைந்துள்ள இடங்களைத் தெரிந்து கொள்வதற்கு முன்னால், புள்ளிகளைத் தேர்வு செய்யும் அடிப்படையை அறியலாம். இப்போது, காற்று மூலகம் பாதிப்படைந்துள்ளது என்பதை நாம் அறிந்துவிட்டோம். எந்தத் தன்மையுள்ள புள்ளியைத் தூண்டினால் பாதிப்படைந்த மூலகம் சரியாகி உடல் நலம் திரும்பும்? என்பதே 'புள்ளித் தேர்வு' முறையாகும்.

மூலகங்களுக்கு இடையிலான தொடர்பை இங்கே நாம் நினைவுபடுத்திக் கொள்ளலாம்.

ஒரு மூலகம் தாய் மூலகத்திடமிருந்து சக்தி பெறுகிறது. தன் சேய் மூலகத்திடமிருந்து சக்தி அளிக்கிறது. கீழே உள்ள பரிமாற்றச் சுற்றின் வரைபடத்தைப் பார்த்து தாய் சேய் மூலகங்களை அறிந்து கொள்ளலாம்.

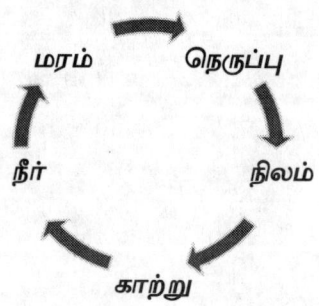

சரி புள்ளித் தேர்விற்கு வரலாம்.

ஒரே ஒரு மூலகம் பாதிப்படைந்தால் என்ன செய்வது?

நாம் அறிகுறிகளின் மூலம் பாதிப்படைந்த ஒரு மூலகத்தை அறிந்துவிட்டோம். நாம் ஏற்கனவே பார்த்தோம். ஒரு மூலகம் சீர்கெடுவதற்கு இரண்டு காரணங்கள் இருக்கலாம்.

1. தன் பலவீனத்தால் சீர்கெடுதல்.

2. தாயின் பலவீனத்தால் சீர்கெடுதல்

இந்த இரண்டு காரணங்களில் எந்தக் காரணத்தால் மூலகம் பாதிப்படைந்திருந்தாலும், அதனுடைய தாய் மூலகத்தை இணைக்கும் புள்ளியில் சிகிச்சையளிப்பதன் மூலம் அதனைத் தூண்டிவிடலாம்.

உதாரணமாக, காற்று மூலகம் சீர்கெட்டுள்ளது. இதனுடைய தாய் மூலகம் நிலம்.

நிலம் ➔ காற்று

நிலத்தையும், காற்றையும் இணைக்கும் புள்ளியில் சிகிச்சை அளித்தால் காற்று மூலகத்தின் பலவீனம் படிப்படியாக மாறத் துவங்கும்.

காற்று மூலகம் தானே பலவீனம் அடைந்திருந்தாலும், அதன் தாய் மூலகமான நிலத்தின் சக்திக்குறைவு காரணமாக பலவீனம் அடைந்திருந்தாலும் இவ்வகையில் புள்ளித்தேர்வு செய்து சிகிச்சை அளித்தால் நிலம் மூலகத்தின் பாதிப்பு மாறி, அதன் சேய் மூலகமான காற்றும் சரியாகிறது.

இதே போன்றுதான் எந்த ஒரு மூலகம் பாதிப்படைந்திருந்தாலும் அதன் தாய்மூலத்தையும், பாதிப்படைந்த மூலகத்தையும் இணைக்கும் புள்ளியைத் தேர்வு செய்ய வேண்டும்.

(சீர்கேடு அடைந்துள்ள மூலகம்) + (அதன் தாய் மூலகம்) = (சிகிச்சைக்கான புள்ளி)

ஒரு மூலகம் மட்டும் பலவீனம் அடைந்துள்ளபோது இம்முறையைப் பின்பற்றலாம்.

இரண்டு மூலகங்கள் பாதிப்பு என்றால் நாம் அறிந்த பல்வேறு அறிகுறிகள் மூலம் இரண்டு மூலகங்கள் சீர்கேடு அடைந்துள்ளன என்று கண்டுபிடிக்கிறோம்.

இப்போது என்ன செய்வது?

ஒவ்வொரு மூலக பாதிப்பிற்கும் தனித்தனியாக ஒவ்வொரு புள்ளியைத் தேர்வு செய்து, இரண்டு புள்ளிகளில் சிகிச்சை அளிக்கலாமா?

இப்படி சிகிச்சையளிப்பது முறையானதல்ல. எத்தனை பலவீனம் அடைந்தாலும் அத்தனை மூலகங்களையும் இணைக்கும் ஒரே ஒரு புள்ளியில்தான் சிகிச்சை அளிக்க வேண்டும்.

இரு மூலகங்கள் பாதிப்படைந்து இருப்பதை நாம் அறிந்த பின்பு அவ்விரண்டையும் இணைக்கும் புள்ளி மூலம் சிகிச்சை அளிக்கலாம்.

உதாரணமாக,

காற்று மூலகமும், நீர் மூலகமும் சீர்கேடு அடைந்திருந்தால் காற்றையும், நீரையும் இணைக்கும் புள்ளியை சிகிச்சைக்குத் தேர்வு செய்ய வேண்டும். இது எளிமையான முறையாகும்.

நீர் மூலகமும், நெருப்பு மூலகமும் பாதிப்படைந்து இருந்தால் நீரையும் நெருப்பையும் இணைக்கும் புள்ளியில் சிகிச்சை அளிக்க வேண்டும்.

(பாதிப்படைந்த மூலகம் - 1) + (பாதிப்படைந்த மூலகம் - 2) = (சிகிச்சைக்கான புள்ளி)

இப்படி எந்த இரண்டு மூலகங்கள் பலவீனம் அடைந்துள்ளனவோ அவற்றை இணைக்கும் புள்ளியில் சிகிச்சை அளிக்கலாம்.

மூன்றுக்கும் மேற்பட்ட மூலகங்கள் பாதிப்பு பாதிப்படைந்த மூலகங்களை நாம் கண்டறிவதற்கு உடலில் வெளிப்படும் அறிகுறிகளே போதுமானவை. அந்த அறிகுறிகளிலும் பிரதானமான, தொடர்ந்து தீவிரமான தொந்தரவைத் தரக்கூடிய அறிகுறியை அறிந்தால் மட்டும் போதுமானது.

உதாரணமாக, ஒருவருக்கு பத்திற்கும் மேற்பட்ட உடல் தொந்தரவுகள் இருக்கலாம். அவற்றில் இடைவிடாத அல்லது தாங்கமுடியாத, தீவிரத்

தொந்தரவுகள் ஒன்றிரண்டு தான் இருக்கும். எல்லா தொந்தரவுகளையும் கேட்டு, பட்டியலிட்டு மூலகத்தைக் கண்டுபிடிக்க வேண்டிய அவசியமில்லை. பிரதானமான அறிகுறிகளை (Key Symptoms) மட்டும் கேட்டு, அதைக்கொண்டே மூலகத்தைக் கண்டறியலாம்.

அப்படி, நாம் கேட்டறிந்தவற்றின் மூலமாக கண்டறியும் மூலகங்கள் ஒன்று அல்லது இரண்டு மட்டும்தான் இருக்கும். அவற்றைச் சீர்படுத்தும் புள்ளிகளைத் தூண்டும் முறையை ஏற்கனவே அறிந்துள்ளோம்.

இங்கே ஒரு சந்தேகம் எழலாம்.

இரண்டுக்கும் மேற்பட்ட மூலகங்களின் பாதிப்பை முழுமையாக எல்லா அறிகுறிகளையும் கேட்டு அறியலாம். தீவிரத் தொந்தரவிற்கு மட்டும் சிகிச்சை அளிப்பது போதுமானதா?

ஒரு மூலக பாதிப்பிலிருந்துதான் இன்னொரு மூலக பாதிப்பு ஏற்படுகிறது என்பதை மூலகச்சுற்று மூலம் அறிந்துள்ளோம்.

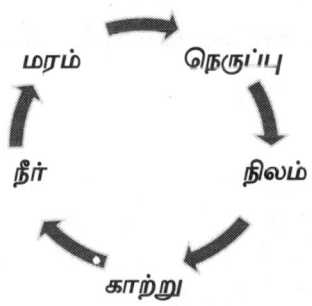

உதாரணமாக, ஒருவருக்கு காற்று மூலகமும், நீர் மூலகமும் சீர்கேடு அடைந்துள்ளன என்பதை பல்வேறு அறிகுறிகள் மூலமாக அறிகிறோம். இந்த இரு மூலக பாதிப்பிற்குத் தகுந்த சிகிச்சையும் எடுத்துக் கொள்ளாமல், உடலின் இயற்கைக்கும் பதிலளிக்காமல் இருந்தால் அடுத்த கட்டமாக காற்று, நீர் மூலக பாதிப்பு மரத்திற்குப் பரவுகிறது. ஏனெனில், தாய் மூலகமான நீரின் பலவீனத்தால் மரமூலகத்திற்கு போதுமான சக்தி கொடுக்கமுடியாது.

இப்போது இரட்டை மூலகச் சீர்கேடு, மூன்று மூலக பாதிப்பாக மாறுகிறது. இப்படி, எத்தனை மூலகச் சீர்கேடாக மாறினாலும்

கூடுதலான பாதிப்படைந்த முதல் மூலகங்களின் அறிகுறியே பிரதானமாக வெளிப்படுகிறது. அவற்றுக்குத் தகுந்த சிகிச்சை தரும்போது பெரும் பாதிப்படைந்த மூலகங்களும், பின்னால் பலவீனம் அடைந்த மூலகங்களும் படிப்படியாக இயல்பிற்குத் திரும்புகின்றன.

அறிகுறிகளைக் கொண்டு உள்ளுறுப்புக்களையும், உள்ளுறுப்புக்களைக் கொண்டு மூலகங்களையும் அறிந்தோம். மூலகங்களின் சீர்கேட்டைச் சமப்படுத்தும் புள்ளிகளைத் தேர்வுசெய்யும் எளிமையான வழிகளையும் அறிந்துள்ளோம்.

இனி என்ன தேவைப்படுகிறது?

புள்ளிகளின் அமைவிடமும், அவற்றைத் தூண்டும் சிகிச்சைமுறையும் தெரிந்துவிட்டால் நாமே மருத்துவர்தான்.

அறிகுறிகளை அறிவதும், மூலகச் சுற்று மூலம் புள்ளியைத் தேர்வு செய்வதுமே மிக முக்கியமான பகுதிகள், அவற்றை நாம் கடந்திருக்கிறோம்.

இனி, எளிமையான சிகிச்சைக்கான வழிமுறைகளை கண்டறிவோம்.

13

பெரும்புள்ளிகளின் இருப்பிடம்

நம்முடைய சிகிச்சைக்குத் தேவையான புள்ளிகளின் அமைவிடங்களை அறியலாம்.

நம்முடைய உடலில் ஒவ்வொரு வியர்வைத் துவாரமும் ஒவ்வொரு புள்ளியாகும். இந்தப் புள்ளிகள் மூலம் தோல் சுவாசம் நடைபெறுகிறது. மூக்கு மூலம் நடைபெறும் சுவாசத்தில் ஆக்சிஜன் (உயிர்வளி) பெறப்படுவதைப் போல, தோல் மூலம் நடைபெறும் சுவாசத்தில் பிரபஞ்ச சக்தி பெறப்படுகிறது.

நம்முடைய அடிப்படைத் தேவைகளான உணவு, காற்று, நீர்.. என்பதோடு பிரபஞ்ச சக்தியும் முக்கிய இடத்தைப் பிடிக்கிறது. உடலின் அன்றாட வேலைகளுக்கு உணவும், காற்றும், நீரும் அவசியமானவை. பிரபஞ்ச சக்தியோ அன்றாட வேலைகளையும் தாண்டி, உடலின் பராமரிப்பு வேலைகளுக்கான பிரதான சக்தியாக நிற்கிறது.

இந்தப் பிரபஞ்ச சக்தி தோலின் எல்லா துளைகளின் வழியே ஈர்க்கப்பட்டாலும், தனித்தனி உள்ளுறுப்புக்களுக்கான சக்தி நாளங்கள் (பிரபஞ்ச சக்தி உட்செல்லும் பாதை) 14 அமைந்துள்ளன. ஒவ்வொரு உள்ளுறுப்பிற்கான தனித்தனியான சக்தி நாளங்களில் சக்திப் புள்ளிகள் அமைந்துள்ளன. இவை உடல் முழுதும் சக்தி நாளங்களால் இணைக்கப்பட்ட புள்ளிகள் 361 இடங்களில் அமைந்துள்ளன. இவைகள்தான் அக்குபங்சர் புள்ளிகள் ஆகும்.

சக்தி நாளங்களும், சக்திப் புள்ளிகளும் கண்ணிற்குத் தெரியாதவை. பல்லாயிரம் ஆண்டுகளுக்கு முன்பே உணரப்பட்டவை. இவற்றை விஞ்ஞானிகள் கண்டுபிடிக்க முயற்சித்து வருகிறார்கள். கிர்லியன் கேமிரா, அக்குகிராபி போன்ற கருவிகள் அக்குபங்சர் புள்ளிகளை அவ்வப்போது அடையாளம் காட்டினாலும் மனித உணர்வுகளால் மட்டுமே அவற்றை முழுமையாக அறியமுடிகிறது. அக்குபங்சர்

செயல்படும் விதம் தொடர்பான விஞ்ஞான ரீதியான 'தியரிகள்' நூற்றுக்கணக்கில் எழுதப்பட்ட பின்பும், அதன் முழுமையான இயக்கத்தை உணரமட்டுமே முடிகிறது.

ஒவ்வொரு உள்ளுறுப்பும் தன் சக்தி நாளங்களின் மூலம் பிரபஞ்ச சக்தியிலிருந்து சக்தியைப் பெற்றுக்கொள்கிறது. இதைச் சற்று விரிவாகக் காண்போம். நுரையீரல் என்ற உள்ளுறுப்பிற்கு ஒரு சக்தி நாளமும், அதில் 11 புள்ளிகளும் உள்ளன. பிரபஞ்ச சக்தியை உட்கிரகிக்கும் வேலையைச் சக்தி நாளத்தின் மூலகப் புள்ளிகள் (Element Points) ஐந்தும் செய்கின்றன. இந்த 5 புள்ளிகள் மூலம் கிரகிக்கப்பட்டுக் கிடைத்த முழுமையான பிரபஞ்ச சக்தி, நாளத்தின் வழியே நுரையீரலை அடைகிறது. சக்தியைக் கிரகித்துத் தரும் மூலகப் புள்ளியிலிருந்து உள்ளுறுப்பு வரை, பல சிறு புள்ளிகள் அமைந்துள்ளன. இவை, மின்சாரத்தை நீண்டதூரம் வயர் மூலம் கடத்த உதவும் ஆம்பியர் (Amps) போன்று பயன்படுகிறது. இச்சிறு புள்ளிகள் சக்தி நாளத்தின் நீளத்தைப் பொறுத்து எண்ணிக்கையில் கூடுதலாகவும், குறைவாகவும் அமைந்துள்ளன.

இச்சிறுபுள்ளிகள், இயக்கத்தில் பாதிப்பு ஏற்படுவதில்லை. ஏனெனில், மூலகப் புள்ளிகளால் கிரகிக்கப்பட்ட சக்தி சிறு புள்ளிகளின் வழியே கடத்தப்படுவதால் அவை எப்போதும் பராமரிக்கப்படுகின்றன.

மூலகப் புள்ளிகளில் ஏற்படும் இயக்கக்குறைவு பிரபஞ்ச சக்தி கிரகிப்பைப் பாதிக்கிறது.

மூலகப் புள்ளிகளில் ஏன் இயக்கத்தடை ஏற்படுகிறது?

உடலில் தோன்றும் எல்லாவிதமான நோய்களுக்கும் காரணம் நம் இயற்கை விதி மீறலால் ஏற்படும் கழிவுகளின் தேக்கம் தான் என்பதை ஏற்கனவே அறிந்தோம். அப்படி, எந்த உறுப்பில் கழிவுகள் தேக்கம் ஏற்படுகிறதோ அந்த உறுப்பும் அதன் சக்தி நாளமும், மூலகப் புள்ளியும் பாதிப்படைகின்றன. உள்ளுறுப்பைப் பராமரிக்க வேண்டிய பிரபஞ்ச சக்தி இந்நிலையில் முழுமையாக உட்கிரகிக்கப்படுவதில்லை.

எந்த மூலகம் பாதிப்படைந்துள்ளது என்பதை நோயறிதல் முறை மூலம் அறிந்து, குறிப்பிட்ட மூலகப் புள்ளியைத் தூண்டுவதே சிகிச்சையாகும். குறைபாடு ஏற்பட்டுள்ள மூலகப் புள்ளியை ஒரு சில வினாடிகள் தொடுவதன் மூலம் அல்லது ஊசியால் தூண்டுவதன் மூலம் அதன் இயக்கம் சீரடைகிறது. மூலகப் புள்ளிகளால் கிரகிக்கப்படும் முழுமையான பிரபஞ்ச சக்தி உள்ளுறுப்பிற்குக் கிடைக்கும்போது,

அது தன்னைச் சீரமைத்துக்கொண்டு கழிவுகளை வெளியேற்றி நலம் பெறுகிறது.

நம் இயற்கை விதி மீறலால் தோன்றும் கழிவுகள் உள்ளுறுப்புக்களையும், அதன் மூலகத்தையும், சக்தி நாளங்களையும் பலவீனப்படுத்துகிறது. கழிவுகள் தொடர்ந்து தேங்குமானால், ஒரு மூலகத்தின் பாதிப்புப் பிற மூலகங்களுக்கும் பரவுகிறது.

முறையான அக்குபங்சர் சிகிச்சை உள்ளுறுப்புக்களை பலப்படுத்தி ஆரோக்கியத்தை மீட்கிறது. இவ்வாறு 14 சக்தி நாளங்களில் ஐந்து ஐந்தாக மூலகப் புள்ளிகள் அமைந்துள்ளன. இவைகள் தான் நம் சிகிச்சைக்கான புள்ளிகள் ஆகும்.

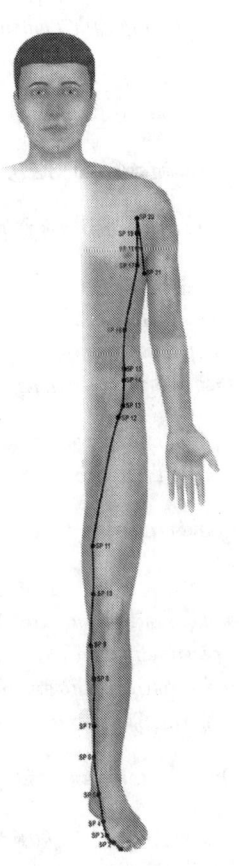

உடலில் அமைந்துள்ள புள்ளிகளில் பத்துப் புள்ளிகள் தான் மீண்டும், மீண்டும் பயன்படுபவைகளாக இருக்கின்றன. இவ்வளவு சிகிச்சைப் புள்ளிகளை விட்டு விட்டு எப்படி பத்துப் புள்ளிகள் போதுமானதாக இருக்கும்?

உதாரணமாக, அறிகுறிகள் மூலம் ஒரு புள்ளியைத் தேர்வு செய்கிறோம். நீரையும் நெருப்பையும் இணைக்கும் புள்ளி. இந்த ஒரு தன்மையுள்ள புள்ளி நம் உடலில் பல இடங்களில் அமைந்துள்ளது. அத்தனை அமைவிடங்களையும் தெரிந்துகொள்வதற்குப் பதிலாக ஒரே ஒரு அமைவிடத்தை தெரிந்துகொண்டால் குழப்பமின்றி சிகிச்சை தொடங்கலாம்.

இப்படி தேர்வு செய்யப்பட்ட எளிமையான புள்ளிகளை மட்டும் நாம் அறிந்துகொள்ளலாம். முதல் கட்டமாக இந்த 10 புள்ளிகளின் அமைவிடங்கள், அதன் பயன்பாடுகள் உங்களை முழுமையாக ஆட்கொண்டுவிட்டால் போதுமானது. எல்லாவிதமான நோய்களையும் அதன் அறிகுறிகளைக்கொண்டு சிகிச்சை அளிக்கலாம்.

இவற்றில் போதுமான அளவு நிறைவடைந்த பிறகு உடலின் பிற புள்ளிகளையும் அறியவேண்டும் எனத் தோன்றுவது இயல்பு.

அக்குபங்சர் தொடர்பான உலகில் எந்த மொழியில் வெளிவந்த நூலானாலும் சரி அது புள்ளிகளின் அமைவிடங்களை மட்டும்தான் விளக்குகிறது. அடிப்படையான அறிகுறிகளைக் கொண்டு புள்ளியைத் தேர்வு செய்யும் முறையை நீங்கள் அறிந்துவிட்டால், ஏதாவது ஒரு அக்குபங்சர் நூலின் மூலம் எல்லாப் புள்ளிகளையும் அறிந்துகொள்ள முடியும். அந்தப் புள்ளிகளை நாம் எப்படிப் பயன்படுத்தவேண்டும் என்பதுதான் அடிப்படை அணுகுமுறை. இதில் தெளிவு ஏற்பட்டுவிட்டால் அக்குபங்சரின் பிற விசயங்கள் எளிமையானவைதான்.

சரி, பத்துப் புள்ளிகளையம் அதன் தன்மைகளையும் அறியலாம்.

முதலில் மண்ணீரல் சக்தி நாளத்தில் அமைந்துள்ள புள்ளிகளை அறிவோம்.

மண்ணீரல் சக்தி நாளம்

மண்ணீரல் சக்தி நாளம் 21 புள்ளிகளைக் கொண்டுள்ளது.

கால் கட்டை விரலில் ஆரம்பித்து மூட்டு, தொடைப்பகுதி வழியாக, விலா எலும்பின் பக்கவாட்டு வரை சென்று அக்குள் பகுதியில் முடிவடைகிறது. இந்த மண்ணீரல் சக்தி நாளத்தில்தான் 21 சக்திப் புள்ளிகள் அமைந்துள்ளன.

இவற்றில் நமக்குத் தேவையான நான்கு முக்கியப் புள்ளிகளைக் கவனிப்போம்.

முதல் புள்ளி SP.1

இந்தப் பெயர் SP- என்பது Spleen (மண்ணீரல்) என்பதன் சுருக்கெழுத்தாகும். 1 என்பது மண்ணீரல் புள்ளிகளின் வரிசையில் முதலாவது என்ற எண்ணைக் குறிக்கிறது. உலகின் எல்லா மொழி மக்களும் புள்ளிகளை அடையாளம் காணும் வகையில் இந்தக் குறியீட்டு முறை வழக்கத்தில் உள்ளது.

SP.1 மண்ணீரல் ஒன்று

நிலத்தையும் மரத்தையும் இணைக்கும் புள்ளி. கால்கட்டை விரல் நகத்தின் உட்புற கீழ் விளிம்பிலிருந்து 0.1 அங்குல தூரத்தில் மேலே அமைந்துள்ளது.

SP.2 **மண்ணீரல் இரண்டு**

நிலத்தையும் நெருப்பையும் இணைக்கும் புள்ளி. கால் கட்டை விரல் ஆரம்பிக்கும் பகுதியில் தோலின் இருநிறங்களும் சேருமிடத்தில் உள்ள பள்ளத்தில் அமைந்துள்ளது.

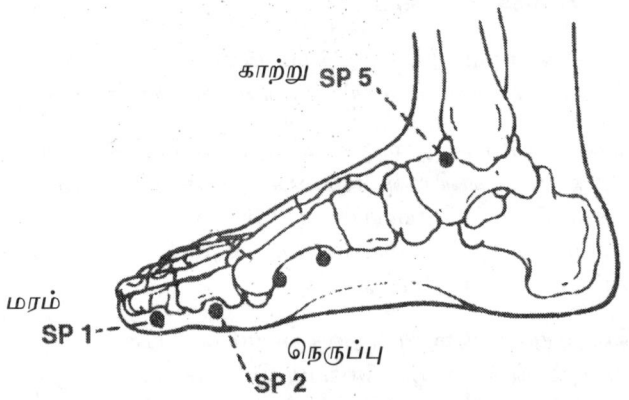

SP.5 **மண்ணீரல் ஐந்து**

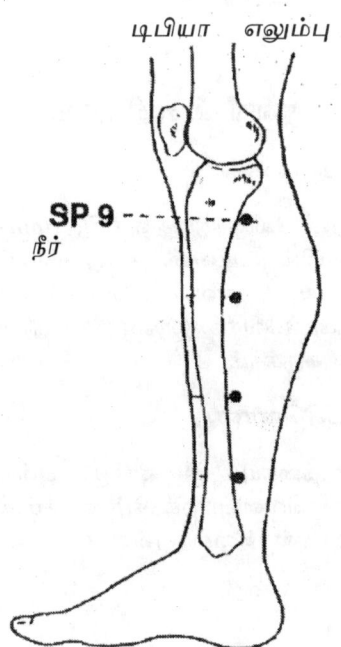

நிலத்தையும் காற்றையும் இணைக்கும் புள்ளி. கால் கட்டைவிரலை உயர்த்தும் போது கணுக்கால் மூட்டு எலும்பின் ஓரத்தில் தசைநாரின் பக்கத்தில் ஏற்படும் பள்ளத்தின் மத்தியில் அமைந்துள்ளது.

SP.9 மண்ணீரல் ஒன்பது

நிலத்தையும் நீரையும் இணைக்கும் புள்ளி. டிபியா எலும்பின் உட்பக்க தலைபாகத்திற்குக் கீழே வளைவில் அமைந்துள்ளது.

...மண்ணீரல் சக்தி நாளத்தின் நான்கு புள்ளிகளை அறிந்துள்ளோம். இங்கே உள்ள புள்ளியின் எண்ணைவிட அதன் தன்மை (எவற்றை இணைக்கும் புள்ளி) என்பதுதான் சிகிச்சைக்கு அவசியமானது. எண்கள் மனதில் நிற்கவில்லையானால் விட்டுவிடுங்கள். தன்மையை மட்டும் நினைவில் நிறுத்துங்கள்.

நிலத்தையும் மரத்தையும், நிலத்தையும் நெருப்பையும், நிலத்தையும் காற்றையும், நிலத்தையும் நீரையும் இணைக்கும் நான்கு புள்ளிகளை நாம் அறிந்துவிட்டோம். இன்னும் ஆறேபுள்ளிகள்.

அடுத்தது நுரையீரல் சக்தி நாளம்.

நுரையீரல் சக்தி நாளம்

இது அமைந்திருப்பது கைகளில்.

கை பெருவிரல் நுனியிலிருந்து துவங்கி, முழங்கை வழியாகச் சென்று தோள்பட்டையில் முடிவடைகிறது. இந்த சக்தி நாளத்தில் மொத்தம் 11 புள்ளிகள் அமைந்துள்ளன. இவற்றிலிருந்து நாம் மூன்று புள்ளிகளை அறிந்துகொள்வோம். இதன் குறியீடு Lu. அதாவது Lungs (நுரையீரல்) என்பதன் சுருக்கம்.

LU. 11 நுரையீரல் பதினொன்று

காற்றையும் மரத்தையும் இணைக்கும் புள்ளி. கைக் கட்டை விரல் நகத்தின் வெளிப்புறக் கீழ் விளிம்பிற்கு மேலே 0.1 அங்குலத் தூரத்தில் அமைந்துள்ளது.

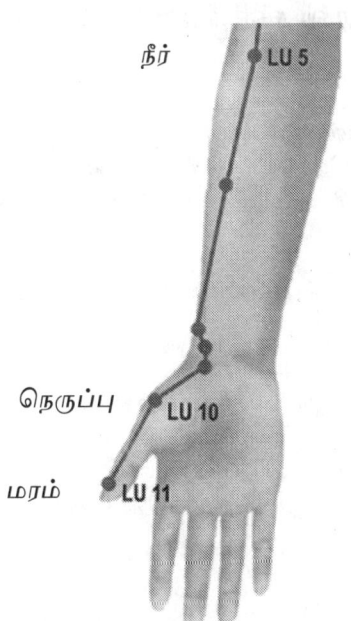

LU.10 நுரை

காற்றையும் நெருப்பையும் இணைக்கும் புள்ளி. கைப் பெருவிரல் எலும்பு முடியும் இடத்திற்கும், மணிக்கட்டு எலும்பு துவங்கும் இடத்திற்கும் மத்தியில் அமைந்துள்ளது.

LU.5 நுரையீரல் ஐந்து

காற்றையும் நீரையும் இணைக்கும் புள்ளி. முழங்கையை மடக்கும் போது தெரியும் மடிப்பு ரேகையிலுள்ள தசை நாரின் வெளிப்பக்கத்தில் உள்ள பள்ளத்தில் அமைந்துள்ளது.

நுரையீரல் சக்தி நாளத்தில் காற்றையும் மரத்தையும், காற்றையும் நெருப்பையும் காற்றையும் நீரையும் இணைக்கும் புள்ளிகளை அறிந்துள்ளோம்.

நாம் சிகிச்சைக்காக அறிய வேண்டிய புள்ளிகளில் ஏழு புள்ளிகளை அறிந்துள்ளோம்.

இன்னும்... மூன்றே புள்ளிகள்.

அடுத்தது.. சிறுநீரக சக்தி நாளம்.

சிறுநீரகம் சக்தி நாளம்

இதன் குறியீடு - K (Kidney)

இது கால்களில் அமைந்துள்ளது. கால் பாதத்தின் உட்பகுதியில் துவங்கி மூட்டின் உட்பகுதி, தொடை, வயிறு, நெஞ்சு எனக் கடந்து தோள்பட்டை காரை எலும்பில் முடிகிறது. இச்சக்தி நாளத்தில் 27 புள்ளிகள் அமைந்துள்ளன.

இவற்றிலிருந்து நாம் இரண்டு புள்ளிகளைக் கற்றறிவோம்.

K.1 சிறுநீரகம் ஒன்று

நீரையும் மரத்தையும் இணைக்கும் புள்ளி. உள்ளங்காலில், காலின் இரண்டாவது மூன்றாவது விரல்களுக்கிடையில் வரையப்படும் நேர்கோட்டில் பாதத்தின் கீழிருந்து 3 இல் 2 பாகத்திலும் மேலிருந்து 3 இல் 1 பாகத்திலும் அமைந்துள்ளது.

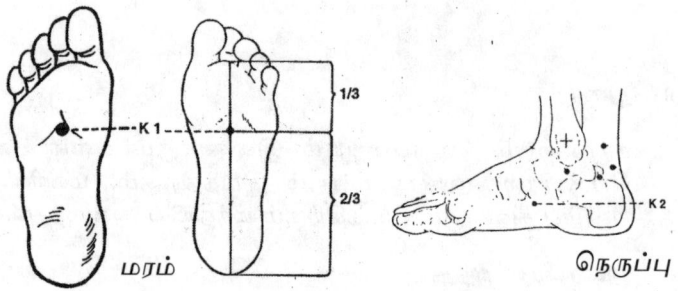

நெருப்பு

K.2 சிறுநீரகம் இரண்டு

நீரையும் நெருப்பையும் இணைக்கும் புள்ளி. உட்புற கணுக்கால் மூட்டின் முன்புறத்திற்குக் கீழே குதிகால் எலும்பின் பள்ளத்தில் அமைந்துள்ளது.

இதுவரை அறிந்துள்ள ஒன்பது புள்ளிகளையும், அதன் தன்மைகளையும் நினைவுபடுத்திக் கொள்ளுங்கள். நிறைவாக ஒரு புள்ளியைக் காண்போம்.

நிறைவுப் புள்ளி அமைந்திருப்பது கல்லீரல் சக்தி நாளத்தில்.

கல்லீரல் சக்தி நாளம்

கல்லீரல் சக்தி நாளம் கால் கட்டை விரலில் இருந்து துவங்கி தொடை, வயிறு வழியாக மார்பு, விலா எலும்புப் பகுதியில் முடிவடைகிறது. 14 புள்ளிகளைக் கொண்டுள்ள இச்சக்தி நாளத்தில் குறியீடு - Liv. (Liver)

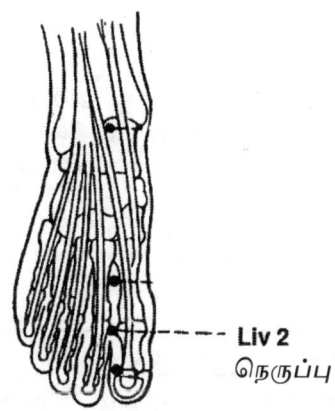

Liv 2
நெருப்பு

Liv. 2 கல்லீரல் இரண்டு

மரத்தையும் நெருப்பையும் இணைக்கிறது. 1 வது மற்றும் 2 வது கால் விரல்கள் சேருமிடத்தில் அமைந்துள்ளது.

இங்கே நாம் சிகிச்சைக்குத் தேவையான பத்து விதமான புள்ளிகளை அதன் தன்மைகளை அறிந்துள்ளோம்.

தொடர்ந்து... சிகிச்சை அளிப்பது எவ்வாறு என்பதை கவனிப்போம்.

14

தொட்டால் சுகம்!

உடலின் தொந்தரவுகளை அறிகுறிகளாகக் கொண்டு, அதன் மூலகச் சீர்கேட்டை அறிந்து புள்ளியைத் தேர்வுசெய்யும் முறையை அறிந்தோம். அப்புள்ளியின் அமைவிடங்களையும் தெரிந்துகொண்டோம்.

புள்ளிகளின் தன்மைகளையும் அவை அமைந்திருக்கும் சக்தி நாளங்களையும் பட்டியலிடுவோம்.

சக்தி நாளம்	புள்ளிகளின் தன்மைகள்
மண்ணீரல் (Sp.)	நிலம் + மரம்
	நிலம் + நெருப்பு
	நிலம் + காற்று
	நிலம் + நீர்
நுரையீரல் (Lu.)	காற்று + மரம்
	காற்று + நெருப்பு
	காற்று + நீர்
சிறுநீரகம் (K.)	நீர் + மரம்
	நீர் + நெருப்பு
கல்லீரல் (Liv.)	மரம் + நெருப்பு

மேற்கண்ட பத்துப் புள்ளிகளைத் தூண்டுவதன் மூலம் எல்லாவகையான தொந்தரவுகளில் இருந்தும் விடுபடமுடியும்.

புள்ளியைத் தூண்டுவது என்றால் என்ன?

ஏற்கனவே நாம் அறிந்திருக்கிறோம்... உடல் முழுவதும் அமைந்திருக்கும் இந்தப் புள்ளிகள் என்ன வேலை செய்கின்றன என்பதை.

அவற்றிலும், பிரபஞ்ச சக்தியைக் கிரகித்து உடல் உள்ளுறுப்புக்களுக்குத் தரும் மூலகப் புள்ளிகள் பலவீனம் அடைந்துவிட்டால் உடலின் மொத்த இயக்கத்திலும் அதன் பாதிப்பு தொடர்கிறது.

ஒரு உள்ளுறுப்பில் கழிவு தேங்கிவிடுகிறது. அதனால் குறிப்பிட்ட அவ்வுள்ளுறுப்பு தன் அன்றாட பணிகளைச் செய்ய முயல்வதும், தேங்கிய கழிவுகளை வெளியேற்ற முயல்வதுமாக இரட்டைப் பணிகளை மேற்கொள்கிறது. அதன் சக்தித் திறனைப் பொறுத்து இரண்டு வேலைகளையும் செய்ய முடியாமல் திணறுகிறது. இவ்வுறுப்பின் பலவீனம் அது சார்ந்த மூலக பலவீனம் ஆகும். பாதிப்படைந்த மூலகத்தை பிரதிபலிக்கக்கூடிய மூலகப் புள்ளிகளும் பலவீனம் அடைகின்றன.

பிரபஞ்ச சக்தி இந்தப் புள்ளிகள் மூலம் உடலிற்குக் கிடைக்குமானால் உடலின் பராமரிப்பு சக்தி பலமடைந்து, கழிவை வெளியேற்றவும், இயக்கம் சீர்படவும் துணை நிற்கிறது.

புள்ளிகளின் உறிஞ்சும் தன்மை பலவீனத்தை அப்புள்ளியை மிருதுவாகத் தொடுவதன் மூலமோ, சிறிய ஊசியைக் கொண்டு தொடுவதன் மூலமோ களைய முடியும். இப்படி, தொட்டு நலமாக்குவது தொடு சிகிச்சை எனவும், ஊசி கொண்டு தொடுவது ஊசி சிகிச்சை எனவும் அழைக்கப்படுகிறது.

இந்த இரண்டு முறைகளையும் அடக்கிய சிகிச்சை முறைதான் அக்குபங்சர். சீனாவில் முறையாக பின்பற்றப்பட்ட அக்குபங்சர் சரியான புள்ளியைத் தேர்வு செய்வதில் ஏற்பட்ட குழப்பத்தாலும், பிற நாடுகளின் முறைகள் மூல மருத்துவத்தோடு கலந்ததாலும் பல ஊசி சிகிச்சை முறையாக மாறியது. குழப்பமான வணிக ரீதியான தயாரிப்புகளுடன் இம்முறை பரவியுள்ளது.

சரி, நாம் பாதிப்படைந்துள்ள புள்ளியைக் கண்டுபிடித்துவிட்டோம். அதைத் தூண்டுவது எவ்வாறு என்பதை அறிவோம்.

புள்ளியைத் தூண்டுவதில் இரண்டு முறைகள் உள்ளன. ஊசி மூலம் தூண்டும் முறைக்கு முறையான பயிற்சி அவசியம். விரலால் தூண்டும் முறை மிகவும் எளிமையானது.

இவ்விரண்டு முறைகளில் தூண்டினாலும், புள்ளியின் பலவீனத்தைக் களையும் தன்மை ஒரே மாதிரியானது தான்.

விரலால் தொடுவதைவிட ஊசியால் தூண்டுவது மேலானது அல்லது ஊசியால் தூண்டுவதைவிட விரலால் தூண்டுவது மேலானது என்பதெல்லாம் வீணான விவாதங்கள். எப்படித் தூண்டினாலும் அதன் விளைவு என்பது ஒரே தன்மையுடையதுதான்.

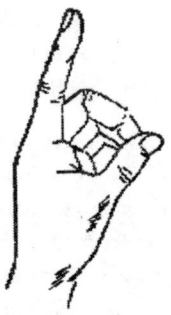

வலது கை ஆட்காட்டி விரலின் நுனிப்பகுதியே தொடுதலிற்குப் பயன்படும் பகுதியாகும்.

சிகிச்சைதர வேண்டிய புள்ளியின் மேல் ஆட்காட்டி விரலின் நுனிப்பகுதியை பட்டும் படாமல் தொடும்படி வைக்க வேண்டும். ஒரு சில விநாடிகளில் விரலை எடுத்துக் கொள்ளலாம். நம் விரல் நுனியும் சிகிச்சைக்கான புள்ளியும் தொடும் இடத்தில், சில மென்மையான உணர்வுகளை நாம் உணர முடியும். அவ்வுணர்வு ஒரு சில வினாடிகளில் தானே மறையும், இதுவே சிகிச்சைக்கான நேரமாகும்.

புள்ளியை அழுத்தி உள்ளமுக்குவதோ, பல இடங்களில் தொடுவதோ முறையான சிகிச்சை ஆகாது.

தொடு சிகிச்சையில் நாம் பாண்டித்தியம் பெறும்போது இயற்கை நமக்கு இன்னும் பல ரகசியங்களைக் கற்றுத்தரும்.

நோயாளியின் அறிகுறிகளை அறிவது முதல் புள்ளியைத் தொட்டுத் தூண்டுவது வரையான விசயங்கள் இங்கே விளக்கப்பட்டுள்ளன.

நோயறிதல் மற்றும் சிகிச்சை என்ற பகுதிகள் நிறைவடைந்துள்ளன. நாம் அறிந்த விசயங்களில் உள்ள சந்தேகங்களை நிவர்த்திசெய்து கொள்வதும், இன்னும் சில குறிப்புகளை அறிந்துகொள்வதும் மருத்துவத்தை நிறைவடையச் செய்யும்.

பொறுமையோடு, சிகிச்சையை முழுமையான புரிதலோடு செய்துவந்தால் மேன்மையான ரகசியங்களின் இயற்கைக் கதவுகள் நம் வருகைக்காக திறந்தே இருக்கின்றன.

15

சிகிச்சைக்கான குறிப்புகள்

நம் உடலில் எந்த விதமான தொந்தரவுகள் ஏற்பட்டாலும், அவற்றை அறிகுறிகளாக உணர்ந்து, அது தொடர்பான உள்ளுறுப்பையும் பாதிக்கப்பட்ட மூலகத்தையும் நம்மால் உணர முடியும். பலவீனம் அடைந்த மூலகத்தை எப்படித் தூண்டுவது என்பதையும் அறிந்துள்ளோம்.

நோயறிதல் மற்றும் சிகிச்சையின் போது நாம் தெரிந்துகொள்ள வேண்டிய சில குறிப்புகளை இங்கே நாம் காணலாம்.

* நாம் அறிகுறிகளைக் கொண்டு நோயறியும் போது, உடலில் இப்போது வெளிப்படும் தொந்தரவுகளை மட்டுமே கணக்கில் கொள்ள வேண்டும். முன்பு இருந்த தொந்தரவுகளின் அடிப்படையிலோ, ஆங்கில மருத்துவ முடிவுகளின் அடிப்படையிலோ அறிகுறிகளை அணுகக் கூடாது.

* மருத்துவ ஆய்வுக்கூடங்களின் (Laboratory) முடிவுகளை விட, உடலில் வெளிப்படும் தொந்தரவுகளே முக்கியமானவை. உதாரணமாக, 'சர்க்கரை நோய்' என்று ஆய்வுக்கூடத்தால் முடிவு செய்யப்பட்ட ஒன்றைக்கொண்டு நாம் சிகிச்சை அளிக்க முடியாது. சர்க்கரை நோய் இருப்பதாகக் கருதப்படும் அந்த நபரின் தொந்தரவுகள் எவை? என்பதுதான் முக்கியமானது. அவருக்குத் தோள்பட்டை வலி (காற்று) இருக்கலாம். பாதங்களில் எரிச்சல் (மரம்) இருக்கலாம். இன்னும் தோலில் அரிப்பு, தசைவலி, அதிகப்பசி அல்லது பசியின்மை உடல்வலி, மூட்டுவலி, அசதி, மலச்சிக்கல்... போன்றவற்றில் ஒன்றோ, இரண்டோ இருக்கலாம். தொந்தரவுகளை தனித்தனியாக அடையாளம் கண்டு மூலகத்தை அறிந்து சிகிச்சை அளிக்க வேண்டும்.

* சிகிச்சை அளிக்கும் காலத்தில் தொந்தரவு உள்ள நபர் உடலோடு ஒத்துழைக்க வேண்டும் என்பதை அறிவுறுத்த வேண்டும். பசிக்கும் நேரத்தில் உணவு, தாகத்திற்கு தண்ணீர், அசதியாக இருந்தால் ஓய்வு, தேவைப்படுகிற நேரத்தில் தூக்கம் என்பவற்றை பின்பற்றுதல் அவசியம்.

- ஓய்விற்கான இரவு நேரத்தில் குறைந்தபட்சம் இரவு 11 மணிமுதல் அதிகாலை 3 மணிவரை தூக்கம் அவசியமானது. உடலின் பராமரிப்பு எதிர்ப்பு சக்திப் பணிகள் நடைபெறுகிற இந்த நேரம் தூங்குவது சிகிச்சைக்குப் பெரும் துணையாக இருக்கும்.

- மது, புகை, ரசாயன மருந்துகள் போன்ற உடல்நலத்திற்கு கேடு விளைவிப்பவற்றை சிகிச்சை துவங்கிய நிமிடத்தில் இருந்து நிறுத்திவிட வேண்டும். பராமரிப்பு சக்தியின் மையமான கல்லீரலை மேற்கண்ட பழக்கங்கள் நேரடியாக பாதிக்கின்றன. ஒரு இடத்தைச் சுத்தம் செய்ய முடிவு செய்துவிட்டால், முதலில் குப்பை போடுவதை நிறுத்த வேண்டுமல்லவா?

- சிகிச்சைக் காலத்தில் தயிர், பால் போன்றவற்றை தவிர்த்துவிடலாம். நுரையீரல் மற்றும் செரிமானக் கோளாறுகளுக்கு சிகிச்சை அளிக்கும்போது டீ, காபி போன்ற பால் சேர்ந்த உணவுகளை அறவே நிறுத்திவிடுவது சிகிச்சையை எளிமையாக்கும்.

- புள்ளியைத் தூண்டுவதற்கு கால அளவு இருக்கிறது. ஒரு தொந்தரவிற்காக ஒரு புள்ளியில் சிகிச்சை அளிக்கிறோம். பின்பு, அத்தொந்தரவு மாறத்தொடங்குகிறது. ஒரு கட்டத்தில் எந்தவித மாற்றமும் இல்லாமல் குறைந்து வந்த நிலையிலேயே நின்றுவிடும். இது, அடுத்த சிகிச்சை தரவேண்டிய நேரமாகும். இப்படியான சிகிச்சையில் முதல் தூண்டுதலுக்கும், இரண்டாம் தூண்டுதலுக்கும் இடையிலான நாட்கள் குறைந்தபட்சம் ஒரு வாரத்திலிருந்து பல மாதங்கள் வரை இருக்கலாம். ஒருசில தொந்தரவுகள் ஒரே ஒரு சிகிச்சையிலேயே படிப்படியாகக் குறைந்து முழுவதும் சரியாகிவிடும்.

- சிகிச்சைக்குப் பின்பு மாற்றங்கள் எதுவும் தெரியவில்லை என்றால் ஒரு வார இடைவெளியில் தொடர்ந்து சிகிச்சை தரலாம்.

- கடுமையான தொந்தரவுகளில் அதன் தன்மையைப் பொறுத்து மூன்று நாட்களுக்கு ஒருமுறை கூட சிகிச்சை அளிக்கலாம்.

- சிகிச்சைக்குப் பிறகு உடலில் ஏற்படும் மாற்றங்கள் அனைத்தும் நோயின் வெளியேற்றம் ஆகும். தொந்தரவுகள் குறைவது, அதிகமாகிப் பிறகு குறைவது, இடம் மாறுவது போன்றவைகள் நல்ல அறிகுறிகள் ஆகும். இவை குணமாவதன் அடையாளங்களாகும்.

- வலி போன்ற தொந்தரவுகளில் அது படிப்படியாகவோ அல்லது திடீரென்றோ குறைந்துவிடும். நோயாளி வலி பற்றிக் கூறும்போது

"வலி அப்படியே இருக்கிறது" என்றே கூறுவார்கள். சிகிச்சைக்கு முன்னால் வலி தொடர்ந்து இருந்திருக்கும். இப்போது விட்டு விட்டு வரும். அதே போல, சிகிச்சைக்கு முன்னால் ஏற்பட்ட வலி கடுமையானதாக இருந்திருக்கும். இப்போது கடுமை குறைந்திருக்கும். இன்னும், சிகிச்சை எடுத்த முதல் சில நாட்கள் வலி இல்லாமலும், பின்பு வலி ஏற்படவும் செய்திருக்கும். இவை அனைத்தையும் நீங்கள் கேட்டால் மட்டுமே கூறுவார்கள். தொந்தரவின் தன்மை, அளவு, கால மாறுபாடுகளும் குணமாவதின் அறிகுறிகள் ஆகும்.

- ஒவ்வொரு தொந்தரவிற்குமான சிகிச்சை காலத்தையோ, குணமாகும் காலத்தையோ யாரும் அறுதியிட்டுக் கூற முடியாது. சிகிச்சை உடலில் செயல்படுவதற்கு உடல் நிலையும், அதன் எதிர்ப்பு சக்தியின் அளவும் முக்கியமான காரணிகள் ஆகும். இக்காரணிகள் ஒவ்வொரு நபருக்கும் வேறுபடும்.

- அக்குபங்சர் சிகிச்சையின் சிறப்பம்சமே அது இயற்கைக்கு எதிரான எந்த ஒரு செயலையும் செய்யாது என்பது தான். உடலிற்கு நன்மையை ஏற்படுத்தும் இயக்கத்தை மட்டும்தான் தொடுசிகிச்சை மேற்கொள்ளும். சரியான புள்ளியைத் தேர்வு செய்யாமல் ஏதோ ஒரு புள்ளியை தூண்டிவிட்டாலும்கூட, எந்தவிதமான எதிர்விளைவும் ஏற்படாது.

- நாம் கற்றிருப்பது, அக்குபங்சரின் 'கேட்டறிதல்' என்ற முறையை மட்டும் தான். அக்குபங்சர் மருத்துவமுறை அளவிட முடியாத குணமாக்கும் கலையாகும். இன்னும், பார்த்தறிதல், தொட்டறிதல், (நாடிப் பரிசோதனை) முறைகள் நோயறியும் முறைகளாக கடைபிடிக்கப்படுகின்றன. எந்த வகை நோயறிதல் முறையைப் பயன்படுத்தினாலும் தூண்டலிற்கான புள்ளி மூலகப் புள்ளிகள் மட்டும்தான். இங்கே நாம் அறிந்த மூலகப் புள்ளிகள் 10. இவற்றின் தன்மைகளை உடலின் வெவ்வேறு இடங்களில் பிரதிபலிக்கும் புள்ளிகளாக இன்னும் 55 புள்ளிகள் அமைந்துள்ளன.

- நாம் கற்றறிந்த அக்குபங்சரின் முதல் நிலையே எல்லா நோய்களையும் நீக்கும் தன்மையுள்ளதாகும். கற்றது குறைந்த அளவு என்றாலும் அதன் பயன்பாடு அளவிட முடியாததாகும். சொற்கள் செயல்களாகும்போது அதன் பயனை உலகே வியக்கும்.

16

இன்னும் சில கேள்விகள்

ஒரே ஒரு ஊசியைக் கொண்டோ அல்லது கைவிரலாலோ தொடுவதுதான் முறையான சிகிச்சை என்று இந்நூலில் கூறப்பட்டுள்ளது. பல ஊசிகளை உடல் முழுவதும் செருகிவைத்து அவற்றில் மின்சாரத்தைப் பாய்ச்சுவதும், லேசர் கருவி மூலம் பல புள்ளிகளில் சிகிச்சை அளிப்பதும் என்ன சிகிச்சை முறை?

அக்குபங்சர் என்ற பெயரில் தற்காலத்தில் இவ்வகையான முறைகள் வழக்கத்தில் உள்ளன. அக்குபங்சர் மருத்துவத்தில் ஒரு புள்ளியை சிகிச்சைக்குத் தேர்வு செய்வதற்கு தத்துவ ரீதியாக வழிகாட்டுதல் உண்டு. இப்படி, பல ஊசிகளைக்கொண்டு சிகிச்சை அளிக்க அக்குபங்சர் தத்துவங்கள் இடமளிக்கவில்லை. அவ்வாறு செய்வது அக்குபங்சருமில்லை.

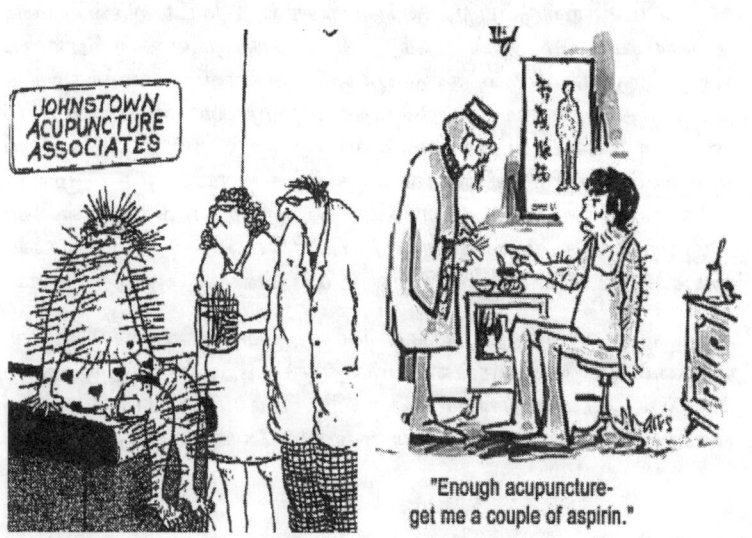

"Enough acupuncture- get me a couple of aspirin."

சில நேரங்களில் பல ஊசி குத்தும்போதும் சிறிதளவு நிவாரணம் கிடைக்கும். ஏனெனில், பல ஊசிகளில் ஏதேனும் ஒரு ஊசி சரியான புள்ளியில் அவர்கள் அறியாத நிலையில் அமைந்துவிடுகிறது. 'தூண்டுதல்' என்பது ஒரு வினாடியில் நிகழ்வதாகும். பல ஊசிகளைச் செருகுவது மட்டுமல்லாமல் அரைமணி நேரம், ஒரு மணி நேரம் என்று தொடர்ந்து மின்சாரத்தைச் செலுத்துவது உடல் நலனைப் பாதிக்கும்.

பயிற்சிக் காலத்தில் ஒவ்வொரு புள்ளியின் அமைவிடத்தை அறியும்பொருட்டு, ஒவ்வொரு புள்ளியிலும் ஊசியைச் செருகி கற்றக்கொடுப்பது வழக்கம். அப்படிக், கற்பிக்கப்பட்ட அடிப்படைப் பாடத்திலேயே நின்று அதனையே சிகிச்சை முறையாக நம்புவது தவறானதாகும்.

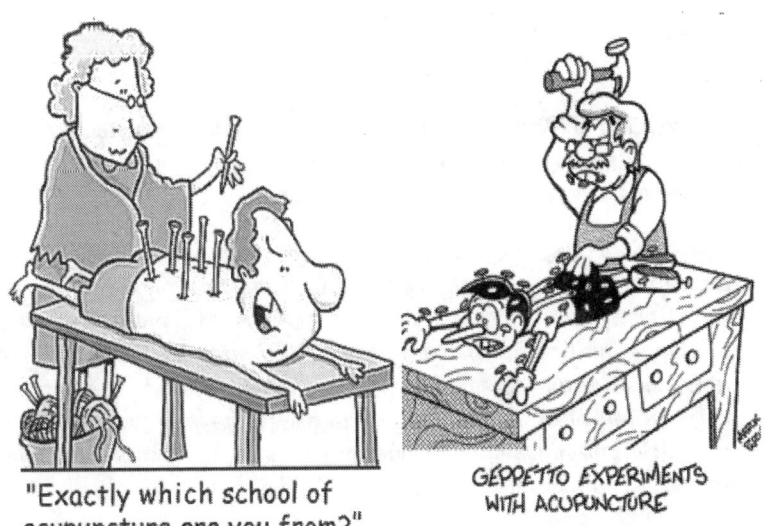

"Exactly which school of acupuncture are you from?"

GEPPETTO EXPERIMENTS WITH ACUPUNCTURE

இப்படியான, பல ஊசிச் சிகிச்சையில் பரிசோதனைக்கான பரிசோதனைப் புள்ளிகள், மின் கடத்தியாகச் செயல்படும் சிறு புள்ளிகள், சக்தியை கிரகித்துத்தரும் பஞ்சபூதப் புள்ளிகள் என எல்லாப் புள்ளிகளிலும் ஊசி குத்தப்படுகிறது. இவற்றில் பஞ்ச பூதப் புள்ளிகள் மட்டுமே சிகிச்சைக்கானவை. ஒரே ஒரு புள்ளியில் சிகிச்சையளிப்பதே முறையானதாகும்.

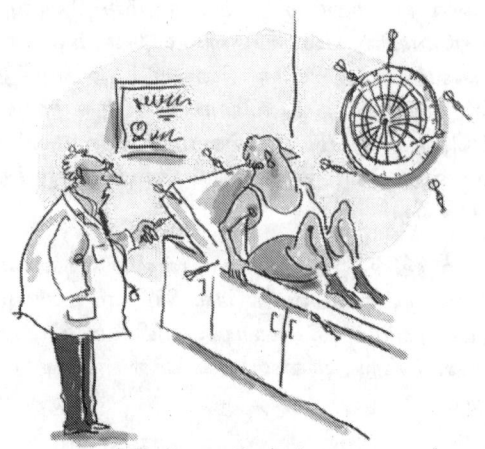

"I like to practice before I start acupuncture treatment!"

அக்குபங்சர் சிகிச்சை அனைத்து நோய்களையும் குணமாக்குமா? ஆங்கில மருத்துவத்தில் 'குணப்படுத்த முடியாது' என்று கூறப்பட்ட நோய்களையும் அக்குபங்சர் குணமாக்குமா?

அக்குபங்சர் எந்த ஒரு நோயையுமே குணமாக்காது. அக்குபங்சர் மட்டுமல்ல எந்த ஒரு மருத்துவமுமே நோய்களை குணமாக்காது. உடலில் ஏற்பட்ட தொந்தரவுகளை எதிர்ப்பு சக்தியைக் கொண்டு உடலே குணமாக்கிக் கொள்ளும். உடலிற்கும், அதன் திறனிற்கும் இயற்கையோடு இயைந்து சிகிச்சையின் மூலம் உதவுவதே மருத்துவங்களின் வேலையாகும். மருத்துவங்களின் துணையோடு உடலின் எதிர்ப்புசக்தி நோய்களை வேரோடு களையும், அது எந்தப் பெயர் கொண்ட நோயாக இருந்தாலும் சரி.

'குணமாக்க முடியாது' என்று ஒரு சில நோய்களின் பெயர்களை எந்த மருத்துவம் கூறுகிறதோ அவை அந்த மருத்துவத்திற்கு மட்டுமே பொருந்தும். பிற மருத்துவங்களுக்குப் பொருந்தாது.

அக்குபங்சரின் அடிப்படைத் தத்துவங்களின்படி, குணமாகாத நோய்களே இல்லை.

ஆங்கில மருத்துவத்தில் ஒருசில நோய்களுக்கு ஆயுள் முழுவதும் மருந்துகளைச் சாப்பிட வேண்டும் என்று கூறுகிறார்கள். அக்குபங்சரில் ஆயுள் முழுக்க சிகிச்சை எடுக்க வேண்டுமா?

எதிர்ப்பு சக்தியின் பலவீனத்தை, சோர்வை நீக்கக் கூடிய தூண்டல்தான் சிகிச்சையாகும். தினசரி தூண்டிக்கொண்டே இருப்பது சிகிச்சை ஆகாது. தொந்தரவுகள் உள்ள போது சிகிச்சை எடுத்துக் கொண்டால் அவைதானே குணமாகத் துவங்கும். வாரத்திற்கு ஒரு முறையோ அல்லது இரு வாரங்கள், மாதத்திற்கு ஒரு முறையோ தொந்தரவின் தீவிரத்தைப் பொறுத்து சிகிச்சை தேவைப்படும். உடலின் கஷ்டங்கள் படிப்படியாகக் குறைந்து, இயல்பிற்குத் திரும்பும்வரைதான் சிகிச்சை தேவை. ஆயுளுக்கும் தேவை இல்லை.

ஒரு முறை தொந்தரவுகளிலிருந்து விடுபட்டவர்கள் அவை திரும்ப வராதவாறு தங்கள் வாழ்க்கை முறையை சீர்செய்து கொண்டால் ஆயுளுக்கும் சிகிச்சை தேவையின்றி வாழலாம்.

பரம்பரை வியாதிகள், பிறவி நோய்கள் அக்குபங்சரில் குணமாகுமா?

ஜனன உறுப்புக்களின் வளர்ச்சிக்கும், இனவிருத்தி நல்ல முறையில் ஏற்படுவதற்கும் சிறுநீரகம் என்னும் உறுப்பு முக்கிய பங்கு வகிக்கிறது. கர்ப்ப காலத்தில் தாயின் இயற்கைக்கு மாறான செயல்கள் சிறுநீரகத்தை பலவீனப்படுத்துகிறது. இரசாயன மருந்துகள், செயற்கை உணவுகள் ஆகியவற்றை கர்ப்ப காலத்தில் எடுத்துக் கொள்ளும் போது சிறுநீரகத்தை மேலும் பாதிக்கிறது.

இந்நிலையில் தான் பிறவியிலேயே பலவீனமான உறுப்புக்கள் குழந்தைக்குக் கர்ப்பத்தில் தோன்றுகின்றன. இவ்வுறுப்புகளின் இயக்கக் குறைவுதான் பிற்காலத்தில் பரம்பரை வியாதிகளாக மாறுகின்றன. கர்ப்பகாலத் தொந்தரவுகளுக்கு முழுமையான அக்குபங்சர் சிகிச்சை எடுத்துக்கொள்வதன் மூலம் பிறவி நோய்கள் தோன்றாமல் களையலாம். சுகமான குழந்தைப் பேற்றுக்கும் வழி வகுக்கும்.

பிறவி நோய்கள் ஏற்பட்ட பிறகும் அக்குபங்சர் சிகிச்சை பலனளிக்கிறது. பிறக்கும்போது ஏற்பட்ட குறைபாடுகள் சிகிச்சையின்போது படிப்படியாகக் குறைந்து பெரும்பகுதி நீங்கி விடுகிறது.

குறிப்பாக எந்த வயதினர் இந்த சிகிச்சையினால் பலன் பெற முடியும்?

பிறந்த குழந்தை முதல், முதியோர் வரையில் எந்த வயதினருக்கும் இந்த சிகிச்சை முழுமையாக பலனளிக்கும்.

அக்குபங்சர் சிகிச்சை மேற்கொண்டிருக்கும் போது திடீரென்று காய்ச்சல், தலைவலி என்று ஏதேனும் வந்தால் மாத்திரை மருந்துகள் ஏதாவது எடுத்துக் கொள்ளலாமா?

தேவையே இல்லை. நம் உடலில் உண்டாகும் கழிவுகள் சரிவர வெளியேற்றப்படாமல் உடலில் தங்குவதே நோயாகும்.

அக்குபங்சர் சிகிச்சை மேற்கொள்ளும்பொழுது, நம் உடலில் நோய் எதிர்ப்பு சக்தி (Energy Force) பலம் அடைந்து கழிவுகள் நீங்கும் பொழுது காய்ச்சல், தலைவலி போன்ற கஷ்டங்கள் உண்டாகும். அவ்வாறு உண்டானால் சிகிச்சைமுறை நன்கு வேலை செய்கின்றது என்று அர்த்தம். எனவே காய்ச்சல், தலைவலி, வாந்தி, வயிற்றுப் போக்கு ஏதேனும் ஏற்பட்டால் அந்தக் கஷ்டம் தீரும்வரை உணவு ஏதும் உண்ணாமல் இருக்கவேண்டும். அந்தக் கஷ்டங்கள் தானே குறைந்துவிடும்.

அக்குபங்சரில் மனநோய்களைக் குணப்படுத்த முடியுமா?

கண்டிப்பாக குணப்படுத்த முடியும். ஏனெனில், மனநோய்கள் மூளை சம்பந்தப்பட்டதல்ல. உள்ளுறுப்புகளின் சீரற்ற இயக்கமே மூளையில் பிரதிபலிக்கிறது.

நன்றாக பசித்திருக்கும் ஒருவருக்கு துயரமான செய்தி ஒன்று சொல்லப்படுகிறது. உடனே பசி அடங்கிவிடுகிறது. மற்ற உறுப்புகளான இருதயம், நுரையீரல், சிறுநீரகம் போன்ற அனைத்து உறுப்புக்களும் வேலை செய்தவண்ணம் இருக்கும்போது வயிற்றின் இயக்கம் மட்டும் முழுமையாக அடங்கிவிடுகிறது. அதாவது துக்கம், கவலை போன்ற மனக்கஷ்டம் வயிற்றின் இயக்கக் குறைவினால் வருகிறது.

இதைப்போன்றே துக்கம் நெஞ்சை அடைக்கும், தேம்பி தேம்பி அழும்போது நெஞ்சு குலுங்கும். மூச்சுவிட முடியாது. குழந்தைகள் அழும்போது கேவிக் கேவி அழுவார்கள். எனவே, துக்கமும் அதிகமாகி அழக்கூடிய மனோபாவமும், நுரையீரலின் பலவீனத்தால் ஏற்படுகிறது. சிறுவர்களைப் பயமுறுத்தினால் சிறுநீர் கழித்துவிடுவார்கள். பயம் சிறுநீரகத்தின் செயல் குறைவினால் ஏற்படக்கூடியது.

குடிப்பழக்கம், கல்லீரலைக் கெடுக்கிறது. குடிபோதையில் இருக்கும் ஒருவரிடம் எளிதில் கோபத்தை உண்டாக்கிவிட முடியும். கோப

மனப்பான்மை கல்லீரல் பாதிப்பினால் ஏற்படுகிறது. இவ்வாறு ஒருவரின் மனநிலையை வைத்தே அவருடைய நோயின் இருப்பிடத்தை அறிய முடியும். அந்த உள்ளுறுப்புக்குத் தேவையான சக்தியை அறிந்து மீண்டும் பாதிப்புக்குள்ளான உறுப்பைப் பழைய நிலையில் இயங்க வைப்பதன் மூலம் மனக் கஷ்டங்களை குணப்படுத்த முடியும். மனநோய்கள் மூளை சம்பந்தப்பட்டதல்ல.

உடல் உறுப்புக்களில் சக்தி குறையும்போது மனநிலையில் மாறுதல்கள் ஏற்படுகின்றன. இதுவே ஒரு நோயின் ஆரம்பநிலை. இந்த நிலையிலேயே பிற்காலத்தில் ஒரு உறுப்பில் ஏற்படக்கூடிய நோயை இன்றே தவிர்த்துவிட முடியும்.

அக்குபங்சர் சிகிச்சையின் அணுகுமுறை எந்த விதத்தில் ஆங்கில மருத்துவத்தில் இருந்து வேறுபடுகிறது?

ஒரு நோயாளிக்கு ஏற்படும் தொந்தரவு நோயின் அறிகுறியாகும். இந்த அறிகுறியையே நவீன மருத்துவம் நோயாகக் கருதி சிகிச்சை அளிக்கிறது. ஆனால் அக்குபங்சர் சிகிச்சை நோயின் மூல காரணத்தைக் கண்டறிந்து சீராக்குவதன் மூலம் நோயையும் அதன் அறிகுறியையும் வேரோடு களைகிறது.

உதாரணத்திற்கு ஒருவருக்கு தலைவலி ஏற்படுகிறது. இதற்கு ஆங்கில மருத்துவம் முதலில் வலி நிவாரணிகளை கொடுத்துப் பார்க்கிறது. சரியாகாதபோது தலையை ஸ்கேன் செய்து, பரிசோதித்து தலைவலி என்னும் அறிகுறியின் காரணத்தை தலையிலேயே தேடிக்கொண்டிருக்கிறது.

ஆனால் உண்மை நிலை என்ன? தலைவலி ஏற்படுவதற்குத் தலை காரணம் அல்ல. மண்ணீரல் அல்லது இரைப்பை கோளாறுகளால் தலைவலி ஏற்படலாம். கல்லீரல், பித்தப்பை தொந்தரவுகளால் தலைவலி ஏற்படலாம். இதயம், இதய மேலுறையால் வெப்பம் சீரற்றுக் கடத்தப்படும் போது தலைவலி ஏற்படலாம். சிறுநீரகம், சிறுநீர்ப் பையின் இயக்கக் குறைவால் தலைவலி ஏற்படலாம். நுரையீரலில் கழிவு தேங்கும் போது தலைவலி ஏற்படலாம். இன்னும் சொல்வதானால் தூக்கம் குறைவதாலும், மலம் கழிக்காவிட்டாலும், அதிகப் பசியின்போது உணவருந்தாவிட்டாலும், பசிக்கு மீறிய உணவை உண்டாலும் தலைவலி ஏற்படலாம்.

மேற்கண்ட ஏதோ ஒரு காரணத்தால் தோன்றுகின்ற தலைவலியை தலையைப் பரிசோதிப்பதன் மூலம் அறியவோ, நீக்கவோ முடியாது.

உடலின் உள்ளுறுப்புக்களில் தேக்கம் கொள்கிற கழிவுகள், உடலின் வெளிப்புறத்தில் சில மாறுதல்களை ஏற்படுத்துகிறது. இந்த மாறுதல்கள் வெறும் அறிகுறிகளே. இதில் ஒன்றிரண்டு அறிகுறிகளை நீக்குவதன் மூலம் நோய் எக்காலத்திலும் குணமாகாது.

ஆங்கில மருத்துவம் நோய்க்கான காரணங்களை உடலிற்கு வெளியே தேடுகிறது. அக்குபங்சர் உடலிற்கு உள்ளேயே தேடி, தீர்வு காண்கிறது.

தோலில் அமைந்துள்ள புள்ளியை வெறும் விரலால் தொடுவது இவ்வளவு சக்தி வாய்ந்ததா? விஞ்ஞானம் வளர்ந்திருக்கும் இந்த 21 ஆம் நூற்றாண்டிலும் இது சாத்தியமா?

இந்தக் கேள்விக்கான பதிலை வெறுமனே சொற்களால் எழுதுவது பயன்தராது. இந்த நூலின் இறுதிப் பகுதியே இக்கேள்விக்கான விடையாக மாறும்.

வாருங்கள்...

உங்களைச் சந்திக்க சிலர் காத்திருக்கிறார்கள்.

பகுதி - 4
மருத்துவர்களாக மாறிய நோயாளிகள்
சில கடிதங்கள்

மருத்துவர்களாக மாறிய நோயாளிகள்

அக்கு ஹீலர் போஸ்.கே.முகமது மீரா.

அண்ணாநகர்,

மதுரை.

எனது மனைவிக்குக் கர்ப்பப்பை வாயில் ஏற்பட்ட புண்ணினால் (Cervics Ulcer என்று ஆங்கில மருத்துவத்தில் கண்டுபிடித்துப் பெயர் வைத்திருந்தார்கள்). வயிற்றில் வலி தாங்கமுடியாத அளவிற்கு ஏற்பட்டுவிடும். அதற்காக பல ஆண்டுகளாகச் சென்று சிகிச்சை எடுத்தும் பலன் ஏற்படாத நிலையில் கம்பம் நகரில் உள்ள எங்களது குடும்ப மருத்துவ பெண் டாக்டர் அவர்கள் கர்ப்ப வாயில் ஏற்பட்ட இந்தப் புண்ணிற்காக எங்கே சென்றாலும் தீராது, அறுவை சிகிச்சை மூலமாக கர்ப்பப்பையை எடுத்துவிடுவதுதான் வழி என்று எங்களுக்கு அறிவுறுத்தினார். உடலில் கத்தி வைப்பதற்கும் உறுப்பை நீக்குவதற்கும் உடன்பட எங்களுக்கு மனம் இடம் கொடுக்கவில்லை.

ஹோமியோபதி மருத்துவத்திற்கும் சென்றோம். வலி கொஞ்சம் குறைவதும், பின்பு அதிகமாவதுமாக பல மாதங்கள் இருந்தது. மருந்து சாப்பிடாவிட்டால் வலி ஏற்பட்டுவிடும் என்ற நிலையில் எந்த மாற்றமும் இல்லை.

வயிற்றுவலி என்று ஒரு வார்த்தையில் சொல்லிவிடலாம். வலி ஏற்பட்ட நிலையில் அவரால் நிமிர்ந்து நிற்கக்கூட முடியாது. படுத்துக்கொண்டு இருந்தாலும் புழுவைப்போல சுருண்டுதான் படுக்க முடியும். வலியின் கடுமை இரவு, பகல் பார்க்காமல் இருந்து கொண்டே இருக்கும் இந்த வலி ஏற்பட்டதிலிருந்து என் மனைவி ஆண்டுக்கணக்கில் தூக்கமில்லாமல் அவதிப்பட்டார். தொடர்ந்து தூங்காமல் இருந்ததாலும் வலியின் கடுமையாலும் மனக்குழப்பங்களும் ஏற்பட்டது. எந்த மருத்துவத்திற்குச் சென்றாலும் வலியின் தன்மையில் மாற்றமே இல்லை.

இந்த நிலையில் சென்னை நகரில் ஆங்கில மருத்துவம் படித்த "டாக்டர் சகோதரர்கள்" என்று அழைக்கப்பட்டுக் கொண்டிருந்த இருவர்களும் ஆங்கில மருத்துவம் மனித சமுதாயத்தின் சாபக்கேடு, இந்த மருத்துவத்தால் எந்த நோயையும் குணப்படுத்த வழி இல்லை என்று கூறிக்கொண்டு மருந்தில்லா மருத்துவமான "அக்குபங்சர்" என்ற மருத்துவத்தை வெகு சிறப்பாகவும், மேன்மையான நிலையிலும் செய்து கொண்டு இருப்பதாகக் கேள்விப்பட்டு இறுதியாக அக்குபங்சர் சிகிச்சைக்காக சென்னைக்குச் சென்றோம். அங்கு நடந்த சிகிச்சை முறை எங்களை அதிசயத்தில் ஆழ்த்தியது. எங்களால் நம்பமுடியாத அளவிற்கு இருந்தது.

அதாவது, எனது மனைவிக்கு ஏற்பட்டுள்ள நோயைக் கூறுவதற்கு முன்பாக, கையில் நாடிபிடித்துப் பார்த்து காலில் ஒரு இடத்தில்1/2 நிமிடம் தொட்டுவிட்டு சிகிச்சை முடிந்தது, உங்களது கஷ்டங்களும் தொந்தரவுகளும் குறைய ஆரம்பித்துவிடும் என்று கூறி, அடுத்த நோயாளியைப் பார்க்கச் சென்றுவிட்டார். நாங்கள் கொண்டு சென்ற Medical Report ஐப் பார்க்க மறுத்த மருத்துவர் அது எதற்கும் உதவாது குப்பையில் போடுங்கள் என்று சொல்லிவிட்டுச் சென்றுவிட்டார். இந்த நிகழ்ச்சி எங்களை இந்த மருத்துவத்தின் மீது கவனத்தை ஈர்க்கும்படி செய்துவிட்டது.

வெறும் விரலில் ஒரு முறைத் தொட்டால் நோய் சரியாகி விடுமா? இது மருத்துவம் தானா? அல்லது ஏமாற்று வேலையா? என்று அப்போது தோன்றியது. இதை நம்பமுடியாமல் அங்கு வேலைபார்ப்பவர்களிடம் கேள்வி கேட்டுக்கொண்டே அங்கேயே நீண்ட நேரம் இருந்தோம். அன்று மதியம் சென்னையிலேயே உறவினர் வீட்டில் தங்கினோம். பல வருடங்களாக இரவில் கூட தூக்கமே இல்லாமல், மாத்திரை மருந்துகளோடு வலியோடு இருக்கும் என் மனைவி வலியே இல்லாமல் அன்று மதியமே ஆழ்ந்து தூங்கினார். அப்போதுதான் இந்த சிகிச்சை மீது முழுமையான நம்பிக்கை வந்தது. மறுநாள் என் மனைவி எழுந்தபோது வலி பாதிக்குமேல் குறைந்திருந்தது.

இதேபோன்று 15 நாட்களுக்கு ஒரு முறையாக 6 தடவை சிகிச்சை எடுத்தபின்பு உடல் நன்கு தேறியது. பின்பு கம்பம் நகரில் உள்ள எங்கள் குடும்பப் பெண் டாக்டர் அவர்களிடம் எனது மனைவியை பரிசோதனைக்கு அழைத்துச் சென்றபோது, அவர்கள் பரிசோதனையை முடித்துவிட்டு கர்ப்பப்பையில் இருந்த புண் தடம் தெரியாத அளவிற்கு சரியாகிவிட்டது என்று கூறியபொழுது, எங்களுக்கு அக்குபங்சர் மருத்துவத்தின் மீது மிகப்பெரிய ஈர்ப்பும், ஈடுபாடும் மரியாதையும் அதிகமாகிவிட்டது.

எந்தவிதமான மருந்துகளும், மருத்துவ பரிசோதனைகளும் இன்றி நோயின் தன்மைகளை அறிந்து சிகிச்சை கொடுத்து இந்த நோய் களையப்பட்டிருப்பதைப் பார்த்து இந்த எளிமையான, மேன்மையான, அற்புதமான சிகிச்சை முறை மக்களிடம் இருந்து மறைக்கப்பட்டுப் போய்விட்டதே என்று அறிந்து இந்த மருத்துவத்தை மக்களிடம் கொண்டு சேர்க்க வேண்டும் என்ற எண்ணம் தீர்மானமாக இன்றுவரை இருந்துகொண்டிருக்கிறது.

Healer. டி. கிருஷ்ணன்

5, கோவிந்தராஜுலு தெரு,

புஷ்பா தியேட்டர் அருகில்,

திருப்பூர்.

எனது பெயர் கிருஷ்ணன். எனக்குப் பல வருடங்களாக ஆங்கில மருத்துவம் சொல்லக்கூடிய எக்ஸீமா என்ற தோல் நோய் இருந்தது. அதாவது என்னுடைய 16 வது வயதில் என்னுடைய வலதுகாலின் மேற்புறத்தில், ஒரு சிறிய கொப்புளம் ஏற்பட்டு கணுக்கால் வரை வீங்கி ஒன்றிரண்டு நாட்களில் அந்தக் கொப்புளம் உடைந்து, நீராக வெளியேறிக் கொண்டேயிருந்தது. அதுவரை கிராமப்புறங்களில் சொல்லக்கூடிய பூவரசங்காயை அரைத்துப் பத்துப்போட்டேன். இன்னும் அதிகமாகி நீராக வெளியேறிக் கொண்டேயிருந்தது.

காலில் உள்ள வீக்கத்தையும், வெளியேறிக்கொண்டிருந்த நீரையும் கண்டு பயந்து என் வீட்டில் பெற்றோர்கள் ஆங்கில மருத்துவரிடம் காட்டினார்கள். ஊசியும் மருந்தும் தொடர்ச்சியாக எடுத்ததும் வெளியேறிக்கொண்டிருந்த நீர் நின்றுவிட்டது. ஒரு சில நாட்களில் எனக்கு இந்தத் தொந்தரவு இல்லாமல் போனது. ஆனாலும் கொப்புளம் வந்த இடத்தில் அரிப்பு இருந்துகொண்டேயிருந்தது.

ஒருவருடம் கழித்து எனது வலதுகையின் விரல் இடுக்குகளில் சிறிய சிறிய நீர் கொப்புளங்கள் தோன்றி அரிப்பு ஏற்பட்டது. அரிப்பு அதிகமாகி நீர்வடிய ஆரம்பித்தது. காலில் ஏற்பட்ட கொப்புளம் வலி மட்டும்தான் இருந்தது. கையில் வந்த கொப்புளங்கள் அரிப்போடு சேர்ந்து எரிச்சலும் ஏற்பட்டது.

மீண்டும் ஆங்கில மருத்துவரிடம் காண்பித்தபோது அரிப்பு ஏற்பட்ட

இடங்களில் தடவ ஆயின்மெண்ட்டும், வேளா வேளைக்கு சாப்பிட மாத்திரைகளும் கொடுத்தார். ஊசிகளும் அடிக்கடி போட வேண்டி வந்தது. டெஸ்ட் ஊசியான பென்சிலினும் போடப்பட்டு அரிப்பு வந்த இடத்தில் தோல் சுரண்டி எடுக்கப்பட்டு லேப் ரிப்போர்ட் வந்த பின்னரே மேற்படி மருந்துகள் கொடுக்கப்பட்டன.

மருத்துவர்கள் சொன்னது போலவே இருந்துவந்தேன். சில வாரங்களிலேயே கைவிரல் நகங்கள் சுருங்க ஆரம்பித்தன. எனக்குள் பயம் ஏற்பட்டது. மீண்டும் மருத்துவரிடம் சென்று காண்பித்தேன். நாளடைவில் சரியாகிவிடும் என்று சொன்னார். எனது கையை பார்க்கவே எனக்குச் சங்கடமாக இருந்தது.

ஒரு வருடம் கழித்து முதலில் காலில் வந்த அதே இடத்தில் மீண்டும் கொப்புளம் தோன்றியது. முதன் முதலில் வந்த கொப்புளத்தில் நீர்வடிந்தது. ஆனால் இப்போது வந்த இடத்திலோ சீழ்வரத் துவங்கியது. அந்த இடம் முழுதும் ஊறலாக உள்ளங்கை அளவிற்குப் பரவியது. மனம் நொந்து இறுக்கமடைந்தேன். எனக்கு ஏதோ தீராத நோய் வந்துவிட்டதாக நினைத்தேன்.

தோல் நோய்க்கு நாட்டுவைத்தியமே சிறந்தது என பலர் கூறியதன் பேரில் கோட்டக்கல் ஆரிய வைத்தியசாலையில் சிகிச்சை மேற்கொண்டேன். ஆனால் வாயில் வைக்க முடியாத கசப்பு காரணமாக அந்த மருந்துகளை விட்டு மீண்டும் ஆங்கில மருத்துவம் நோக்கி ஓடத்துவங்கினேன்.

ஒட்டன்சத்திரத்தில் சிறிய, பெரிய மருத்துவமனைகள், திண்டுக்கல், பழனி, திருப்பூர், ஈரோடு, கோவை, கேரளா என ஆங்கில மருத்துவம் மீண்டும் ஆரிய வைத்தியசாலை, ஹோமியோபதி என யார் எங்கெல்லாம் சொல்கிறார்களோ அங்கெல்லாம் போய்வந்தேன்.

ஆங்கில மருத்துவர்கள் கொடுத்த மருந்துகள் எனக்கு வேறுமாதிரியான விளைவுகளை ஏற்படுத்தியது. எனக்குத் தெரிந்தாலும் வெறுவழி தெரியாது மருந்துகளை உட்கொண்டேன். அப்போது அவில் 25 என்ற அலர்ஜிக்கான மாத்திரை தொடர்ச்சியாக சாப்பிட்டதன் விளைவு என நினைக்கிறேன் எனது உடம்பின் எடை கூடத் தொடங்கியது. நடந்தாலோ, சைக்கிள் ஓட்டினாலோ எனக்கு மூச்சிரைப்பு ஏற்பட்டது. தூக்கமின்மை, தேவையில்லாத மனஉளைச்சல், எந்தவொரு விசயத்திலும் குழப்பமான மனநிலை எனப் பல தொந்தரவுகள் என்னுள் கூடத் தொடங்கின.

கையில் விரல்களில் போட்டுவந்த ஆயின்மெண்ட் காரணமாக விரல்களின் மென்மைத்தன்மை போய் கருமையாகவும், வறண்டும், தோலுரிந்தும் கொண்டிருந்தது.

காலில் வந்த பிரச்சனை போய் கைகளில் மட்டும் மிகப் பெரும் தொந்தரவாக மாறியது. மருந்து மாத்திரைகளை நிறுத்தி விட்டு ஆயின்மெண்ட் மட்டும் போட்டு வந்தேன். சில சமயம் அதையும் மீறி அரிப்பும், நீர் வடிதலும் அதிகமாகும்.

மனதில் மிகப்பெரும் சுமையோடே 15 வருடங்கள் வாழ்க்கை நகர்ந்தது.

நான் திருப்பூரில் பணியாற்றிக் கொண்டிருந்த சமயம் வெளிநாடு செல்ல வாய்ப்பு வந்தது. எனவே எப்படியேனும் கையில் உள்ள இந்த தோல்பிரச்சனையைத் தீர்க்க வேண்டும் என்று கூறி பெங்களூரில் உள்ள ஒரு மிகப் பெரிய மருத்துவமனைக்கு சென்றேன்.

அங்கு ஏற்கனவே ஒட்டன்சத்திரத்தில் நான் சிகிச்சை மேற்கொண்ட அதே பெண் மருத்துவர்தான் அங்குமிருந்தார். அவரிடம் சிகிச்சை மேற்கொண்டேன்.

“உங்களுக்கு உணவில் ஏற்பட்டுள்ள அலர்ஜி காரணமாகத்தான் இது வந்திருக்கிறது. பயப்படாதீர்கள், உடலில் உள்ள அலர்ஜியைக் கண்டுபிடிக்கும் (உடலில் ஒட்டும்) பேட்ஜ் ஜெர்மனியிலிருந்து வந்திருக்கிறது. 24 மணி நேரம் மட்டும் இதில் தண்ணீர் படாமல் பார்த்துக்கொள்ளுங்கள். பின்னர் வாருங்கள்” என்று சொல்லி முதுகின் வலது பாகத்தில் ஒட்டிவிட்டு அனுப்பிவிட்டார்.

அந்த மருத்துவமனையைவிட்டு வெளியே வந்தபோது எனது உடலில் இதுநாள்வரை இருந்துவந்த தொந்தரவுகள் போய் சுகமான மனிதனாக மாறிய மகிழ்ச்சி இருந்தது.

அந்த மகிழ்ச்சியும் 24 மணி நேரம் கழித்து அந்த மருத்துவரைக் காணும்வரைதான் நீடித்தது. முதுகில் ஒட்டியிருந்த பேட்ஜை எடுத்துப் பார்த்த மருத்துவர் முகம் சுளித்தார்.

“ஏன் டாக்டர்? எல்லா அலர்ஜிகளும் இருக்கிறதா?” என்று கேட்டேன்.

“இல்லையப்பா, ஒரு அலர்ஜியும் இல்லையே” என்று அவர்கள் சொன்னார்கள்.

மீண்டும் என் மனம் சோர்வடைந்தது. மருத்துவர்கள் சொன்னதற்காக உணவில் எனக்குப் பிடித்தவற்றையெல்லாம் சேர்க்காமல் இருந்தேன். இவர் சொல்கிறார் ஒரு அலர்ஜியும் இல்லையென்று. மிக வேதனையுடன் அவரைப் பார்த்து "எதனால் மேடம் எனக்கு இப்படி வருகிறது" என்று கேட்டேன். அதற்கு சில நிமிடம் அவர் யோசனை செய்துவிட்டு "நீங்கள் எங்கிருந்து வருகிறீர்கள்?" என்று கேட்டார். அதற்கு "திருப்பூரிலிருந்து" என்று பதில் சொன்னேன். அதற்கு "பொல்யூசன் நிறைந்த ஏரியா, அதனால் உங்களுக்கு இவ்வாறு ஏற்படுகிறது" என்று சொன்னார். திருப்பூரில் எவ்வளவோ பேர் உள்ளனர். அவருக்கெல்லாம் இல்லை. சரி எனக்கு மட்டும்தான் சேரவில்லையென்றால் ஏன் கைகளில் மட்டும் வந்துள்ளது? உடல் மொத்தமும் வரவில்லை?" என்று கேட்டேன்.

"நீங்கள் திருமணமாகாதவரா? உங்கள் துணியை நீங்களே துவைக்கிறீர்களா?" என்று மறுபடியும் கேள்விக்கணை தொடுத்தார்.

"ஆம்" என்றேன். "அப்படியானால் துவைக்கும் சோப்பு கூட அலர்ஜியாக இருக்கும்" என்றார். எனக்குச் சிரிப்பு வந்தது. "மேடம், ஏன் இடது கையில் ஒன்றுமாகவில்லை?" என்று கேட்டேன். அந்தக் கேள்வியை அவர் எதிர்பார்க்கவில்லை. சில நிமிடம் திணறிவிட்டு "சில நபர்களுக்கு இதுபோல வரும். சில வருடங்கள் கழித்து தானாகவே சரியாகிவிடும்" என்று சொன்னார். அதுவரை மருந்துகளை சாப்பிட்டுக் கொண்டு, களிம்புகளை தேய்க்க வேண்டும்" என்றார்.

எனக்கு என்ன சொல்வதென்றே தெரியவில்லை. "தானே சரியாகும் நோய்க்கு மருந்துகள் எதற்கு?" களிம்புகள் எதற்கு?" என்று கூறிவிட்டு எழுந்து வந்துவிட்டேன். இனிமேல் என் பிரச்சனைக்கு மருத்துவம் பார்ப்பதில்லை என்று முடிவு செய்தேன்.

வெளிநாடு செல்லும் முயற்சிக்காக கேரளாவில் இருந்தபோதுதான், என் மைத்துனர் அவர்கள் மூலமாக, கோவை இயற்கை குமார் அறிமுகமானார். மருத்துவம் பற்றி அவர் கூறியதைக் கேட்டபோது புதிய விசயமாக இருந்தது.

அவரிடம் சிகிச்சை எடுத்தேன். உடலில் ஒரு சில புள்ளிகளில் வெறும் விரலை வைத்து தொட்டு சிகிச்சையளித்தார்.

வாரத்திற்கு ஒருமுறை, இரண்டு வாரத்திற்கு ஒருமுறை என தொடர்ச்சியாக கேரளாவிலிருந்து கோவை வந்து சிகிச்சை மேற்கொண்டேன். டாக்டர். பஸ்லூர் ரஹ்மான் அவர்கள் எழுதிய

மருத்துவம் சம்பந்தமான புத்தகங்களை வாங்கிப் படித்தேன்.

அதுவரை உடலின் ஒரு சிறு இயக்கத்தைப் பற்றியும் அறியாதிருந்த நான் இந்த உடல் இவ்வளவு மகத்துவம் வாய்ந்ததா என்று ஆச்சரியமடைந்தேன். உடல் எவ்வளவு சரியாக பணியாற்றிக் கொண்டிருக்கிறது. அதற்கு எதிராக மருந்துகள் கொடுத்து எவ்வளவு மோசடி செய்திருக்கிறோம் என்று புரிய நேர்ந்தது.

ஒரு வருடம் கழித்து எனது கைகளில் கொப்புளங்கள் பெரிதாகி கைமணிக்கட்டு வரை வீக்கமடைந்தது. உடனே கேரளாவிலிருந்து புறப்பட்டு கோவை வந்து இயற்கை குமார் அவர்களிடம் காண்பித்தேன். அக்குபங்சர் சிகிச்சை அளித்தார். என் சகோதரி வீட்டில் தங்கினேன். இரண்டு அல்லது மூன்று நாட்களுக்கு ஒருமுறை அக்குபங்சர் சிகிச்சையும் நடைபெற்றது.

கைகளில் தொடங்கிய கொப்புளங்கள், முழங்கை வரை வந்து இரும்பு கவசம் போட்டது போல் வீங்கி சீழ் வடியத் தொடங்கியது. அவை கைகள், தலை, கழுத்து, முகம், நெஞ்சுப் பகுதி என ஒவ்வொரு இடத்திலிருந்து ஆட்டின் தோல் உரிப்பது போல் உரிந்து வந்தது. தலையிலும், முகத்திலும் வந்த போது சகிக்க முடியாத வேதனையாக இருந்தது. முகம் வீங்கி கண்கள் மூடியிருந்தது. வேதனை சகிக்காது எங்காவது இயற்கை வைத்திய சாலையிலாவது என்னைக் கொண்டு விடுங்கள் என்று புலம்பினேன்.

என் வீட்டிலுள்ளவர்கள் இந்தமுறை ஆங்கில மருத்துவம் பார்த்துக்கொள்ளலாமா?++ என்று கேட்டார்கள். நான் இறந்தாலும் இந்த மருத்துவம் தவிர வேறு மருத்துவம் பார்க்கமாட்டேன் என உறுதியாகக் கூறினேன். காரணம் உடம்பின் வெளிப்புறத்தில்தான் எனக்கு வேதனை சகிக்க முடியவில்லையே தவிர என் உள்ளத்தில் நான் குணமாகி வருவதை உணர்ந்தேன். இயற்கை குமார் அவர்கள் டாக்டர். பஸ்லூர் ரஹ்மான் அவர்களின் பேச்சுகள் அடங்கிய கேசட்டுகளையும், டி வியையும் கொண்டுவந்து வைத்துப் பார்க்கச் சொன்னார். அவர் பேசிய பேச்சுகளை கேட்கக் கேட்க என் மனதில் அமைதி ஏற்பட்டு, வெளிப்புறத்தில் இருந்த வேதனை குறையத் தொடங்கியது. மெல்ல மெல்ல நோயிலிருந்து விடுபடத் தொடங்கினேன்.

கழிவுகள் தேக்கம் தான் நோய். அதை வெளியேற்றுவதே சிகிச்சை என்பதை அப்போது உணர்ந்தேன். சிறுவயது முதலே உணவுப் பழக்க வழக்கத்தின் மூலமாக என்னுள் கழிவுகள் தேங்கி சளிக்கழிவாக வெளியேறிக் கொண்டேயிருக்கும். அதை நிறுத்தியதன் விளைவு

நெஞ்சுச் சளியாக மாறி அதை நிறுத்தி வந்ததன் விளைவாக 14 வது வயதில் நீண்ட நாள் படுக்க வேண்டிய காய்ச்சல் வந்தது. அதற்காக எடுத்துக்கொண்ட மருந்து, மாத்திரைகளின் காரணமாக மேற்சொன்ன தோல் நோயாக அது உருமாற்றம் அடைந்தது. தோலின் மூலமாக கழிவை வெளியேற்ற உடல் சிரத்தை எடுக்க அதையும் நாம் அனைவரும் ஆங்கில மருத்துவம் மூலமாக அடக்கவே முயற்சிக்கிறோம்.

15 வருடங்களுக்கு மேலாக மனதில் பல இன்னல்களோடும் தொந்தரவுகளோடும் இருந்து வந்த எனக்கு 27 நாட்கள் கடுமையான தொந்தரவுகள் இருந்தாலும் அக்கபங்சர் என்ற இந்த அற்புதமான சிகிச்சையின் மூலமே முழுமையாகக் குணமானது.

Healer. கே.எஸ்.ஜெயராஜன்

தேனி மெயின் ரோடு,

சீலையம்பட்டி,

தேனி மாவட்டம்.

என்னுடைய பெயர் K.S. ஜெயராஜன். என் மனைவியின் பெயர் மு.சாந்தி, வயது 42. நாங்கள் தேனிமாவட்டத்திலுள்ள சீலையம்பட்டி என்கிற ஊரில் வசித்து வருகிறோம். என் மனைவிக்கு 25 வயது இருக்கும் போது கணுக்கால் வலி, வீக்கம் ஏற்பட்டது. அருகில் உள்ள மருத்துவமனையில் ஊசி, மருந்து மாத்திரைகள் எடுத்துக்கொண்டோம். வலி சரியானது. சில நாட்களில் கை மணிக்கட்டு வீங்கி வலி கண்டது. அதற்கும் மருத்துவம் எடுத்துக் கொண்டதில் சற்று வலி குறைந்தது. அடுத்தடுத்து உடலின் ஏதாவது ஒரு மூட்டுப்பகுதியில் வலி வர வர, எங்களின் அலோபதி வைத்தியமும் தொடர்ந்தது. மாத்திரை இல்லாத நாள் இல்லை என்றாகி விட்டது. முன்பெல்லாம் ஓரிரு நாட்களில் வலி குறைந்து தற்காலிக நிவாரணம் கிடைத்த நிலை மாறி, நீண்ட நாட்களுக்கு நீடிக்கும் நிலை ஏற்பட்டது.

இவ்வாறாக வலியும் அதற்கு மாத்திரை மருந்துகளுமாகப் போய் கொண்டிருந்த நேரத்தில் இடது முழங்காலில் வலி வந்து வீக்கம் கண்டது. அதன் பிறகு எங்கள் வைத்திய பயணம் மதுரை, சென்னை போன்ற பெருதகரங்களுக்கு சென்று மருத்துவம் பார்க்கும் நிலைக்குச் சென்றது. எக்ஸ்ரே, ஸ்கேன், Blood, Urine டெஸ்டுகளும் எவ்வளவோ எடுத்துப் பார்த்தும், மருந்துகள் சாப்பிட்டும் வலியை

குறைக்க முடியவில்லை. வலி உள்ள இடத்தில் (Spot Injection) ஊசி போடுவார்கள். மாவுகட்டு போட்டு பல நாள் அசையாமல் படுக்க வைப்பார்கள். எந்த நடவடிக்கைக்கும் வலி கட்டுப்படவில்லை. மாறாக நோய் கூடிக்கொண்டேயிருந்தது. ஆன்டிபயாடிக், பெயின் கில்லர், ஸ்டிராய்டு மருந்துகள் என தொடர்ந்து வருடக்கணக்கில் சாப்பிட்டு வந்ததன் விளைவு வயிற்று வலி, முதுகுவலி, தோள்பட்டை வலி எல்லாம் கூடி படுத்த படுக்கையாகிவிட்டார். அடுத்த கட்டமாக முழங்காலில் நீர் தேங்கியுள்ளது என்று சிரிஞ்ச் வைத்து நீரை உறிஞ்சி எடுத்தார்கள். எதற்கும் நோய் தீரவில்லை. மாறாக கூடிக் கொண்டேயிருந்தது. வலது காலும் சேர்ந்து வலி கண்டது.

நாளுக்கு நாள் உடல் நிலை மோசமாகிக் கொண்டே வந்தது. சிறுநீர் அடக்கும் தன்மையை இழந்து அதுவாகவே போகும் நிலையும், அந்த இடத்தில் அரிப்பும் ஏற்பட்டது. இன்னும் பலவிதமான கொடுமைகளையும் அனுபவித்தால் வாழவே பிடிக்காமல் விரக்தி ஏற்பட்ட வாழ்நிலையில் கம்பம் நகரில் அக்குபங்சர் வைத்தியம் நடைபெறுகிறது. நன்றாக நோய் குணமாகிறது என்று, அங்கு சிகிச்சையெடுத்து குணமான பெண்கள் மூலமாக கேள்விப்பட்டோம்.

அதன்பின் கம்பம் சென்று Healer. போஸ். கே. முகமது மீரா அவர்களை அணுகினோம். அவர்கள் ஒரு சிறு ஊசி கொண்டு, மேல் தோலில் ஒரே ஒரு இடத்தில் மட்டும் குத்தினார்கள். மொத்தம் ஐந்து நிமிடத்தில் சிகிச்சை முடிந்தது. ஒருவாரம் கழித்து வாருங்கள். சாப்பாட்டில் பத்தியம் இல்லை. மருந்து மாத்திரைகளை எதுவும் எடுத்துக் கொள்ளவேண்டாம் என்று அமைதியாகவும் திடமாகவும் சொன்னார்கள்.

நாளொன்றுக்கு 8 மாத்திரைகள் சாப்பிட்டால்தான் ஓரளவு நடக்க முடியும் என்று அவரிடம் நான் கூறியபோது, அதெல்லாம் ஒன்றும் இல்லை. மாத்திரைகள் சாப்பிட வேண்டாம் என்று ஆணித்தரமாகக் கூறினார். சரியென்று வந்துவிட்டோம். வீட்டுக்கு வந்தவுடன் மறுநாள் கால் இரண்டும் வீங்கி வலி கூடுதலானது. போனில் தொடர்பு கொண்டு அவரிடம் தெரிவித்தபோது, பொறுமையாய் இருங்கள் சரியாகும் என்று அமைதியாக, திடமாகக் கூறினார்.

இரண்டாவது வாரமும், மூன்றாவது வாரமும் தூக்கிக் கொண்டுதான் சென்றோம். மாத்திரைகளை நிறுத்தியதில் என் மனைவிக்கு இனம்புரியாத சந்தோசம்; எவ்வளவு வலியையும் அழுதும், புலம்பியும்கூட பொறுத்துக்கொண்டார்.

4 வது வாரமும் தூக்கிக்கொண்டு சென்றோம். நான் அவரிடம் என் பயத்தை வெளிக்காட்டினேன். "மாத்திரை போட்டுக்கொண்டிருக்கும் போது கூட நடந்தாங்க. இப்ப அதுவும் இல்லையே" என்றேன். அப்பொழுதும் கூட நிதானமாக, சரியாகிக்கொண்டு இருக்கிறது பொறுமையாய் இருங்கள் என்றார்.

நாங்கள் மருத்துவம் பார்த்து திரும்பும் வழியில், இப்பொழுது கால் மடக்க முடிகிறது என்று என் மனைவி கூறினார். காரை நிறுத்தி விட்டு திரும்பிப் பார்க்கையில், என் மனைவி சாந்தியின் முகத்தில், ஆனந்தத்தையும், வியப்பையும், நம்பிக்கையையும் கண்டேன். என்னால் காலை மடக்கமுடிகிறது பாருங்கள் என்றார்.

உடனே Healer போஸ் அவர்களிடம் தொடர்புகொண்டு, சார் இப்பொழுது கால் மடக்க முடிகிறது என்றோம். ஆனால் அவரோ, இதில் என்ன ஆச்சரியம் இருக்கிறது. இதெல்லாம் நடக்கும்தானே! இன்னும் பொறுமையாய் இருங்கள். உங்களுக்கு முழுமையான சுகம் கிடைக்கும் என்றார்கள்.

அதுவரையில் என்ன ஆகுமோ என்று நினைத்துக் கொண்டிருந்த எனக்கு சிறிது நம்பிக்கை வந்தது. பின்னர் சில வாரங்கள் தொடர்ந்து சிகிச்சை மேற்கொண்டதால், உடலில் இருந்த அனைத்துவிதமான நோய்களும், கொஞ்சம் கொஞ்சமாய் விலகி நல்லபடியாகி கொண்டுவந்தது. சளிபிடித்து, இருமல் தும்மலாக கொஞ்சநாள் வெளியேறியது. பின்னர் காய்ச்சல் அவ்வப்போது வந்துகொண்டிருந்தது. காய்ச்சல் வரும் போது காலில் வலி வீக்கம் உள்ள இடத்தில் அதிக சூடாக இருக்கும். இவ்வாறு காய்ச்சல் வந்து முடியும்பொழுது, உடலில் ஏற்கனவே இருக்கும் உபாதைகள் ஒன்றும், இரண்டுமாக குறைந்துகொண்டே வந்தது.

வாரம் ஒரு முறையாக சிகிச்சையும் தொடர்ந்த நிலையில் மீண்டும் ஒரு முறை காய்ச்சல் வந்தது. முதல் நாள், பசி இல்லை. அதனால் சாப்பிட வில்லை. தூக்கம் வரவில்லை. 2 ஆம் நாள் பசியில்லை, சாப்பிடவில்லை. தூக்கம் வரவில்லை. 3 ஆம் நாள் நள்ளிரவு 11 மணிக்கு நன்கு தூங்கிவிட்டார். நள்ளிரவு 2 மணிக்கு விழித்து சிறுநீர் கழிக்க சென்றார். அங்கேயே மயங்கிய நிலையில் என் துணையுடன் வந்து படுக்கையில் கிடத்தினோம். பின் Healer. போஸ் அவர்களிடம் தொடர்புகொண்டோம். நோய் முழுமையாக சரியாகிக் கொண்டு இருக்கிறது. பொறுமையாய் இருங்கள் சரியாகும் என்றார்கள்.

அதன்பின் 5 நிமிடத்தில் விழித்துப் பார்த்து எனக்குப் பசிக்கிறது

என்றார்கள். கஞ்சி வைத்துக் கொடுத்தோம். குடித்துவிட்டு தூங்கினார். இதன்பிறகு 4 மணி நேரத்திற்கு ஒருமுறை இரண்டு தடவை எழுந்து மயங்கி பின் விழித்து மீண்டும் கஞ்சி குடித்துவிட்டுத் தூங்கியவாறு இருந்தார்.

இந்த நிகழ்ச்சிக்குப் பின், கால்வலியும், இதர தொல்லைகளும் நீங்கிவிட்டன. பல வாரங்கள் தொடர் சிகிச்சையின் பலனாக நன்றாக இருக்கிறார். 2005 ஆம் ஆண்டு எங்களுக்கு சிறந்த ஆண்டு. அக்குபங்சர் என்ற சிறந்த மேன்மையான மருத்துவத்தையும், அதை எங்களுக்கு மருத்துவம் பார்த்த Healer. போஸ். கே. முகமது மீரா அவர்களை அறிமுகம் செய்ததும், அன்று முதல் இன்றுவரை எங்கள் குடும்பத்தில் எதற்கும் மருந்து மாத்திரை இல்லாதபடி செய்ததும் இந்த ஆண்டில்தான்.

இப்படிப்பட்ட ஓர் அற்புதமான இந்த அக்குபங்சர் மருத்துவம் உலகெல்லாம் தழைத்தோங்கவும், Healer. போஸ். கே. முகமது மீரா அவர்கள் நலமுடன் வாழவும், எல்லாம் வல்ல இறைவனை வேண்டுகிறேன்.

• •

மருந்து மாத்திரைகளின்றி, எவ்விதமான பரிசோதனைகளும் இன்றி வெறும் விரலால் தொடுவதன் மூலம், குணமானவர்கள் தமிழகத்தில் மட்டும் லட்சக்கணக்கில் இருக்கிறார்கள்.

சும்மா விரலால் தொடுவதால் எப்படிக் குணமானது? என்ற கேள்விக்கான பதிலைத் தேடியவர்கள் அனைவரும் மருத்துவர்களாக ஆகிவிட்டார்கள்.

மறைத்து வைக்கப்பட்டிருந்த மருத்துவ ஞானம் உங்களுக்கு வழங்கப்பட்டு விட்டது.

இப்போது நீங்கள் நோயாளியா? மருத்துவரா?